JN274146

FOR PROFESSIONAL ANESTHESIOLOGISTS

悪性高熱症

MALIGNANT HYPERTHERMIA

編集 埼玉医科大学教授
菊地 博達

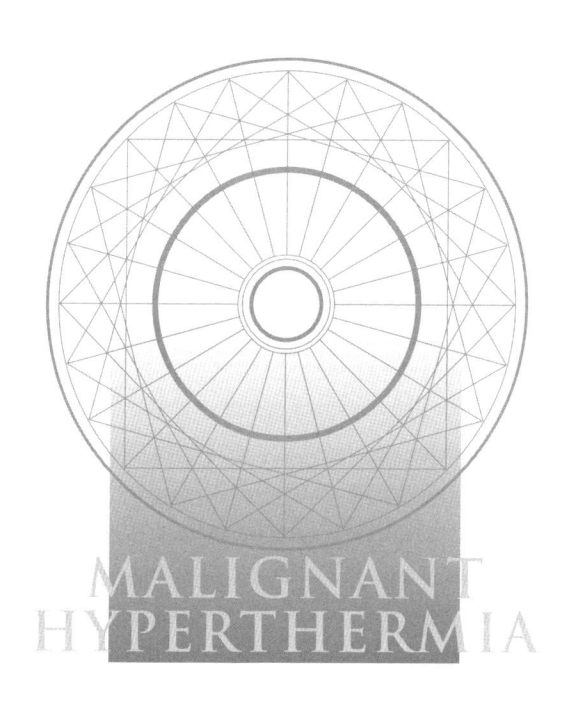

克誠堂出版

執筆者一覧 (執筆順)

菊地　博達
埼玉医科大学麻酔学教室

遠藤　實
東京大学名誉教授

小山田　英人
昭和大学医学部第一薬理学教室

向田　圭子
広島県立身体障害者
リハビリテーションセンター
麻酔科

弓削　孟文
広島大学副学長

市原　靖子
日本私立学校振興・共済事業団
東京臨海病院

Ibarra M. Carlos A.
国立精神・神経センター
神経研究所疾病研究第一部

岡田　麻里
国立精神・神経センター
神経研究所疾病研究第一部

西野　一三
国立精神・神経センター
神経研究所疾病研究第一部

成田　弥生
埼玉医科大学免疫学教室

植村　靖史
埼玉医科大学免疫学教室

松下　祥
埼玉医科大学免疫学教室

山下　英尚
広島大学大学院
医歯薬学総合研究科
神経精神医学

岩本　泰行
広島大学大学院
医歯薬学総合研究科
神経精神医学

山脇　成人
広島大学大学院
医歯薬学総合研究科
神経精神医学

はじめに

　生命の起源から進化は"偶然と必然"の繰り返しで，現在はそれの"結果"であろう．この"結果"も"偶然と必然"の過程の単なる通過点にしかすぎない．Denborough MAからKalow Wの登場は正に"偶然と必然"と言えよう．多くの研究者，獣医学者，医師も同様に"偶然と必然"で悪性高熱症の研究に携わったであろう．

　人工的に製造した薬物（特にハロゲン加化合物など）が悪性高熱症を引き起こす強い力を持っていること，自然界で作られている物質にはこの力はほとんど無い事実は生命の誕生から進化の過程を考えると興味深いことである．

　悪性高熱症は非常に稀な疾患であるが，未だに致死的な側面を有しており，臨床医にとってやはり"麻酔科医の悪夢"である．医師国家試験の出題基準にも取り上げられ，全ての医師が知っておかなければならない病態である．盛生倫夫，森健次郎著書の"悪性高熱症"は1988年に出版され，我が国における最新の情報と概念を日本語で最初にまとめたものであった．以来10数年経た現在，新たな知見を加えるべく，それぞれの専門家にお願いした．

　本書は麻酔科医に向けたものであるが，悪性高熱症の歴史と研究の変遷はあえて読みやすいものにした．これを読んで頂ければ，全体像が把握でき，さらに各章での先端的な研究が悪性高熱症研究の流れの中でどのような位置にあり，その意義が理解できると考えた．本書執筆中，奇しくもAnesthesiology（2005年3月号）の表紙に悪性高熱症の原因部位であるリアノジン受容体遺伝子における点変異が示された．従来，悪性高熱症は骨格筋におけるカルシウム動態異常として代謝異常疾患という概念でとらえられていたが，pharmacogenetics（薬理遺伝学）という視点が与えられた．この視点からみると，従来の悪性高熱症関連疾患として考えられていた悪性症候群は明らかに全く異なる疾患（症候群）として取り扱うことになる．pharmacogeneticsはKalow Wが中心となって提唱したものであり，彼の研究の足跡をたどることによりこの概念を一層深く理解できるであろう．薬理作用での民族差あるいは個体差もこの視点からとらえる動きが一般的になってきている．

　医師と言えども社会人である．社会に対しての貢献も当然ながら問われている．患者の会などは本来，患者さんが設立し，患者さんが運営すべきものであり，医療従事者は後援すべきものである．残念ながら悪性高熱症の患者数が少ないなどの理由もあり，欧米と同様な組織はできていない．悪性高熱症友の会は，妥協の形として，入会手続き，会員からの相談などはNPO法人ささえあい医療人権センターにお願いしている．当分の間，医療従事者が管理運営をしなければならないのが実情である．友の会の活動の一環として，悪性高熱症の啓発運動などは我々ができる，あるいはしなければならない社会への貢献として理解して頂ければ幸いである．

　我が国の悪性高熱症の研究の歴史には触れなかったが，多くの悪性高熱症の研究は広島大学医学部麻酔学教室（盛生倫夫名誉教授）から始まり，Britt BAの下に留学した滋賀医科大学麻酔学教室の故・奥史郎が加わった．ご存命であれば，奥先生には本書の1章をお願いしていたであろう．信念の麻酔科医でもあった元横浜市立大学麻酔科学講座・奥村福一郎先生はDenborough MAの下に留学され，悪性高熱症の研究に多大のご理解を頂いた．遠藤實先生の共同研究者であ

り，財務省診療所（元国立精神・神経センター武蔵病院，元虎の門病院内科）の高木昭夫先生にはスキンドファイバー法によるカフェイン・ハロタン感受性試験を実施されておられ，特に神経内科領域で本症の啓発に多大な貢献をされた。遠藤實先生のご指導でのCICR検査法が我が国での検査法として確立され，遠藤實先生なしでは，我が国の研究は進展しなかった。国立精神・神経センター武蔵病院名誉院長の埜中征哉先生には長年にわたり共同研究の形をとらせて頂いた。形態学的な研究・遺伝子解析での成果は埜中征哉先生と疾病第一部の研究室の方々のものである。

　悪性高熱症友の会の活動がまがりなりにもできているのはNPO法人ささえあい医療人権センター理事長・辻本好子さん，事務担当理事・山口育子さん達のご支援の賜物である。

　悪性高熱症で不幸にして亡くなられた方，ご遺族の方，悪性高熱症友の会の会員の方のご理解とご協力なくして，悪性高熱症の研究は成り立たなかった。この場をかりて心より感謝致します。また，情報提供を頂いた多くの担当医師にも，同じ気持ちで感謝致します。

2006年4月吉日

菊地　博達

追　補

　本書執筆開始から現在までに我が国での悪性高熱症の研究が急激に進歩し，取り上げることができなかった成果が多数あります。特に我が国における遺伝子解析の成果は2006年Anesthesiology[1]に掲載予定で，CICR速度陽性者58名のうち34名にリアノジン受容体（RYR1）の点変異が同定され，1名に対応するアミノ酸欠損となる変異が認められました。さらに，同定された点変異の多くはN末端からC末端にわたり点在し，欧米における点変異とは異なる変異であることが明らかになりました。RYR1の106個のエクソン全ての解析結果であり，経費と人員が要求された大仕事でした。これらの結果を学会で報告した段階で，欧米の研究者から悪性高熱症診断におけるCICR測定の意義が急激に評価され，さらにゴールドスタンダードとして位置していたハロタン・カフェイン拘縮試験への疑問の息吹が出始めました。詳細は論文を参考にして下さい。

　一方，DNAチップの開発，新たなるヒト500,000 SNPs（single nucleotide polymorphisms）が比較的安価（従来と比べ安くなったが，やはり非常に高価です）となり，新たなる診断法の開発の予兆として予備実験の段階に入りました。特にRYR1に変異が認められなかった悪性高熱症素因者の遺伝子解析には有力な手段となると予想しています。

　さらなる疑問が生じています。従来よりCICR速度測定は筋小胞体からのカルシウムチャネルの機能を観察しているものであると認識されてきました。従って，CICR速度異常はこのカルシウムチャネルの主構成員としてリアノジン受容体つまりRYR1の異常とされてきました。今回Anesthesiologyに掲載されるCICRとRYR1についての論文を読んで頂きたいのですが，CICR速度が亢進しているにもかかわらず，RYR1に変異が見られない症例が約20〜30%ありました。CICR速度異常の原因となるものがRYR1以外にあることを示しました。RYR1が正常であってもRYR1のカルシウム感受性を変化させる因子の存在が示唆されたわけです。

　CICR測定時，その速度が筋線維タイプにより異なることも判明しました。タイプ2線維（白筋）ではタイプ1線維（赤筋）よりは速度が速い。しかし，症例によっては共に速い場合，タイプ1線維の速度は正常者と同じ症例もあります。この違いの原因は何でしょうか。そもそもタイプ1と2の線維におけるCICR速度に違いがあるのはなぜであろうか，何が原因なのであろうか。RYR1は両線維とも同じです。

　RYR1の点変異の部位とCICR速度には関連がありません。また，CICR速度におけるカルシウム感受性（ある患者では，低カルシウム濃度では正常の感受性を示し，高カルシウム濃度では亢進を示す）とRYR1の点変異の部位とにも関連がありません。これらカルシウムチャネルの機能に影響を及ぼす因子は何でしょうか。

　などなど，一歩解決すれば，新たなる不明な一歩あるいは二歩が出てきています。

　本書が発売になる時には，これらのうち一つでも解答が得られることを期待したいものです。

1) Ibarra CAM, Wu S, Murayama K, et al. Malignant hyperthermia in Japan: mutation screening of the entire RYR1 gene coding region by direct sequencing. Anesthesiology 2006: in press.

目　次

I. 悪性高熱症の歴史とその変遷　　　　　　　　　　　　　　　菊地　博達／1
　悪性高熱症の発見の物語 3
　1960年以前 3
　　　１熱中症／3　　２エーテル痙攣／3
　1960年以降の報告 4
　　　１悪性高熱症家族内発生／4　　２命名／5
　モデル動物（PSSブタ，PSEブタ） 5
　治療法 5
　　　１特効薬／6
　検査法の成立 6
　　　１血清CK値／7　　２カフェイン・ハロタン拘縮試験／7　　３CICR速度測
　　　定／7　　４遺伝子解析／8　　５リンパ球を用いた検査法／8　　６その他／8
　臨床診断 8
　今後の問題（悪性高熱症の定義） 9
　追　補 10
　　　１悪性高熱症を発見したMichael Denborough／10　　２CICR機構の発見／11
　　　３悪性高熱症研究の中心的役割を演じたBeverley A. Britt／12　　４特効薬ダン
　　　トロレンの登場に貢献のあったGaisford Gerald Harrison／12　　５Pharmacoge-
　　　netics生みの親Werner Kalow／12　　６リアノジン／14

II. 細胞内カルシウム動態と悪性高熱の発症機序　　　　　　　　遠藤　實／19
　刺激応答反応における細胞内カルシウムイオン（Ca^{2+}）の役割 21
　　　１セカンド・メッセンジャーとしてのCa^{2+}／21　　２Ca^{2+}の細胞内外分布／21
　　　３Ca^{2+}の動員機構と除去機構／22
　骨格筋におけるカルシウム動態 24
　　　１骨格筋の微細構造／24　　２興奮収縮連関：T管から小胞体へ／25
　　　３Ca^{2+}による筋収縮制御の分子機構／28　　４筋の弛緩／28　　５小胞体の
　　　Ca^{2+}放出チャネル：リアノジン受容体／29　　６Ca^{2+}によるCa^{2+}放出（Ca^{2+}-
　　　induced Ca^{2+} release [CICR]）とその性質／30　　７CICRと生理的Ca^{2+}放出／34
　悪性高熱の発症機序 34
　　　１悪性高熱における骨格筋の異常／34　　２CICR促進による骨格筋収縮の機
　　　序／38　　３悪性高熱の発症機序／40

III. リアノジン受容体　　　　　　　　　　　　　　　　　　　　小山田　英人／43
　リアノジン受容体とは何か？ 45

ix

増幅器としてのリアノジン受容体 45
　　リアノジン受容体の構造 46
　　　1 1型リアノジン受容体（RyR 1）／49　　**2** 2型リアノジン受容体（RyR 2）／50
　　　3 3型リアノジン受容体（RyR 3）／50
　　リアノジン受容体に作用する薬物 51
　　　1 カルシウムイオン（Ca^{2+}）／51　　**2** マグネシウムイオン（Mg^{2+}）／51
　　　3 アデニン化合物（adenine compounds）／51　　**4** 内在性制御蛋白質との相互作用による制御（interaction of RyRs with endogenous modulatory proteins）／52
　　　5 蛋白質リン酸化による制御（phosphorylation of RyRs）／53　　**6** 環状アデノシン二リン酸-リボース（cyclic ADP ribose：cADPR）／53　　**7** リアノジン（ryanodine）／54　　**8** カフェインおよび関連するキサンチン誘導体（caffeine and xanthine derivatives）／55　　**9** ハロタンおよび揮発性麻酔薬（halothane and other inhalation anesthetics）／55　　**10** クロロクレゾール（chlorocresol）／56
　　　11 酸化剤および窒素酸化物（reactive oxygen and nitrogen species）／56　　**12** インペラトキシン活性化因子（imperatoxin activator：IpTxa）／56　　**13** クロフィブリン酸およびセリバスタチン（clofibric acid and cervastatin）／57　　**14** 局所麻酔薬（local anesthetics）／57　　**15** ルテニウムレッド（ruthenium red）／57　　**16** ダントロレン（dantrolene）／57
　　リアノジン受容体の関連する病態 58
　　　1 悪性高熱症（malignant hyperthermia：MH）／58　　**2** セントラルコア病（central core disease：CCD）／58　　**3** 心不全（heart failure）／59

IV．臨床症状　　　　　　　　　　　　　　　　　　　　　　　向田　圭子，弓削　孟文／61

　　はじめに 63
　　臨床症状 63
　　臨床診断基準 64
　　疫　学 67
　　　1 発症頻度／67　　**2** 性別・年齢別分布／68　　**3** 都道府県発生頻度／69
　　　4 手術担当科／71　　**5** 使用薬剤／72　　**6** 臨床症状／73
　　術前診断 79
　　　1 麻酔歴／79　　**2** 家族歴／80　　**3** 外表奇形／80　　**4** 筋疾患／81
　　　5 その他のMH関連疾患／82
　　術後悪性高熱症 84
　　特異な経過のMH 85
　　　1 MHの再燃／85　　**2** 安全な麻酔法でMHを発症／85　　**3** 安全な麻酔薬でMHを発症／85　　**4** 麻酔以外の誘因で発症したMH／86

V．診　断　　　　　　　　　　　　　　　　　　　　　　　　　　　　　　　　　　93

1．骨格筋検査　　　　　　　　　　　　　　　　　　　　向田　圭子，弓削　孟文／95

　　筋束を用いた筋拘縮テスト 95
　　　1 はじめに／95　　**2** 方法／96　　**3** 診断基準と信頼性／98　　**4** 診断方法による結果の比較／98　　**5** 他の診断方法との比較／99　　**6** 他の刺激薬を使用する方法／101
　　スキンドファイバーを使用した診断法 102

　　　　1 CICR速度／103　　　**2** カルシウムの取り込み／109　　　**3** 収縮蛋白のカルシウム感受性／110　　　**4** カフェイン/ハロタン感受性（拘縮）テスト／110
　　ヒト骨格筋培養細胞を利用した診断法 110
　　　　1 ヒト骨格筋培養細胞のカルシウム動態／111　　　**2** Myotubesからのプロトン放出／112
　　その他 113
　　　　1 ³¹P-MRS（³¹P磁気共鳴分光法：31 phosphorus magnetic resonance spectroscopy）／113　　　**2** *In vivo*での骨格筋の代謝の測定／113
　　MH関連疾患と骨格筋検査 114
　　骨格筋検査の適応 114
　　本邦での骨格筋テストの実際 115
　　おわりに 115

2．形態学　　　　　　　　　　　　　　　　　　　　　　　　　　　　　　　市原　靖子／124

　　歴史的背景 124
　　悪性高熱症素因者の筋病理 124
　　悪性高熱症と主な筋疾患 126
　　　　1 先天性非進行性ミオパチー／126　　　**2** 進行性筋ジストロフィー症／128
　　　　3 筋強直症候群／129　　　**4** その他／129
　　追　補 130

3．遺伝子解析の可能性　　　Ibarra M. Carlos A., 岡田　麻里, 西野　一三／133

　　はじめに 133
　　遺伝子変異の発見 134
　　セントラルコア病と悪性高熱症 134
　　リアノジン受容体の構造と機能 135
　　遺伝子変異のhot spot 136
　　遺伝子変異の頻度 136
　　遺伝子型と表現型との関連性 136
　　IVCTとCICRとの関係 138
　　悪性高熱素因を来す遺伝子変異 138
　　　　1 *In vitro*での解析／139　　　**2** *RYR1*の生検組織を用いた解析（*ex vivo*）／139
　　欧米における遺伝子診断ガイドライン 139
　　遺伝子解析とIVCT/CICR 140
　　おわりに 140

4．リンパ球を用いた診断法の可能性
　　　　　　　　　　　　　　　　　　　　　　　　　　成田　弥生, 植村　靖史, 松下　祥／143

　　はじめに 143
　　リンパ球におけるカルシウムシグナル 143
　　免疫担当細胞におけるリアノジンレセプターの発現 146
　　悪性高熱症素因者Bリンパ球におけるカルシウム動態の異常 148
　　リンパ球を用いた悪性高熱症の診断の可能性 148

VI. 治療—急性期,素因者の麻酔— 市原　靖子／153

治療法 155
■1悪性高熱症発症時の治療／155　　■2回復期の治療／157　　■3その他／158
麻酔計画（素因保有者の麻酔） 159
■1術前準備／159　　■2麻酔管理／160

VII. 悪性症候群 山下　英尚,岩本　泰行,山脇　成人／163

はじめに 165
悪性症候群の歴史と概念 165
疫学,危険因子,原因薬剤 166
■1疫学／166　　■2危険因子／167　　■3原因薬剤／167
症状と診断 169
■1前駆症状／169　　■2臨床症状／169　　■3臨床経過／170　　■4予後／171
■5合併症／171
検査所見 172
■1クレアチンキナーゼ（CK）／172　　■2白血球数／172　　■3高ミオグロビン
血症,ミオグロビン尿／172　　■4代謝性アシドーシス／173　　■5その他／173
鑑別診断 173
■1セロトニン症候群／173　　■2横紋筋融解症／174　　■3悪性高熱症／175
病　態 175
■1ドパミン受容体遮断仮説／175　　■2ドパミン・セロトニン不均衡説／177
■3カテコラミン異常説／177　　■4骨格筋異常説／177
治　療 177
■1治療の基本／177　　■2悪性症候群の予防／179　　■3原因薬物の中止／179
■4補液,気道確保などの対症療法／179　　■5薬物療法／180　　■6抗精神病薬
の再投与／181

VIII. 悪性高熱症友の会 市原　靖子,菊地　博達／185

MHAUS（Malignant Hyperthermia Association of the United State：アメリカ悪性高熱症協会） 187
■1設立経緯／187　　■2活動／187
BMHA（British Malignant Hyperthermia Association：英国悪性高熱症協会） 188
■1設立経緯／188　　■2活動／189
日本悪性高熱症友の会（Japan Malignant Hyperthermia Association：JMHA） 189
■1設立の経緯／189　　■2悪性高熱症友の会の活動／190　　■3今後の活動／198

索　引 199

I

悪性高熱症の歴史と
その変遷

悪性高熱症の発見の物語

　それは1960年4月14日のことであった。21歳の若者が車に轢かれ，下肢の複雑骨折で王立Melbourne病院救急部に運びこまれてきた。彼は足がどうなるかにはあまり関心を示さなかった。不思議なことに全身麻酔を受けることに対して異常なまでに恐怖感を訴えた。この訴えが非常に奇異と感じた1人の青年医師はその理由を聞いてみた。恐怖の原因は若者の親族で麻酔を受けた38名のうち，10名死んでいること（正確には，ウェールズ系一族116名中，麻酔を受けたのは38名，そのうち11名が発症，10名が死亡）であった。その青年医師は「新しい麻酔薬ハロタンをもって米国から帰国した麻酔科医を紹介してあげるから心配しなくていいよ」と声をかけた。ハロタン麻酔開始直後より，その若者の心拍は異常に増加し，不整脈も出現した。これらの異常に気付いた麻酔科医は，ただちに麻酔を中止した。意識が回復して初めてしゃべったその若者の言葉は「全身が燃えるように熱くてたまらない」であった。

　この1人の青年医師はオーストラリアの内科医Denboroughであり，この物語は1960年LancetのLetter to Editorに書かれた論文[1]の基となったエピソード[2]である。本病態を特徴的に記述した最初の文献であり，以降多くの麻酔科医に強い示唆を与えた論文となった。本症は家族性に発症することより遺伝性疾患である[3]。特徴的な症状としての体温上昇は発熱（体温中枢におけるセットポイントが上昇した病態）ではなく，高体温（体温中枢の異常はない状態で，熱産生上昇）であることも強く印象づけている。

1960年以前

　特に小児で体温上昇と術後の全身的蒼白さを特徴とし，高死亡率を示す病態を麻酔と関連づけて指摘したのは1929年Ombérdanne[4]である。しかし，フランス語で書かれていたために長く忘れ去られていた。

1 熱中症

　1900年11月12日開催されたNew York医学会の外科部門ではheat-stroke as a post-operative complicationとしていくつかの症例報告がなされている。夏季での術後高体温症例で，最初から熱中症としての討論であり，室温が異常に高いこと，あるいは前投薬アトロピンの過剰投与などがその原因であろうと論議している。麻酔終了直後，体温は非常に高く（39〜42℃），頻脈を示し，死亡した1〜2症例は悪性高熱症であろう[5]。

2 エーテル痙攣

　1960年以前には，エーテル痙攣として知られた病態の報告がみられていたが，家族性

発症との認識がないこと，さらに直接麻酔薬との因果関係などを示唆したものはない。臨床症状では，あったであろう体温上昇などが確認されていないこともあり，1960年前後の文献をmalignant hyperpyrexiaあるいはmalignant hyperthermiaのキーワードで検索すると，今では関連性がまったく否定されている悪性症候群（neuroleptic malignant syndrome, syndrome malign）が出てくる。当時致死性で，高熱を特徴とする病態としては悪性症候群の方が一般的であったと推察される。

1927年，Pinson[6]により報告された麻酔中の痙攣は，使用したエーテルの不純物が原因ではないかと推察しているに留まっている。

Gordon[7]によると，1937年発行のGuedelの著書「Inhalation Anaesthesia」には20年間の著者の麻酔経験から6症例が高熱となり，全員死亡したと記述されている。その後，Burford[8]がこの症状に注目したが，遺伝性および特徴的な臨床症状を示すものではなかった。

1960年以降の報告

1 悪性高熱症家族内発生

a. The Wausau（ウォーソウ）物語[9]

米国ウィスコンシン州北部の中心地に位置するWausau市とその隣接地区には130人近くの悪性高熱症素因者がいる。市の人口は約35,000人，周辺地区を合わせると200,000人である。酪農と製材産業で成り立っている。多くは中部ヨーロッパからの移民で，他の地区との接触はほとんどない孤立した地域である。

この地区に1955年3月，麻酔の専門医（Locher）が赴任した。ただちに帝王切開術を脊麻で依頼された。ホームドクターの調査から彼女の血族者数人が全身麻酔で死亡しており，局麻では何も起きていないという事実を知らされた。3年後，25歳の女性が交通事故で病院に運ばれてきた。膝蓋骨骨折に対して全身麻酔を施行した。麻酔導入直後，皮膚が異常に熱いことに気付き，ガラス体温計で測定したところ40℃以上で振り切れてしまった。麻酔を中断し，純酸素で換気をし，氷のうで冷却をしたが心停止となり，最終的に死亡した。剖検の報告書で死亡した女性は，1955年に彼が帝王切開を行った患者の妹であることが判明した。結婚していたため名前が異なっていたことで関係に気がつかなかったのだ。

医学部時代の友人の1人がDenboroughの論文を紹介してくれた。Denboroughとの手紙のやり取りで，一族の調査をはじめた。その後，同様の症例が彼に通報され，その患者の名前から例のボヘミア系一族の一員であることが判明した。調査できた7世代での家系図を作成したが，不明な点が多かったにもかかわらず，116名のうち20名が悪性高熱症を発症し，うち8名が死亡していた。一番古いものは1922年の麻酔死が確認され，この一族の事例が論文にまとめられた[10]。

b. その他の報告

米国ノースカロライナ州の原住民およびカナダのケベック州Abitibi-Temiscamingue地区のフランス系カナダ人にも同様の家系の存在が確認されている[11]。南アフリカでは1915年，1919年に母子それぞれが麻酔で死亡し，担当医それぞれが家族にあてた手紙が現存している。4世代の調査が行われ，論文になった[12]。

2 命名

1964年，トロントでGordon主催の悪性高熱症シンポジウムが開催され，13の症例報告がなされた。そのうち11名の症例は，1966年Can Anaesth Soc J誌に掲載された。Editorialで初めてこの不可思議な症状を示す病態がmalignant hyperpyrexiaと記述された[13]。しかし，論文の題として使用したのは同じ号のCullen[14]であり，これを受けてeditorialで取り上げたと解釈するべきであろう。

モデル動物（PSSブタ，PSEブタ）

畜産界ではハム製造時に大きな問題を抱えていた。ある種のブタでは屠殺場への輸送中に死亡してしまい〔ブタストレス症候群（porcine stress syndrome：PSS）〕，またそのブタより製造したハムの肉質は悪く，経済上の巨大な損失となっていた[15]。肉質はpale, soft, exudative porkという特徴よりこれらをPSEと名付けた[16]。筋肉の検査をするためにハロタン麻酔をかけたところ頻脈となり，全身の筋肉は強直し，体温は異常に上昇してしまった[17]〜[19]。

英国ケンブリッジ大学の獣医Hallらは，サクシニルコリンを投与し異常反応を示したブタの報告[20]をした。この異常反応は後日悪性高熱症と酷似した症状であることが注目され，MHモデル動物の可能性が示唆された[17][18][21]。このモデル動物を用い，正確な病態推移（体温変動，血清酵素の変動，血液ガス分析での変化など）が示され，ヒトにおける悪性高熱症での臨床症状，検査値の変化を裏付けるものとなった。さらに，MHの病態解明，治療，遺伝子解析に至るまで多大の貢献をした。

ブタ以外では犬（特にgrey hound），猫，馬，熊などでの悪性高熱症素因が認められている。

治療法

治療法は当初から対症療法であった。さらに原因薬物が明らかとなり，揮発性吸入麻酔薬，脱分極性筋弛緩薬などの原因となる薬物投与中止も加わった。

1 特効薬

a. プロカインアミド

1955年，筋緊張症の治療薬として推奨されたプロカインアミドが注目された[22,23]。しかし，悪性高熱症に対する治療量では平滑筋および心筋への作用により高度の低血圧を生じることで使用されなくなった。

b. ダントロレン

ダントロレンが悪性高熱症の特効薬であるとの論文を出したのは南アフリカのHarrisonである。

1868年，Cape Town大学に肝移植チームが結成された。実験動物として犬ではなくブタが選択された。その理由は，チームリーダーのBarnard博士（世界初の心臓移植を行った医師）が英国Bristol大学時代ブタを用いてすでに実験していたためである。ブタの肝移植での拒絶反応がほとんどない事実，さらに輸血用のブタ血液は地元の屠殺場から容易に手に入ることも大きな理由であった。

最初の34匹のうち6匹のブタは麻酔導入から奇妙な症状を示した。高い体温上昇率（5～10分で約1℃）で42.5～45℃まで上昇し，全身の筋肉は死後硬直のように硬くなり，死亡してしまった。間欠的にバルビタール・クラーレを投与した場合は何も起こらず，引き続きハロタンを投与すると上述の症状が生じた。ハロタンが原因である可能性が示唆され，ヒトにおける悪性高熱症とブタのこの反応が同一のものであることが指摘された[17,18,21,24]。

Phenytoin系の薬物が治療薬として有効ではないかと考えていたおり，Norwich Eaton製薬会社の薬理学者Kolb女史はダントロレンを悪性高熱症ブタに使用してみないかと提案していた。悪性高熱症ブタを多数飼育していたこともあり，この提案をただちに受けたのはHarrisonであった。ダントロレンは難水性で，ダントロレンの粉末をマニトール，水酸化ナトリウムで3時間かけて溶解し，約0.5mg/ccの溶液を作成した。この溶液では一過性の効果しかなく，大量に必要であることが判明した。大量のダントロレンを前投与した場合，ハロタンで悪性高熱症を誘発させようとしたが，発症しなかった。さらに，悪性高熱症が発症したブタに同溶液を静注したところ，異常な症状は消失した[24]～[26]。凍結乾燥させた製剤が開発され，蒸留水に3分間で溶解できるようになった。65施設での臨床試験が行われ[27]，この製剤は1979年6月Health Protection Branch（カナダ），ついで同年9月Food and Drug Administration（米国）が認可した。わが国では1985年に認可を受けた。

検査法の成立

多くの疾患がそうであるように，悪性高熱症においても当初形態学的，生化学的な検

査検討がなされたが，なんら特徴的で特異的な異常は見いだせなかった．しかし，CK（古くはCPK）は唯一の例外であり，期待された．

1 血清CK値

　血清CK値が悪性高熱症素因者では高いことより，高CK血症を診断あるいは素因の有無に用いようとした時代がある[28)29)]．事実，悪性高熱症家系の構成員に限っては，高CK値を示した場合，悪性高熱症の素因を有している可能性は非常に高いと判断できる．しかし，悪性高熱症以外の多くの筋疾患でも高CK血症を示すこと，さらにCK値が高いことは単に筋細胞が破壊されたことを意味しているに過ぎないことなどより，一般的には診断的価値はないとされている．その他，種々のマーカーが提唱されてきたが，現在では参考所見にしか過ぎない．

2 カフェイン・ハロタン拘縮試験

　悪性高熱症の原因部位が筋肉であることを明らかにしたのは，巧妙な実験を行ったSatnik[30)]である．
　薬物に異常反応を示す薬理学を研究していたKalowら[31)]は，本症患者より摘出した骨格筋ではカフェインによる収縮感受性が亢進していることを1970年に見いだした．クロロホルムも同様の効果があったが，ハロタンによる効果は認められなかった．次の年にハロタンによる収縮域値も低下していることが発表された[32)]．以降，欧米では骨格筋におけるカフェイン・ハロタン拘縮試験が本症の診断基準として定着し，ゴールドスタンダードとして君臨した[33)34)]．わが国ではBrittの下に留学した元滋賀医科大学麻酔科故・奥史郎が本方法を用いて悪性高熱症の診断をしていた．実験系からfalse positive，false negativeが大きな問題となっている[35)36)]．
　スキンドファイバーを用いたハロタン・カフェイン感受性試験を行っていたのは高木昭夫である[37)]．

3 CICR速度測定

　Endoら[38)～40)]は骨格筋内の筋小胞体からのカルシウム遊離速度が悪性高熱症患者では速いことを発表し，以降わが国では主にこの方法で検査を実施している．本法では筋生検を行い，化学的スキンド・ファイバーを作製し，筋小胞体からのカルシウム遊離速度，つまりカルシウムによるカルシウム遊離（Calcium-induced Calcium release：CICR）速度を測定し，遊離速度亢進を陽性，つまり悪性高熱症素因者とした．筋小胞体からのカルシウム遊離を担うチャネルの主構成因子が植物アルカロイドであるリアノジンと特異的に結合する蛋白であることより，本症の原因がリアノジン結合蛋白（リアノジン受容体）の機能異常であることが強く示唆された．筋小胞体におけるカルシウム遊離チャネルそのものに機能異常がなく，他の部位に異常があれば，本検査では陰性となる．

4 遺伝子解析

 畜産業界では前述のように経済的な問題から，素因検索の研究が積極的になされていた。悪性高熱症を引き起こす素因として染色体上にHal陽性という表現型を想定し[41]，glucose phosphate isomeraseに対応する遺伝子座との連鎖が強いことよりブタ第6染色体（ヒト第19染色体に対応）に位置することが示唆され，さらにlod scoreの値よりリアノジン受容体対応遺伝子座が責任遺伝子と疑われた[42]〜[46]。

 このリアノジン受容体対応遺伝子における点変異の発見はブタでのArg615Cysの変異であり[47]，ヒトではArg614Cysの変異に繋がった[48]。以降20カ所以上の点変異が確認された。さらにセントラルコア病（CCD）との関連も遺伝子レベルと結びついたことも興味深い[49]〜[51]。遺伝子診断への道が開かれたと考えられるが，世界的にもいまだ20〜30％程度にしか診断できないことより，臨床応用には至っていない。

 ヒト第17染色体（ジヒドロピリジン受容体に対応）などヒト第19染色体（リアノジン受容体）以外が責任部位である可能性も指摘されている[52]。

5 リンパ球を用いた検査法

 より非侵襲的な方法を模索している中，Seiら[53][54]はリンパ球B細胞にリアノジンが発現していることを見いだし，悪性高熱症の診断への道を切り開いた。

 現在，スイス，ニュージーランドでも本手法で検査を行っているが，まだまだ解決しなければならない問題がある。著者らも非常に近い将来臨床応用するべく研究を行っている。

 しかし，歴史的に1987年リンパ球を用いた診断法が提案されていたが，評価されなかった[55][56]。

6 その他

 種々の検査法が提案されているが，いまだに臨床応用されてはいない。より侵襲の少ない検査法の開発が期待されている。

臨床診断

 検査をしないで悪性高熱症であるか否かは専門家以外では判断が困難である。一般の麻酔科医にとって，どのような臨床症状がそろえば悪性高熱症と診断できるのかが求められた。当初はØrding[57]による分類（European malignant hypertehrmia group：EMHG）が用いられていた。

 わが国では盛生[58]の臨床診断基準が用いられている。当初，典型的な悪性高熱症を収

集した資料から抽出し，特徴的な臨床症状を明らかにしようとした．これが臨床基準として認知された．体温因子を第一に重要な要因として取り上げ，15分に0.5℃以上の温度上昇率は集積した麻酔記録から1.0±0.5℃/15分であったことから，提案されたものである[59]．

13人の悪性高熱症研究者が一同に会し，統計学者の協力を得て作成されたのが，clinical grading scale（CGS）で，出現した症状，検査結果を点数化したものである[60]．これにより，悪性高熱症である可能性を評価するものである．

これらの診断基準により，誰でも悪性高熱症と診断できるようになった．

今後の問題（悪性高熱症の定義）

今さらという感もあるが，非常に重要な問題が解決されないで残っている．つまり，悪性高熱症の定義である．

臨床診断基準もない状態で研究が開始され，カフェイン・ハロタン拘縮試験の確立とともに，ゴールドスタンダードとして絶対的な診断基準として扱われた．この試験を実施していないと悪性高熱症とは言えないとまでになった．しかし，北米および欧州法の2法の測定結果に差があることが明らかとなり[35]，false positive，false negativeという結果は悪性高熱症の定義そのものに影響してきた．CICR検査では筋小胞体におけるカルシウムチャネル機能異常を検出するもので，臨床的には悪性高熱症と考えられる症例でも陰性（false negative）となることもある．カルシウムチャネル機能異常以外が原因と推察されるものは約20％存在する．検査結果と臨床的な診断に差が生じている．

悪性高熱症の定義は検査法に基づくものなのか，あるいは臨床診断基準に基づくものなのかは研究者により異なるという重大な問題が存在していることを認識しなければならない．悪性高熱症の死亡率を考えても，欧米での検査を基準にした場合，本来悪性高熱症でない症例も含まれるために，死亡率は低い．わが国では臨床診断基準を満たさないもの，つまり発見が早期で，診断基準を満たさない不全型，あるいは似て非なる亜型などは悪性高熱症の数に入れないため，死亡率は非常に高いものとなっている．

遺伝子解析についても同様である．カフェイン・ハロタン拘縮試験の欠点として，異常部位を同定できない点は遺伝子解析に非常に不利となっている．CICR検査では的を絞っているために遺伝子解析には非常に有利である．リアノジン遺伝子の異常以外の点変異の存在は，臨床診断基準に従っているのか，あるいは検査法での陽性を根拠にしたものかは不明である．極端な例として，欧米での陽性所見は脊損患者での脱神経筋でも認められる．臨床的に悪性高熱症を引き起こすことはないし，遺伝子解析でどこかに点変異が存在するとは考えられない．臨床的に脊損の患者に悪性高熱症素因者に対する時と同様の注意で麻酔を管理することに問題はまったくない．しかし，学問的には大きな疑問であろう．

悪性高熱症を症候群として考え，リアノジン遺伝子異常に基づくもの，あるいはジヒドロピリジン（dihydropyridine：DHP）異常に基づくものなど原因が特定できるものを

別の方法で定義しなければならないであろう。場合によっては，非遺伝学的なもの，致死的でないものの存在も出現してくるかもしれない。

学問的な問題として，現在リアノジン遺伝子点変異が一番注目されている。個々の症例でCICR検査において，カルシウム濃度依存性のカルシウム遊離速度に差があるなどの機能異常が認められ，どこの点変異がどのようなカルシウムチャネル機能異常を示すのか興味がある。さらにその機能異常が臨床症状に何か特徴的な症状を示すのであろうか。細胞レベルの異常が個体へどの程度影響するかという興味深い問題もある。誘発薬の投与速度，血中濃度，骨格筋への血流状態など種々の因子が機能異常の差を修飾するかは臨床的にも興味がある。

Kalowが提唱したpharmacogeneticsの代表的な疾患（症候群？）として悪性高熱症が認知され，麻酔科医に新しい概念を導入することになった。ここでは取り上げなかったが，吸入麻酔薬に代わり静脈麻酔薬の登場で悪性高熱症の発症の機会は減少している。では，すべての麻酔法が静脈麻酔に代われば，悪性高熱症はもはや過去の疾患になってしまうのであろうか？ Denboroughも指摘しているが，乳児突然死などの問題，さらに努力性熱中症，アルコール死の症例で本症素因者がいる事実を忘れてはならないであろう。

追 補

1 悪性高熱症を発見したMichael Denborough （写真1）

悪性高熱症の研究の第一人者で知られているが，反核運動の闘士で2度逮捕拘留されている別の顔をもっている。オーストラリア放送協会製作TVドキュメンタリー「Sudden

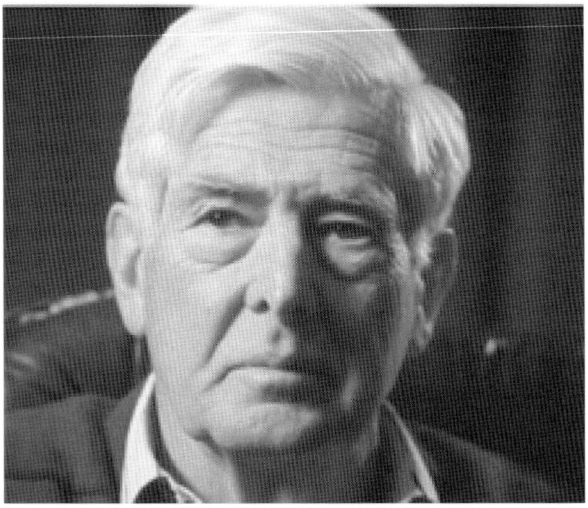

写真1　Michael Denborough

Death」(2003) では政治活動を織り交ぜて，彼の業績が描かれている。

　生まれはジンバブエ（古くはローデシアと呼ばれていた南アフリカの隣国）で，南アフリカ，ケープタウン大学（UCT）医学部を1952年に卒業した。医学部在学中，不滅の記録を残したラグビー部員としてその名を残している。UCT付属Harare総合病院でインターンを，Rhodes奨学生として英国オックスフォード大学に留学。その後，ロンドンの国立心臓病病院で勤務した。その頃知りあった女性Erica Brownが彼の運命を変えた。1959年，彼女を追っかけ，彼女の母国オーストラリアに向かう。飛行場についた時，彼のポケットにはわずか11シリングしか入っていなかった。1ヵ月後の10月，彼らは結婚。4人の子宝に恵まれた。1960年メルボルン大学の内科に研究助手として就職し，1974年，王立Canberra病院John Curtin医学部の教授に就任。教授時代，1984年核非武装党（the Nuclear Disarmament Party：the NDP）を結成し，激しい政治活動を開始。この過激さは彼の祖父の血を受け継いだのであろう。祖父は1895～1900年ベルギーのGhentで政治犯として牢獄生活を送っている。

2 CICR機構の発見

　遠藤（写真2）自身が書かれた文章の一部を以下に引用する。
「1967年頃の出来事である。学会に演題を出すためにやってみようとある実験が計画された。油の中で骨格筋の細胞膜を物理的に剝ぎ，裸にした筋線維を作成する名取（元東京慈恵会医科大学教授）のスキンドファイバーを水溶液中で行うというものであった。水溶液中の溶液の組成を変えることにより骨格筋の機能を研究できる大きな利点をもった実験系である。そこで，カフェインの作用を検討することとした。この薬物は筋小胞体からカルシウムイオンを放出させる作用を有していることより，カフェインは濃度依

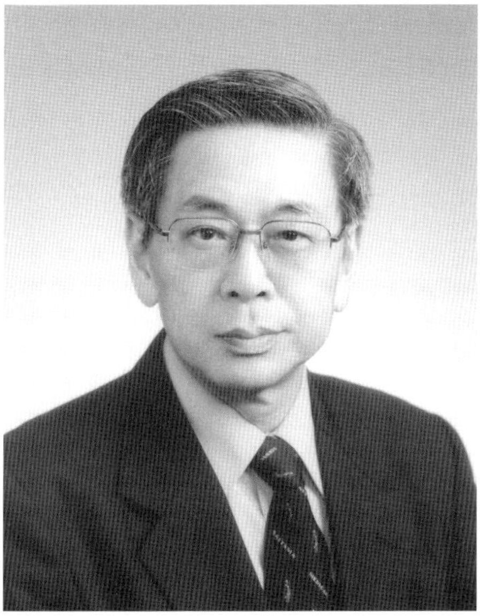

写真2　遠藤　實

存性に筋収縮の強さを変化させるであろうと予測していた。しかし，筋収縮は確かに生じるもののただちに弛緩し，定期的にしかも同期して収縮弛緩が繰り返されること，さらに濃度依存的に収縮間隔が短縮することを観察した。この同期性の機序を検討した結果，放出されたカルシウムイオンそのものが関与していることが明らかになった。」

この機序はポジティブ・フェードバックであり，それゆえにカルシウムによるカルシウム遊離機構（Calcium-induced Calcium release mechanism：CICR機構）と名付けられ，筋肉の加速的な収縮機構を司る本体と解釈される。蛇足であるが，この制御が破綻したものが悪性高熱症の発生機序と考えられている。

3 悪性高熱症研究の中心的役割を演じた Beverley A. Britt

1956年トロント大学医学部卒業，1966年麻酔科のレジデント終了，その時トロント大学で本疾患で死亡した子供の麻酔に関与し，途方に暮れていたのが動機である。麻酔科主任教授Gordonの勧めもあり，Kalowの指導の下，悪性高熱症の研究を開始した。1972年，トロント大学薬理学の修士学士の称号を得た。悪性高熱症の研究組織の責任者として，種々の研究をなしてきた。悪性高熱症の研究に対して1996年，カナダ麻酔科学会よりResearch Recognition Awardを受ける。1996年，定年を迎えた。カナダ悪性高熱症協会では1996年4月26日，彼女のために退職記念晩餐会を開催した。

4 特効薬ダントロレンの登場に貢献のあった Gaisford Gerald Harrison

1948年ケープタウン大学（UTC）医学部卒業，1951年同大学Groote Schuur病院で麻酔科を専従，1955年英国で麻酔科の修練終了，母校に帰る。1966年，麻酔死の研究で学位取得。1993年，悪性高熱症の研究でUTCよりDoctor of Scienceを受領。1981〜1987年，麻酔学講座主任教授。以降名誉教授として2002年末まで教育・研究に従事。3人の子供のうち1人は麻酔科医である。2003年9月22日，永眠する。
参考：http://web.utc.ac.za/depts./anaes/staff/ripharsn.htm

5 Pharmacogenetics 生みの親 Werner Kalow [60]〜[65] （写真3）

1917年ベルリン近郊で生まれ，1941年ドイツで医学部を卒業した。1951〜1965年トロント大学。1965年ドイツ，Boehringer/Ingelhaeimで生物学研究所所長。1966〜1977年トロント大学薬理学主任教授。1973年WHO科学班班長。

第二次世界大戦中，ドイツ海軍の外科医として仕事をしており，終戦を米国アリゾナ州の抑留地で迎えた。1947年釈放され，故国の両親が近くに住んでいるベルリンに帰る。そこでは医学研究者としての職が用意されていた。病理学研究所はソ連占領地区にあり，薬理学研究所は米国占領地区にあった関係で，薬理学を選択した。直後，Hans Herken教授から一つの興味深い調査をするように提案された。1948年ベルリンのある病院で局麻薬プロカインを注射された患者が死亡した。戦後の国民の栄養状態からこのような出

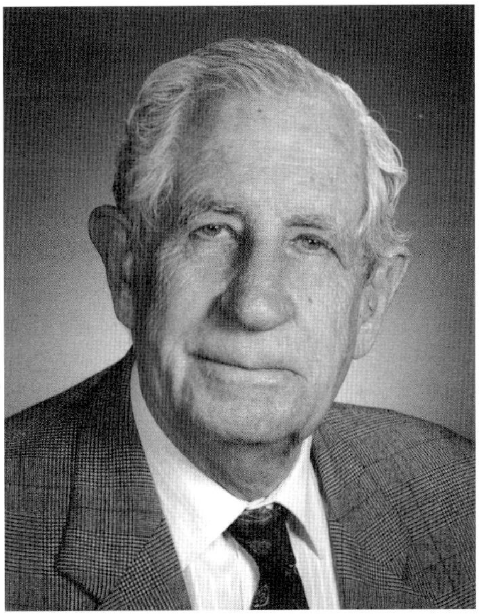

写真3　Werner Kalow

来事が生じたと考え，プロカインを分解する酵素（procaine esterase）活性は栄養状態により変動すると推察した。教授はプロカインの代謝産物を紫外線分光光度計で測定するように指示した。その頃，米国から医療視察団がベルリンを訪れた。使節団の1人はドイツ語が話せなかったため，Kalowが通訳をかって出た。数週間後，ペンシルバニア大学の薬理学主任教授Schmidtより1年間留学しないかとの誘いがあった。1949年からペンシルバニア大学で心血管系の研究に参加した。コンパクトで高度な機能をもつBeckman製分光光度計を見つけ，それを自分の自由時間に使わせてもらうことの了解をとり，プロカインの代謝の研究を再開した。偶然にcholinesteraseがbenzoylcholineを分解することを見つけ，この酵素の詳細を研究することとなった。また，当時著名な生化学者Chanceと知りあいになり，酵素動態学の手ほどきをうけ，さらに研究が進展した。米国の市民権を取り，当地に住まないかとの提案があったが，カナダのトロント大学の薬理学主任教授Fergusonの招待を受け，1951年トロントに移住した。さらにcholinesteraseの研究を進めることになった。そこで精神科患者の治療で通電治療に使用するサクシニルコリンの作用時間が異常に延長する症例について相談を受けた。これらの患者の血中cholinesterase活性がほとんどないことに気付いた。その両親の1人にこの酵素活性異常があることを見つけた。さらに正常人でこの酵素を阻害するdibucaineがこの親の酵素では部分阻害を示したことを認めた。これらのことより異常cholinesteraseは遺伝学的異常であることが示唆された。

　これらに関しての著書"Pharmacogenetics（薬理遺伝学）"を執筆中，麻酔科の主任教授Gordonより，大学院生のBrittを指導し，悪性高熱症の研究をしてもらえないだろうかと相談があった。丁度，choleinesteraseの研究・指導をしていた学生がカリフォルニアに駆け落ちをしてしまい，研究が継続できなくなっていた時であり，KalowはこのGordonの提案を引き受けることにした。

Kalowが悪性高熱症に魅かれたのはDenboroughの論文である．つまり，家族性に発症した異常薬理作用は薬理遺伝学に通じるものであるからである．さらに，悪性高熱症を研究しようと考えた理由の一つは，遺伝学者を目指していた若い英国医師からの相談であった．インターン時代，1人の患者が全身麻酔をかたくなに拒否した．その患者の家族が多数全身麻酔で死んでいたのがその理由であった．しかし，担当麻酔科医はこの訴えを無視した結果，彼女は死亡してしまった．当時，他の麻酔科医と同様に家族性の麻酔死は北米とオーストラリアのことであり，英国にはないものであると認識していた．

　Ottawa近郊で子供が悪性高熱症で麻酔死した．1年後，その兄弟が麻酔をかけられて死亡してしまった事件である．その麻酔科医は麻酔死というものは10万回に1回の頻度であるから，2度と起こりえないと考えていたからである．この医師は遺伝についての認識がなかった．この出来事が彼に強い衝撃を与えた．

　悪性高熱症を生じたが，運良く回復したトロントの警察官が研究に協力してくれた．この警察官の好意で，彼の骨格筋を生検し，生化学的・形態学検索をしたが，思わしい結果が出なかった．薬物を直接筋肉に作用させ，筋収縮を見てみようと，鶏，犬で実験を行い，ついでヒトの筋肉で行った．最終的にこの警察官の筋肉で行うとカフェインの収縮域値が有意に低いことがわかった．

　1982年，定年を迎えたが，以降も研究室で研究を続けている．2001年，もっとも権威あるKillan賞を受賞し，10万ドルの賞金を受ける．2005年，御年84歳であるが，いまだに元気で研究室で働いている．薬理遺伝学の父として世界的に知られている学者である．

6 リアノジン（写真4）

　中米・南米の熱帯地域に自生している潅木Ryania speciosaの根からの抽出物の殺虫成分であるのがリアノジンである．土着民はこの抽出物を矢じりに塗り，狩猟をしていた．

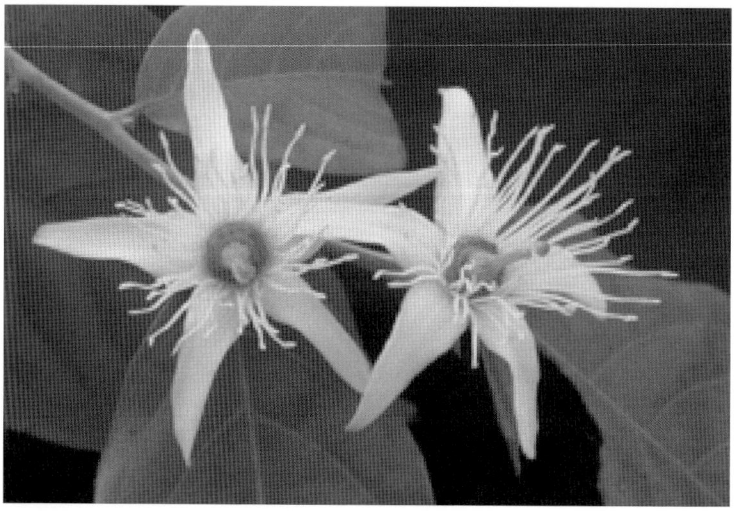

写真4　リアノジン

獲物の筋肉は拘縮するものであった．化学性殺虫剤に対して，近年再度注目されてきたもので，穀物への害虫に対してDDTと同様の強い効果がある．水溶性で，自然分解される．益虫にはほとんど効果がなく，対象虫に選択性があるなどの特長がある．薬理学的には細胞内の小器官からのカルシウム遊離チャネルを開口状態にする作用である．

■参考文献

1) Denborough MA, Lovell RRH. Anaesthetic deaths in a family. Lancet 1960; 2: 45.
2) Denborough M. Malignant hyperthermia. Lancet 1998; 352: 1131-6.
3) Denborough MA, Forster JFA, Lovell RRH, et al. Anaesthetic deaths in a family. Br J Anaesth 1962; 34: 395-6.
4) Ombérdanne L. De l'influence de l'anesthesique-employé dans la genése des accidents post-opératoires de paleur-hypertherme observes chez les nourrissons. Rev Med Fra 1929; 10: 617.
5) Gibson CL, Johnson AB, Brewer GE, et al. Heat-stroke as a post-operative complication. JAMA 1900; 35: 1685.
6) Pinson KB. Convulsions occurring during surgical anaesthesia. Br Med J 1927; 28: 956-8.
7) Gordon RA. History of the syndrome of malignant hyperthermia. In: Gordon RA, Britt BA, Kalow W, editors. International symposium on malignant hyperthermia. Springfield: C.C. Thomas; 1973. p.5-29.
8) Burford GE. Hyperthermia following anaesthesia: consideration of control of body temperature during anaesthesia. Anesthesiology 1940; 1: 208-15.
9) Henschel EO, Locher WG. The Wausau story: malignant hyperthermia in Wisconsin. In: Henschel EO, editor. Malignant hyperthemria current concepts. New York: Appleton-Cenury-Crofts; 1977. p.3-7.
10) Brit BA, Locher WG, Kalow W. Heriditary aspects of malignant hyperthermia. Can Anaesth Soc J 1969; 16: 89-97.
11) Davidson RG. Chap 9 Pharmacogenetics: pharmacogenomics. In: PDQ Medical Genetics. Ontario: BC Decker Pub; 2002. p.181-98.
12) Harrison GG, Issacs H. Malignant hyperthermia: an historical vignette. Anaesthesia 1992; 47: 54-6.
13) Gordon RA. Malignant hyperpyrexia during general anaesthesia: Hyperpyrexia Maligne au Cours de L'Anesthesie Generale (editorial). Can Anaesth Soc J 1966; 13: 415-6 (Eng), 417-8 (Fre).
14) Cullen WG. Malignant hyperpyrexia during general anaesthesia: a report of two cases. Can Anaesth Soc J 1966; 13: 437-43.
15) O'Brien PJ. The causative mutation for porcine stress syndrome. The Compendium on Continuing Education 1995; 17: 297.
16) Topel DG, Bicknell EJ, Preston KS, et al. Porcine stress syndrome. Mod Vet Prac 1968; 49: 40-60.
17) Berman MC, Harrison GG, Bull A, et al. Changes underlying halothane-induced malignant hyperpymxia in landrace pigs. Nature 1970; 225: 653-5.
18) Jones EW, Nelson TE, Anderson IL, et al. Malignant hyperthermia of swine. Anesthesiology 1972; 36: 42-51.
19) Christian LL. Halothane test for PSS-field application. In Proc American Assoc of Swine Prac Conf.(Des Moines, Iowa) 1974; 6-13.
20) Hall LW, Woolf N, Bradley JWP, et al. Unusual reaction to suxamethonium chloride. Br Med J 1966; 2: 1305.

21) Harrison GG. Pale soft exudative pork porcine stress syndrome and malignant hyperpyrexia - an identity ? J S Afr Vet Med Ass 1972; 43: 57-63.
22) Geschwind N, Simpson JA. Procaine amide in the treatment of myotonia. Brain 1955; 78: 81-91.
23) Beldavs J, Small V, Cooper DA, et al. Postoperative malignant hyperthermia: a case report. Can Anaesth Soc J 1971; 18: 202-12.
24) Harrison GG. The discovery of malignant hyperthermia in pigs: some personal recollections. In: Ohnishi ST, Ohnishi T, editors. Malignant hyperthermia; a genetic membrane disease. Boca Raton CRC Press; 1994. p.29-43.
25) Britt BA. A history of malignant hyperthermia. In: Britt BA, editor. Malignant hyperthermia. Boston: Martinus Nijhoff Pub; 1987. p.xi-xxii.
26) Harrison GG. Control of the malignant hyperpyrexia syndrome in MHS swine by dantrolene sodium. Br J Anaesth 1975; 47: 62-5.
27) Kolb ME, Horne ML, Martz R. Dantrolene in human malignant hyperthermia: a multicenter study. Anesthesiology 1982; 56:254-62.
28) Denborough MA, Forster JFA, Hudson MC, et al. Biochemical changes in malignant hyperpyrexia. Lancet 1970; 2: 1137-8.
29) Aldrete JA, Padfield A, Solomons CC, et al. Possible predictive tests for malignant hyperthermia during anesthesia. JAMA 1971; 215: 1465-9.
30) Satnik JH. Hyperthermia under anesthesia with regional muscle flaccidity. Anesthesiology 1969; 30: 472-4.
31) Kalow W, Britt BA, Terreau ME, et al. Metabolic error of muscle metabolism after recovery from malignant hyperthermia. Lancet 1970; 2: 895-8.
32) Ellis FR, Harriman DGF, Keaney NP, et al. Halothane-induced muscle contracture as a cause of hyperpyrexia. Br J Anaesth 1971; 43: 721-2.
33) The European Malignant Hyperthermia Group. A protocol for the investigation of malignant hyperpyrexia. Br J Anaesth 1984; 56: 1267-7.
34) Larach MG for the North American Malignant Hyperthermia Group. Standardization of the caffeine halothane muscle contracture tests. Anesth Analg 1989; 69: 511-5.
35) Fletcher JE, Conti PA, Rosenberg H. Comparison of North American and European malignant hyperthermia group halothane contracture testing protocols in swine. Acta Anaesth Scand 1991; 35: 483-7.
36) 奥 史郎 カフェイン・ハロタン拘縮試験の現況と問題点. 臨床麻酔 1994; 18: 883-92.
37) Takagi A, Endo M. Guinea pig soleus and extensor digitorum longus: a study on single-skimmed fibers. Exp Neurol 1977; 55: 95-101.
38) Endo M, Yagi S, Ishiauka T, et al. Changes in the Ca-induced Ca release mechanism in the sarcoplasmic reticulum of the muscle from a patient with malignant hyperthermia. Biomed Res 1983; 4: 83-92.
39) Kawana Y, Iino M, Horiuchi K, et al. Acceleration in calcium-induced calcium release in the biopsied muscle fibers from patinets with malignant hypertehrmia. Biomed Res 1992; 13: 287-97.
40) Kikuchi H, Matsui K, Morio M. Diagnosis of malignant hyperthermia in Japan by the skinned fiber test. In: Britt BA, editor. Malignant hyperthermia. Boston: Martinus Nijhoff Pub; 1987. p.279-94.
41) Ollivier L, Sellier P, Monin G. Determinisme genretique du syndrome d'hyperthermie maligne chez le porc de Pietrain. Annales de Generatique et de Selection Animale 1975; 7: 159-66
42) Juneja RK, Gahne B, Edfors-Lilja I, et al. Genetic variation in a pig serum protein locus Po-2

and its assignment to the Phi, Hal, S, H, Pgd linkage group. Anim Blood Groups Biochem Genet 1983; 14: 27-36.

43) Hojny J, Cepica S, Hradecky J. Gene order and recombination rates in the linkage group S-Phi-Hal-H (Po2)-Pgd in pigs. Anim Blood Groups Biochem Genet 1985; 16: 307-18.

44) Mariani P, Johansson M, Ellegren H, et al. Multiple restriction fragment length polymorphrisms in the porcine calcium release channel gene (CRC): assignment to the halothane (HAL) linkage group. Anim Genet 1992; 23: 257-62.

45) McCarthy TV, Healy JM, Heffron JJ, et al. Localization of the malignant hyperthermia susceptibility locus to human chromosome 19q12-13.2. Nature 1990; 343: 562-4.

46) MacLennan DH, Duff C, Zorzato F, et al. Ryanodine receptor gene is a candidate for predisposition to malignant hyperthermia. Nature 1990; 343: 559-61.

47) Fujii J, Otsu K, Khanna VK, et al. Identification of a mutation in porcine ryanodine receptor associated with malignant hyperthermia. Science 1991; 253: 448-51.

48) Gillard EF, Otsu K, Fujii J, et al. A substitution of cysteine for arginine-614 in the ryanodine receptor is potentially causative of human malignant hyperthermia. Genomics 1991; 11: 751-5.

49) Denborough MA, Dennett X, Anderson R. Central-core disease and malignant hyperpyrexia. Br Med 1973; 1: 272-3.

50) Haan EA, Freemantle CJ, McCure JA, et al. Assignment of the gene for central core disease to chromosome 19. Hum Genet 1990; 86: 187-90.

51) Quane KA, Healy JMS, Keating KE, et al. Mutations in the ryanodine receptor gene in central core disease and malignant hyperthermia. Nature Genetics 1993; 5: 51-5.

52) Sudbrak R, Golla A, Hogan K, et al. Exclusion of malignant hyperthermia susceptibility (MHS) from a putative MHS2 locus on chromosome 17q and of the a1, b1 and g subunits of the dihydropridine receptor valcium channel as candidates for the molecular defect. Hum Mol Gen 1993; 2: 2857-62.

53) Sei Y, Gallagher KL, Basile AS. Skeletal muscle type ryanodine is involved in calcium signaling in human B lymphocytes. J Biol Chem 1999; 273: 5995-6002.

54) Sei T, Brandom BW, Bina S, et al. Patients with malignant hyperthermia demonstrate an altered calcium control cechanism in B lymphocytes. Anesthesiology 2002; 97: 1052-8.

55) Klip A, Ramlal T, Walker D. Selective increase in cytoplasmic calcium by anesthetic in lympocytes from malignant hypertehrmia-susceptible pigs. Anesth Analg 1987; 66: 381-5.

56) O'Brien PJ, Kalow BI, Ali N, et al. Compensatory increase in calcium extrusion activity of untreated lympocytes from swine susceptible to malignant hyperthermia. Am J Vet Res 1990; 51: 1038-43.

57) Ørding H. Incidence of malignant hypertehrmia in Denmark. Anesth Analg 1985; 64: 700-4.

58) 盛生倫夫. 第5章 診断. 盛生倫夫, 森健次郎編. 悪性高熱症. 東京: 金原出版; 1988. p.33-51.

59) Kikuchi H, Morio M, Shinozaki M, et al. Statistical considerations of malignant hyperthermia in Japan. In: Aldrete JA, Britt BA, editors. Malignant hyperthermia. New York: Grune and Stratton; 1979. p.483-98.

60) Larach MG, Localio AR, Allen GC, et al. A clinical grading scale to predict malignant hyperthermia susceptibility. Anesthesiology 1994; 80: 771-9.

61) Kalow W. Atypical plasma cholinesterase. A personal discovery story: a tale of three cities. Can J Anesth 2004; 51: 206-11.

62) Kalow W. Familial incidence of low psudocholinesterase level. Lancet 1956; 271: 576.

63) Kalow W. Pharmacogenetics. Heridity and the Response to Drugs. Philadelphia: W.B. Saunders; 1962.

64) Kalow W. The early history of malignant hyperthermia: a personal perspective. In: Ohnishi ST, Ohnishi T, editors. Malignant hyperthermia: A genetic membrane disease. CRC Press,

Boca Raton; 1994. p.23-7.
65) Viby-Mogensen J. Anesthesiology, the birth of pharmacogenetics and Werner Kalow. Can J Anaesth 2004; 51: 197-200.

(菊地　博達)

II

細胞内カルシウム動態と悪性高熱の発症機序

刺激応答反応における細胞内カルシウムイオン（Ca^{2+}）の役割

1 セカンド・メッセンジャーとしての Ca^{2+}

　われわれの体は，約60兆個の細胞から構成されている。そのような多数の細胞の集合体が統合された1個の個体として機能するためには，細胞が組織立って組み上げられ，細胞間に情報が受け渡されて，個体として統制のとれた機能発現がなされなければならない。おのおのの細胞は外部からの情報（刺激）に対してそれぞれ特有の応答をする仕組みが作られていて，その刺激応答反応が正確に行われて初めて個体は生きていくことができる。骨格筋細胞の場合には，神経筋接合部において支配神経末端から放出された神経伝達物質アセチルコリンが筋細胞を刺激し，筋細胞は興奮とそれに引き続く収縮をもって応答する。

　細胞は，選択的透過性をもった細胞膜に覆われている。細胞に対する刺激は，一般に骨格筋に対するアセチルコリンのように特定の情報伝達物質の形で外からやって来る。細胞は細胞膜にある当該物質の受容体でそれを受け止める。一方，細胞の応答反応は，一般に細胞内における反応である。骨格筋の場合には，筋細胞内にぎっしりと詰まった筋原線維中の収縮蛋白の起こす収縮反応である。したがって，刺激応答反応が機能するためには，細胞膜における刺激の到来という情報を細胞内の応答反応の実行機関に伝えなければならない。この細胞内における情報の伝達は，やはり一般に特定の情報伝達物質によって行われる。細胞外からの刺激を第一の情報とすれば，細胞内の応答反応を起こせという指令の情報は第二の情報だというわけで，細胞内情報伝達物質はセカンド・メッセンジャーと呼ばれる。多くのセカンド・メッセンジャーの中でもっとも重要なものの一つがカルシウムイオン（Ca^{2+}）である。実際，骨格筋細胞においてアセチルコリンによって引き起こされた膜興奮の発生を収縮蛋白系に伝えて収縮を引き起こすセカンド・メッセンジャーは Ca^{2+} である。Ca^{2+} は，その他にも心筋や平滑筋の収縮反応，内分泌細胞や外分泌細胞における分泌反応，種々の細胞の代謝反応など，多くの細胞において刺激応答反応のセカンド・メッセンジャーとして働いている。

　なお，このセカンド・メッセンジャーとしての Ca^{2+} の役割については，東京大学の江橋節郎教授が1960年代に骨格筋の興奮収縮連関において明らかにしたのが最初である[1]。

2 Ca^{2+} の細胞内外分布

　Ca^{2+} が刺激応答反応のセカンド・メッセンジャーとして働くためには，刺激の来ていない静止時には，細胞内 Ca^{2+} 濃度が十分低く保たれていて，刺激の到来によって初めてその濃度が上がり，応答反応系が作動するという仕組みになっていなければならない。また，刺激が去ると，応答反応を止めるべく，再び Ca^{2+} を応答反応系から除去しなければならない。実際，血液や細胞外液にはmMレベルの Ca^{2+} が存在するが，細胞質の Ca^{2+}

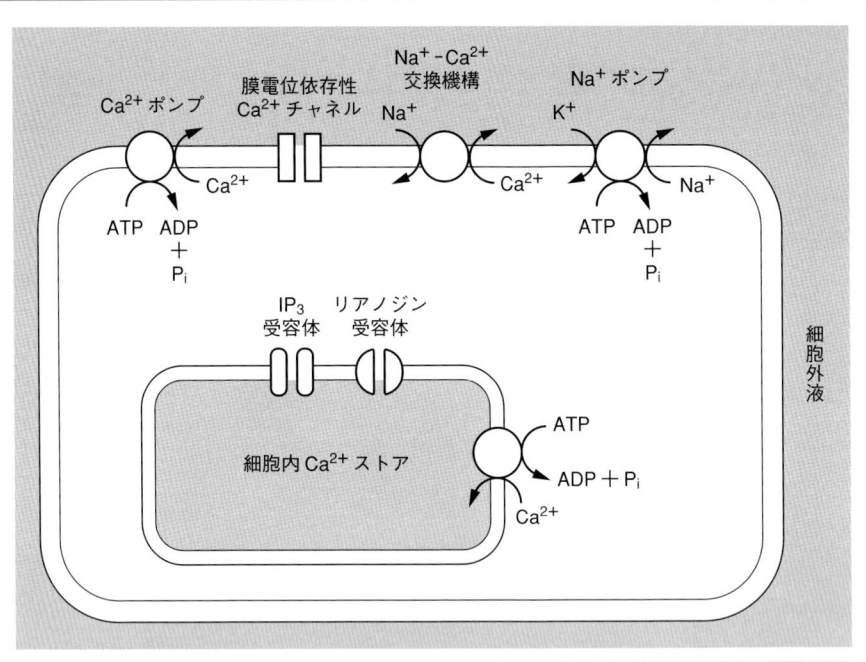

図1 細胞内外のCa²⁺の分布とCa²⁺の移動にかかわる主な分子の模式図

濃度は骨格筋細胞においてもその他の多くの細胞においても静止時には$0.1\ \mu M$程度で，細胞膜を挟んで細胞内外には約1万倍のCa²⁺濃度差が存在する。

しかし，細胞全体としては平均して約1mM程度のCa²⁺含量があり，その大部分は，骨格筋の場合で言えば筋小胞体のような，膜構造に囲まれた空間内に高濃度に貯蔵されている。Ca²⁺ストアの占める体積は細胞の数%なので，ストア内のCa²⁺濃度は数十mMに及ぶが，ストア内腔には通常低親和性大容量のCa²⁺結合蛋白質が存在するので，遊離Ca²⁺濃度は1mM程度で，したがって細胞膜の場合と同様，Ca²⁺ストアの膜を挟んでストア内腔と細胞質間には約1万倍程度のCa²⁺濃度差が存在する。図1にCa²⁺の細胞内外の分布を模式的に示した。

3 Ca²⁺の動員機構と除去機構（図1）

図1のCa²⁺の分布を見れば，刺激応答反応の際にセカンド・メッセンジャーとして働くCa²⁺はどこから来てどこへ行くのかが明らかである。すなわち，刺激に応じてCa²⁺は①細胞外液から流入する，②細胞内Ca²⁺ストアから放出される，のいずれか，あるいはその両方によって動員される。また，刺激が去ると，Ca²⁺は細胞質中から①細胞外液へ汲み出されるか，あるいは②細胞内Ca²⁺ストアへと取り込まれる。

Ca²⁺動員の場合には，Ca²⁺の源となる細胞外液あるいは細胞内ストア中のCa²⁺濃度はすでに述べたように細胞質中の1万倍ほどもあるので，両者を隔てる細胞膜あるいはCa²⁺ストアの膜に存在するCa²⁺チャネルが開口すれば，Ca²⁺は濃度勾配に従って，自然に細胞質に流入する（正確に言えば，濃度勾配だけでなく膜電位を考慮に入れた電気化学的ポテンシャル勾配に従ってCa²⁺が移動するのであるが，膜電位が高Ca²⁺濃度側で約

100 mVほどプラスにならない限り電気化学的ポテンシャルは濃度勾配を逆転凌駕しないので，ここでは簡単に濃度勾配とだけ言っておく）。したがって，Ca^{2+}動員機構の問題は，どのようなCa^{2+}チャネルが存在して，それがどのような機序で開口するのかの問題に帰着する。細胞外液からの動員には細胞膜の膜電位依存性Ca^{2+}チャネルが主役を果たしている。細胞内ストアからの動員にはリアノジン受容体とIP_3受容体の2種のCa^{2+}チャネルが働いている。

Ca^{2+}除去については，逆にCa^{2+}を濃度勾配に逆らって輸送しなければならないのでエネルギーを要し，能動輸送のポンプ機構が必要である。Ca^{2+}ストアの膜を挟んでは膜電位差がほとんどないと考えられているが，細胞膜を挟んでは細胞外が数十mVプラスの膜電位が存在するので，細胞外にCa^{2+}を汲み出す際には，濃度勾配に加えて電位勾配にも逆らって排出するだけのエネルギーが必要である。Ca^{2+}除去のための能動輸送機構としては，細胞膜においてはATPの分解エネルギーを利用するCa^{2+}ポンプとNa^+-Ca^{2+}交換機構とがある。後者は細胞外に高く細胞内に低いNa^+イオンの濃度勾配を利用して，Na^+の流入が起こるのと引き替えにCa^{2+}を細胞外に排出する機構で，その結果細胞内に蓄積するNa^+イオンはATPのエネルギーを直接使うNa^+ポンプで細胞外に汲み出されるので，結局ATPのエネルギーを使ってCa^{2+}が排出されるという二次的能動輸送機構である。他方，Ca^{2+}ストアの膜においては，細胞膜のCa^{2+}ポンプとは別種のCa^{2+}ポンプが存在して，Ca^{2+}をストア内に強力に取り込む働きをしている。このようなCa^{2+}除去機構が常時働いているために，静止時の細胞内Ca^{2+}濃度は0.1 μM程度の低い値に保たれているのである。

上記のCa^{2+}除去機構の能力を超える細胞内へのCa^{2+}流入があって細胞質Ca^{2+}濃度の高い状態が持続すると，Ca^{2+}はミトコンドリアに取り込まれる。ミトコンドリアのCa^{2+}取り込み機構の実体がチャネルかキャリアーかはまだわかっていないが，Mg^{2+}によって競合的に抑制されることがわかっている（ただしMg^{2+}自体は取り込まれない）[2]。ミトコンドリアはその内膜を挟んで内腔がマイナス180 mV程度の膜電位が存在するので，陽イオンであるCa^{2+}は内腔に取り込まれる傾向が常に存在するわけであるが，生理的な細胞内Mg^{2+}の存在下では，Ca^{2+}に対する見かけの親和性が10 μM程度なので，高Ca^{2+}濃度が持続する場合にしか働かない。Ca^{2+}は実は一面で毒性を有していて，細胞内高Ca^{2+}濃度が持続すると，蛋白分解酵素やその他の障害的反応が活性化されて細胞障害をもたらす。たとえば，心筋虚血後の再還流時などに心筋細胞にCa^{2+}が過負荷されることがある。ミトコンドリアのCa^{2+}取り込みは，そのようなときのCa^{2+}による細胞の障害をできるだけ避けるために役立っていると考えられている（ミトコンドリアのCa^{2+}取り込みは一時期，刺激応答反応におけるCa^{2+}動員源のCa^{2+}ストアとして働いていると主張する人達もあったが，現在ではそのような生理的役割を担うものではないことで意見が一致している）。

Ca^{2+}は多くの細胞においてセカンド・メッセンジャーの役割を果たしているが，それらの細胞が果たすべき機能はさまざまであり，その機能発現の具体的様態，たとえば，応答反応の時間経過は細胞によりさまざまに異なる。同じメッセンジャーであるCa^{2+}を使いながら，異なった時間経過などをそれぞれに実現するために，おのおのの細胞は自

らの機能に適したCa^{2+}源とCa^{2+}チャネルおよびCa^{2+}除去機構を用いている。すなわち，Ca^{2+}の動員機構と除去機構は細胞によってさまざまである。

骨格筋におけるカルシウム動態

1 骨格筋の微細構造

　骨格筋は，直径10～100 μm程度，長さは場合によっては数十cmにも及ぶ円筒形の大きな細胞である。長軸の両端は通常腱を介して骨に付着している。筋細胞の横断面を見ると，直径約1 μmの筋原線維がぎっしりと詰まっている。おのおのの筋原線維は筋小胞体（以下，単に小胞体という）などの膜の管が作る網状構造に包まれている。筋原線維が収縮装置であり，小胞体は収縮反応を引き起こすセカンド・メッセンジャーのCa^{2+}の貯蔵庫，Ca^{2+}ストアである。

　筋原線維は，収縮蛋白であるミオシンとアクチンが，それぞれミオシンの重合体を中心とする太いフィラメントとアクチン重合体を中心とする細いフィラメントの2種類のフィラメントを形成し，そのフィラメントが図2に示すように規則正しく配列して構成されている。太いフィラメントは長さ約1.6 μmであり，細いフィラメントは約1 μmで，その一端はZ帯に終わっている。隣接する2つのZ帯間を筋節（サルコメア）と呼び，これが収縮装置の最小単位である。この長さ2～3 μmの筋節の中央部，太いフィラメントの存在する部分は強い複屈折性を示すのでA帯（anisotropic band）と呼ばれ，その両側の細いフィラメントだけが存在する部分は複屈折性がずっと弱いのでI帯（isotropic band）と呼ばれる。筋細胞の長軸方向には，筋節が筋細胞の端から端まで何万，何十万と繰り返し連なっている。この筋原線維の位相，たとえばZ帯の位置は隣り合う筋原線維同士ですべて同じ位置に揃えられているので，筋細胞全体としても同じ周期構造を見ることができ，それが光学顕微鏡で見たときの横紋である。すなわち，横紋筋の横紋は，収縮蛋白の規則的な配列によってできあがっている。

　なお，収縮という現象は，筋節中の太いフィラメントと細いフィラメントが重なり合う領域で，ミオシン分子とアクチン分子がATPの存在下に相互作用し，細いフィラメントを筋節の中央に向けて引き込もうとする力を発生することによって起きる。

　筋原線維を取り巻く膜の管の作る網状構造も，図2に示すように筋原線維の周期構造に対応した周期的構造を形成している。この網状構造には，筋細胞の長軸に対して直角方向に走る横管系（T管系：transverse tubular system）と，長軸方向に走る縦管系とからなる。T管系の筋原線維に対応する位置は動物によって異なり，カエル骨格筋では図のようにZ帯のレベルにある[3]が，哺乳類の骨格筋ではA帯とI帯の境の位置に存在する。T管系の膜は細胞膜とつながっていて，その内腔は細胞外空間と連続している。すなわち，T管系は細胞膜が陥入したものということができる。一方の縦管系が小胞体である。小胞体は複雑な形の網状構造を形成しているが，そのT管に接する部分は膨大して（この部

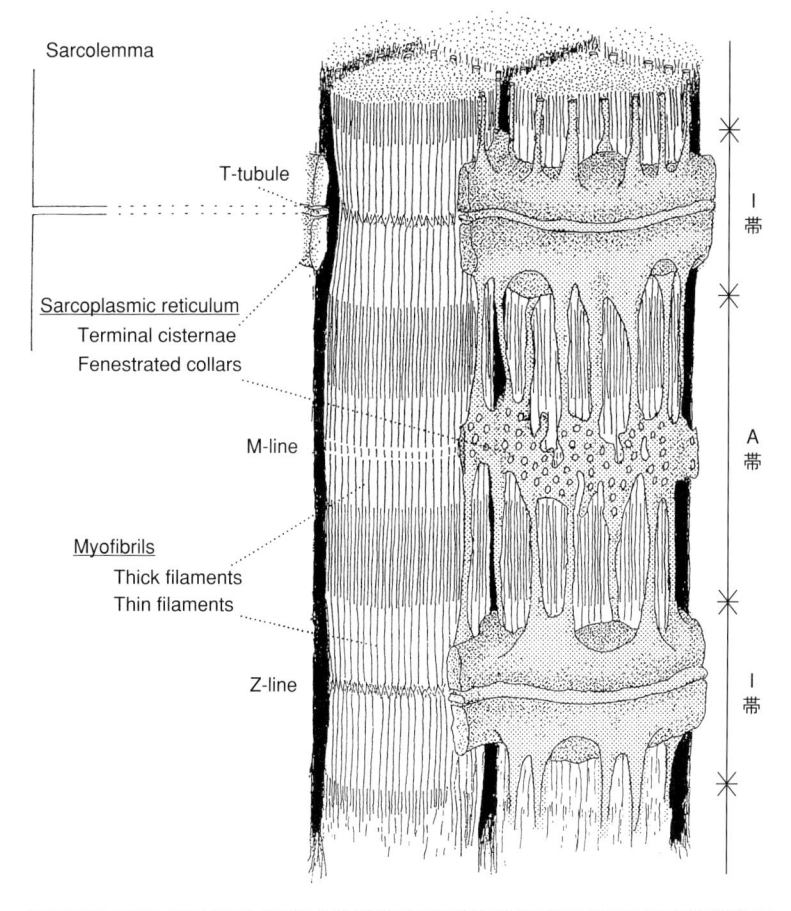

図2 骨格筋細胞の模式図
〔Ebashi S, Endo M, Ohtsuki I. Calcium in muscle contraction. In : Carafoli E, Klee C, editors. Calcium as a cellular regulator. New York: Oxford University Press; 1999. p.579-95より引用。原図は文献3)〕

を末端膨大部という)，T管を両側から挟み込んでいる。T管膜と末端膨大部の膜との間には，末端膨大部側から出てT管に接触している"フット構造"[4]が見られ，これが小胞体のCa^{2+}放出チャネルであると考えられている。

2 興奮収縮連関：T管から小胞体へ

筋細胞が神経からの刺激を受けると，神経伝達物質アセチルコリンの作用によって神経筋接合部に活動電位が発生し，それが筋細胞の長軸方向に両端にまで伝導する。それと同時に，すでに述べたように細胞膜はT管の膜と連続しているので，活動電位は細胞内部に向かってT管を伝導してすべての筋原線維の周りにまで到達する。T管膜には細胞膜と同じNaチャネルが存在する[5]ので，活動電位の発生が可能なのである。

筋が収縮する際には，何万という数の縦に連なる筋節がすべて同時に収縮しなければならない。もしも，たとえば筋細胞の端にある筋節群が収縮していなければ，たとえ神

経筋接合部付近の筋節群が収縮しても，端の筋節群が引き延ばされるだけの結果に終わり，力は筋細胞に連なる腱，ひいては骨に伝わらない。その意味で活動電位が筋細胞の端まで瞬時に伝導するのは生理的に必須である。また，筋細胞が持てる力を十分に発揮するためには，すべての筋原線維が収縮しなければならないが，そのためには活動電位のT管膜を通じての細胞内部への伝導が必須である。仮にT管系が存在せず，筋細胞膜の興奮が細胞膜直下でセカンド・メッセンジャーを生成して筋原線維まで拡散して収縮を起こすというようなシステムであるとしたら，細胞内部の筋原線維が十分活性化されるまでにはセカンド・メッセンジャーの到達に時間がかかり過ぎることが古くから明らかにされている[6]。T管系は速い収縮を必要とする骨格筋細胞に発達した見事なシステムなのである。

さて，骨格筋の収縮は細胞内にCa^{2+}が動員される結果起きるが，そのCa^{2+}はすべて細胞内Ca^{2+}ストアである小胞体から動員される。このことは，細胞外液からCa^{2+}をすべて除去しても，骨格筋の興奮に伴う収縮はまったく変わりなく起きることによって裏付けられる[7]。小胞体の膜には，そのT管と接する部分を除いて，ほぼ全面にATPのエネルギーを使ってCa^{2+}を能動輸送するCa^{2+}ポンプ蛋白が結晶せんばかりにぎっしりと埋め込まれている。このCa^{2+}ポンプの働きで，筋原線維の静止時のCa^{2+}濃度は$0.1\mu M$程度に保たれており，小胞体内腔には総量で10mMの桁のCa^{2+}が取り込まれている。しかし，小胞体末端膨大部の内腔には低親和性，大容量のCa^{2+}結合蛋白カルセクエストリンが存在し，大部分のCa^{2+}を結合しているので，小胞体内腔の遊離Ca^{2+}濃度は1mM程度である。

小胞体膜のT管と接する部分にはCa^{2+}放出チャネルが存在する。隣接するT管膜にまで活動電位が伝播して来ると，T管膜脱分極の情報が小胞体に伝わって，Ca^{2+}放出チャネルが開口し，Ca^{2+}が筋漿中に流出する。そのCa^{2+}が筋原線維に働いて収縮が起きる。

T管膜の脱分極がどのようにして小胞体のCa^{2+}放出チャネルを開口するかについては，概略次のように考えられている[8]。T管膜には膜電位依存性L型Ca^{2+}チャネル（ジヒドロピリジン系カルシウム拮抗薬を特異的に結合するので，ジヒドロピリジン受容体と呼ばれる）が存在する。ジヒドロピリジン受容体は，おそらく直接に小胞体のCa^{2+}放出チャネルと接触している。T管膜の脱分極はジヒドロピリジン受容体の分子形態変化を起こし，それが蛋白-蛋白間相互作用によってCa^{2+}放出チャネルに伝えられてCa^{2+}放出チャネルが開口する。Ca^{2+}放出チャネルは後に述べるようにリアノジン受容体と呼ばれる分子量約56万のポリペプチドの4量体であるが，ジヒドロピリジン受容体も図3に示すように，その4量体のおのおのに対応する位置に4分子がまとまって存在し[9]，蛋白-蛋白間相互作用の存在を頷かせる。T管膜の脱分極がCa^{2+}やIP_3などの化学物質を介してCa^{2+}放出チャネルを開口しているのではないかという考えは，実験的支持が得られていない。

ジヒドロピリジン受容体（数個の異なるサブユニットで構成される）のもっとも主要なα_1サブユニットを遺伝的に欠損しているマウスがあり，そのマウスは骨格筋細胞が興奮しても収縮が起きない。したがってそのマウスは生まれてもすぐ死んでしまうが，その骨格筋細胞にα_1サブユニットを発現させると，興奮収縮連関が回復する[10]。

ジヒドロピリジン受容体は膜電位依存性Ca^{2+}チャネルなので，T管膜の脱分極によってチャネルも開口し，細胞外液からCa^{2+}が流入するが，そのCa^{2+}流入は興奮収縮連関に

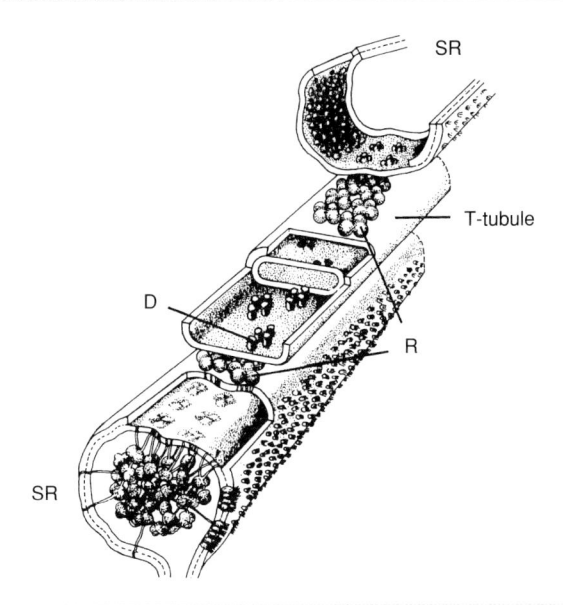

図3 T管と小胞体末端膨大部の関係を示す模式図
SR：小胞体，内腔にある球はカルセクエストリン，側壁の粒粒はCa^{2+}ポンプ，R：リアノジン受容体，D：ジヒドロピリジン受容体。
(Block BA, Imagawa T, Campbell KP, et al. Structural evidence for direct interaction between the molecular components of the transverse tubule sarcoplasmic reticulum junction in skeletal muscle. J Cell Biol 1988; 107: 2587-600 より引用)

まったく関与していない。というのは，すでに述べたように細胞外液のCa^{2+}を除去してCa^{2+}流入をまったく起こらなくしても，興奮収縮連関はまったく変わりなく起きるからである。実際，骨格筋のジヒドロピリジン受容体のうちCa^{2+}チャネルとして働いているのはごく一部で，大部分はT管膜の膜電位変化を検知して筋小胞体のCa^{2+}放出チャネルに情報を伝えるために働いていると言われている[11]。

T管膜の脱分極が持続してもCa^{2+}放出チャネルの開口は持続せず，いわゆる不活性化が起きるが，それはジヒドロピリジン受容体の不活性化と考えられている。実際，いわゆるカルシウム拮抗薬の多くは，不活性化状態にある膜電位依存性Ca^{2+}チャネルに強く結合し，不活性化からの回復を著しく遅くしてCa^{2+}チャネルを抑制することが知られているが，興奮収縮連関においてもD-600などのカルシウム拮抗薬は，脱分極によって不活性化したT管の膜電位センサーに結合して，その不活性化からの回復を阻害するので，結果として，D-600存在下で脱分極を繰り返すと，一度目の脱分極では収縮は正常に起きるが，二度目の脱分極による収縮は強く抑制される[12]。

以上，T管膜のジヒドロピリジン受容体が脱分極を検知して情報を小胞体に伝えていることは確実であるが，その情報がどのような形で小胞体に伝えられるのか，上記の蛋白・蛋白間相互作用の実体については，まだ何も分かっていない。今後の最大の課題である。

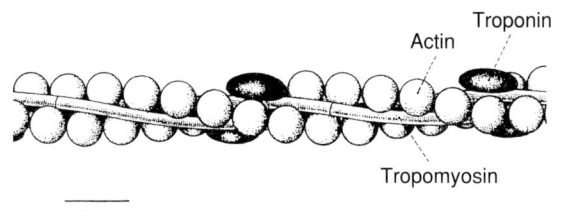

図4 細いフィラメントの構造
(Ebashi S, Endo M, Ohtsuki I. Calcium in muscle contraction. In : Carafoli E, Klee C, editors. Calcium as a cellular regulator. New York: Oxford University Press; 1999. p.579-95 より引用)

3 Ca^{2+}による筋収縮制御の分子機構

　ここで，小胞体から放出されたCa^{2+}がどのような機序で筋収縮を起こすかを，簡単に述べておく．筋収縮の基本反応は，2種類の収縮蛋白ミオシンとアクチンのATP存在下の相互作用である．ミオシン分子とアクチン分子は互いに近い位置に存在し，筋細胞内にはATPもたっぷり存在するが，筋細胞が興奮していないとき，すなわち筋漿中のCa^{2+}濃度が十分低く保たれているときには，アクチン分子に抑制がかかっていて収縮反応が起きないようになっている．筋原線維の細いフィラメントはアクチンを主体とすると述べたが，その他に主要蛋白としてトロポミオシンとトロポニンが加わって構成されている．図4は細いフィラメントのモデルで，アクチン分子が縦に重合した数珠状の紐に細長いトロポミオシン分子がアクチン7分子に対して1分子結合し，それが2本縒り合わさっている．おのおののトロポミオシン分子にはトロポニン分子が結合している．収縮を引き起こすCa^{2+}は，トロポニンに結合するのであるが，Ca^{2+}が結合していないとき，トロポニンはトロポミオシンと協同してアクチンに抑制をかけている．その抑制の実体は，トロポニンとトロポミオシンの位置がちょうどアクチンのミオシンとの相互作用部位をほぼ覆い隠しているためと考えられている．トロポニンにCa^{2+}が結合すると，トロポニンの分子形態変化が起こり，トロポミオシン分子を引っ張ってともに移動し，覆い隠されていたアクチンの反応部位が露出してミオシンとの反応，すなわち収縮が始まる．Ca^{2+}がトロポニンから解離すると，トロポニンの形態，したがってトロポニンおよびトロポミオシンの位置が元に戻り，アクチンの反応部位は再び覆われて，収縮反応は止まる[13]．

4 筋の弛緩

　活動電位の発生が止むと，T管膜も再分極するので，小胞体のCa^{2+}放出チャネルが閉じてCa^{2+}放出が止まる一方，小胞体のCa^{2+}ポンプが働いて，Ca^{2+}を筋漿から小胞体内腔に輸送する．その結果，筋漿のCa^{2+}濃度が下がって，トロポニンからCa^{2+}が解離し，前項に述べたようにアクチンに抑制がかかって，筋は弛緩する．

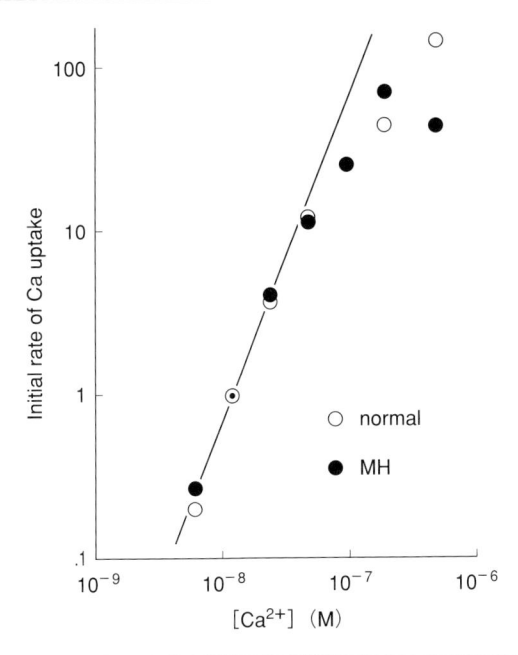

図5 小胞体のCa²⁺取り込みの初速度（Ca²⁺1.3×10⁻⁸Mの値に対する相対値）のCa²⁺濃度依存性
直線は勾配2。正常筋と悪性高熱患者筋とで差がないこともわかる。
（Endo M, Yagi S, Ishizuka T, et al. Changes in the Ca-induced Ca release mechanism in the sarcoplasmic reticulum of the muscle from a patient with malignant hyperthermia. Biomed Res 1983; 4: 83-92 より引用）

　Ca^{2+}ポンプ蛋白は，Ca^{2+}を2個結合するとATPを分解し，その分解エネルギーを使ってCa^{2+}を低濃度側の筋漿から高濃度側の小胞体内腔へと膜を越えて輸送する。筋漿のCa^{2+}濃度が高ければ高いほど多くのポンプ蛋白にCa^{2+}が結合するので，Ca^{2+}はそれだけ速く輸送される。図5はスキンド・ファイバーで小胞体へのCa^{2+}の取り込みの初速度を調べた実験結果である[14]。2個のCa^{2+}が結合して反応が起きることを裏付けて，Ca^{2+}取り込みの初速度は低濃度領域ではCa^{2+}濃度の自乗にほぼ比例している。

　筋漿のCa^{2+}を除去する機構としては，その他にすでに述べた細胞膜のCa^{2+}ポンプとNa^{+}-Ca^{2+}交換機構があるが，これらは長期的に骨格筋細胞のCa^{2+}のホメオスタシスには関わっているものの，興奮後の弛緩速度を決めているのは小胞体のCa^{2+}ポンプ（とCa^{2+}結合蛋白パルブアルブミン）であって，他の機構の貢献はほとんど無視できる。

5 小胞体のCa²⁺放出チャネル：リアノジン受容体

　小胞体のCa^{2+}放出チャネルはリアノジン受容体とも呼ばれ，1980年代後半に単離，精製された。リアノジンというアルカロイドは，古くから骨格筋を不可逆的に収縮させてしまうが，心筋では逆に収縮力を低下させることが知られていた[15]。その作用機序は，小胞体のCa^{2+}放出チャネルが開口したときにだけ結合して，チャネルを開口状態に固定するためであることが明らかにされた[16]。すなわち骨格筋では小胞体から大量に動員さ

れたCa^{2+}は放出チャネルが開口固定されているので小胞体に戻っても再び漏れてしまう一方、細胞膜から細胞外への排出は遅いので、収縮状態が不可逆的に持続する。しかし、心筋では細胞が小さく細胞外へのCa^{2+}排出が速いので、筋は弛緩することができるが、Ca^{2+}ストアである小胞体のCa^{2+}が減ってしまっているので、次の収縮にCa^{2+}が小胞体から動員できず、収縮が抑制されるのである。

　リアノジンのこの作用、したがってそのCa^{2+}放出チャネルへの結合は非常に特異的なので、その結合を利用して放出チャネルが単離、精製され、その一次構造が明らかにされた[17]。このような経緯から小胞体のCa^{2+}放出チャネルはリアノジン受容体と呼ばれ、その詳細は次章で詳しく解説されるが、精製したリアノジン受容体の電顕像は、T管と小胞体間に存在する"フット構造"とまったく同じなので、これが生理的なCa^{2+}放出チャネルであると考えられた。実際、リアノジン受容体のノックアウト・マウスが作られたが、その骨格筋には"フット構造"はなく、また、電気刺激によって興奮させてもCa^{2+}放出ができないので収縮が起こらない。その結果、そのマウスは生まれても呼吸筋が機能できず、すぐに死んでしまう（骨格筋と心筋のリアノジン受容体は異なる遺伝子でコードされているので、骨格筋のリアノジン受容体をノックアウトしても、心筋のリアノジン受容体は正常に発現することができ、生まれるところまでは育つのである）。この骨格筋にリアノジン受容体を発現させてやると、興奮がCa^{2+}放出とそれに続く収縮を起こすようになる[18]。

6 Ca^{2+}によるCa^{2+}放出（Ca^{2+}-induced Ca^{2+} release[CICR]）とその性質

　細胞内と同様な溶液条件下においた小胞体にCa^{2+}を加えると、Ca^{2+}は当然小胞体に取り込まれるが、適当な条件下ではむしろ正味のCa^{2+}放出を起こすことが、スキンド・ファイバーで見出された[19)20]。この現象はCa^{2+}によるCa^{2+}放出（CICR）と呼ばれ、ミクロソーム分画として生化学的に得られる小胞体フラグメントにおいても確認されている。リアノジン受容体を精製して脂質二重膜に組み込むと、以下に詳述するようなスキンド・ファイバーで調べられて明らかにされているCICRの性質をすべて示す[21]。すなわち、CICRはリアノジン受容体と呼ばれるCa^{2+}放出チャネルの持つ性質である。以下にCICRの性質を概説する。

　スキンド・ファイバーの小胞体に一定量のCa^{2+}を取り込ませた後に、Ca^{2+}再取り込みを避けてCa^{2+}放出だけを見るために小胞体の周りのATPを洗い去ってCa^{2+}ポンプの働きを止め（スキンド・ファイバーでは、細胞膜が取り除かれているので、単にファイバーを浸す溶液を交換するだけで、小胞体の周りの溶液組成をコントロールすることができる）、小胞体中のCa^{2+}量が変化する時間経過を観察すると、図6-Aに示すように、Ca^{2+}濃度が十分低いときにはゆっくりとCa^{2+}量が減少して行くが、Ca^{2+}濃度を高くするに従ってどんどん速くCa^{2+}量が減少するようになる。すなわち、Ca^{2+}によるCa^{2+}放出チャネルの開口、CICRである。その減少の時間経過は、Ca^{2+}放出チャネルがCa^{2+}濃度に応じた一定の開口度を保ち、Ca^{2+}は小胞体内外のCa^{2+}濃度差に比例してチャネルを通って流出するというモデルと一致して指数関数的である[22]（図6-A）。この指数関数の速度定

図6

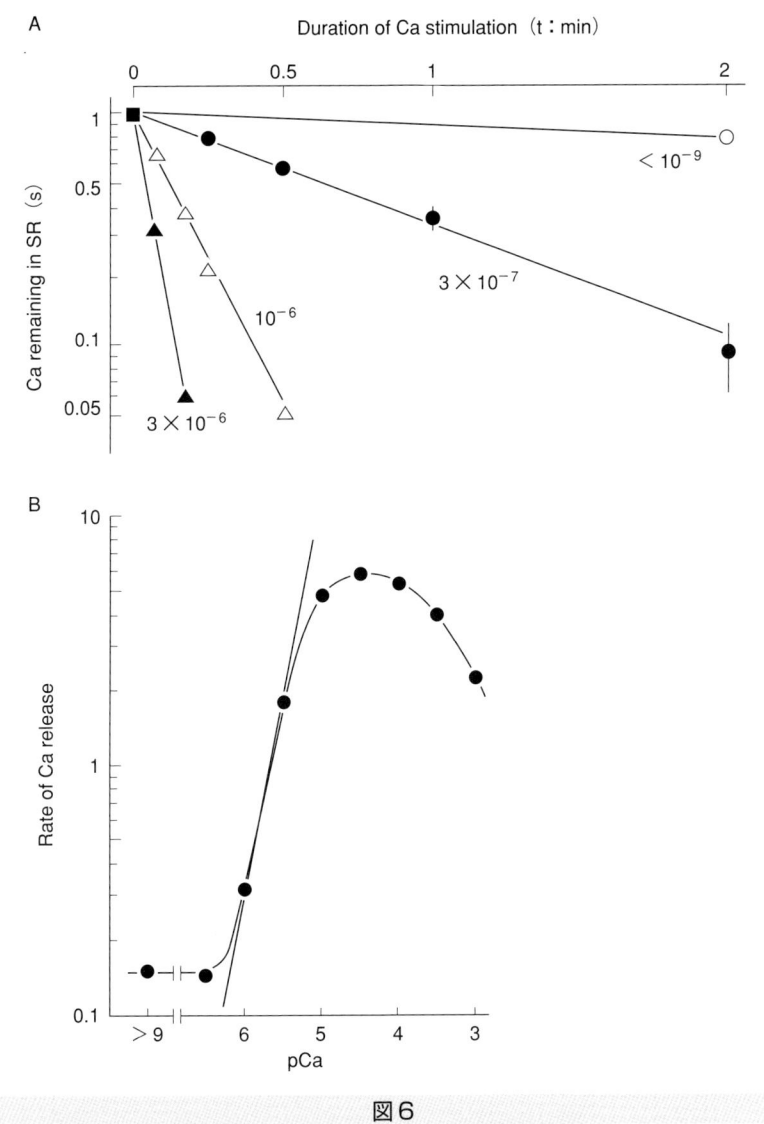

(A) Ca^{2+}刺激による小胞体内残存Ca^{2+}の指数関数的減少。ブタ骨格筋。
(Ohta T, Endo M, Nakano T, et al. Ca-induced Ca release in malignant hyperthermia-susceptible pig skeletal muscle. Am J Physiol 1989; 256: C358-67 より引用)

(B) CICRによるCa^{2+}放出の速度定数のCa^{2+}濃度依存性。直線は勾配2。
〔Endo M. Calcium release from sarcoplasmic reticulum. In: Shamoo AE, editor. Regulation of calcium transport across muscle membrane. Curr Topics Membr Transp Vol 25. Orlando: Academic Press; 1985. p.181-230 より引用。原図は文献14)〕

数,すなわちチャネルの開口度をCa^{2+}濃度に対してプロットすると,図6-Bのようになる[23]。Ca^{2+}濃度がμM以上の領域でチャネルがCa^{2+}濃度依存性に開口することと,Ca^{2+}濃度がmMに近くなるとCa^{2+}のチャネルに対する逆の抑制作用が加わることがわかる。なお,Ca^{2+}の低濃度領域では図6-Bに示すように,Ca^{2+}濃度の自乗に比例してチャネル開口度が増し,Ca^{2+}がチャネルに2個結合するとチャネルが開口するということを示唆している。

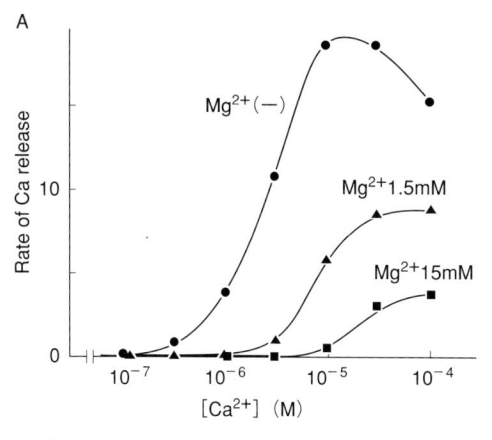

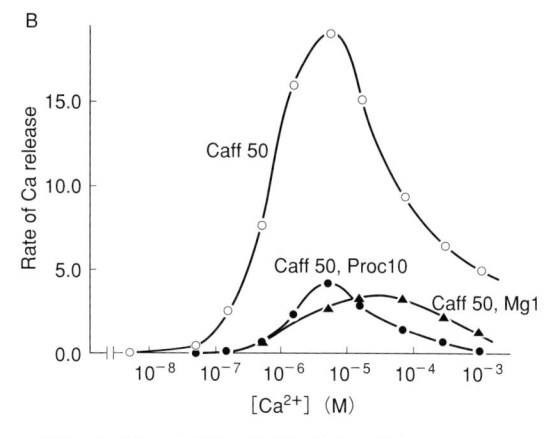

(A) モルモット心室乳頭筋。骨格筋でも基本的には同様。
(Endo M. Calcium release from sarcoplasmic reticulum. In: Shamoo AE, editor. Regulation of calcium transport across muscle membrane. Curr Topics Membr Transp Vol 25. Orlando: Academic Press; 1985. p.181-230 より引用)

(B) ゼノパス骨格筋。抑制を見やすくするためにカフェイン50 mMであらかじめCICRを促進してある。
(Endo M. Mechanism of calcium-induced calcium release in the SR membrane. In: Ohnishi ST, Endo M, editors. The mechanism of gated calcium transport across biological membranes. New York: Academic Press; 1981. p.257-64 より引用)

図7 Mg^{2+}とプロカインのCICR抑制作用

　このCa²⁺濃度-チャネル開口度関係を調べる実験を行うには，一つの工夫が必要である。というのは，小胞体からCa²⁺が放出されてくると，普通の条件下では小胞体外側のCa²⁺濃度が上がる。そうすると，それがCa²⁺放出チャネルの開口度をさらに上げるので，一定のCa²⁺濃度下のチャネル開口度を続けて調べることはできない。そこで，Ca²⁺を強く結合するキレート剤による強力なCa²⁺緩衝液を用いて，Ca²⁺が放出されてもCa²⁺濃度がほとんど変わらないようにして実験しなければならない。図6の結果はそのような実験で得られたものである。

　このCICRに対してMg^{2+}やプロカインが抑制的に働く。Mg^{2+}はCa²⁺の第一の作用，Ca²⁺チャネル開口作用に対しては競合的拮抗作用を示すが，第二の抑制作用については，Mg^{2+}自身もCa²⁺と同方向の抑制作用を示す。したがって，Ca²⁺濃度-チャネル開口度関係は高Ca²⁺濃度側に移動し，同時に開口度のピークが強く抑えられる（図7）。一方，プロカインはCa²⁺濃度-開口度関係を変えることなく，開口度を全体的に抑える作用を示す[23]（図7-B）。

　ダントロレンもCICRを抑制する。このダントロレンの抑制作用は興味深いことに哺乳動物の体温程度の温度条件下で見られるが，室温では抑制作用は見られない[24]（図8）。

　カフェインはCICRのCa²⁺感受性を高めるので，より低いCa²⁺濃度からチャネルが開口し始める。同時に開口度を全体としても上げるので，Ca²⁺濃度-開口度関係は図9-Aのように左上方に移動する。ハロタンもCICRに対して基本的にカフェインと同様な作用を示し，Ca²⁺濃度-開口度関係を左上方に移動させる[14]。ハロタン以外の吸入麻酔薬，エーテル，エンフルラン，メトキシフルラン，イソフルランなどもすべてハロタンと同様にCICRを促進する[25]。一方，ATPをはじめとするアデニン化合物やカフェインはCICRを促進する。アデニン化合物はCa²⁺濃度-開口度関係を変えることなく，開口度を全体

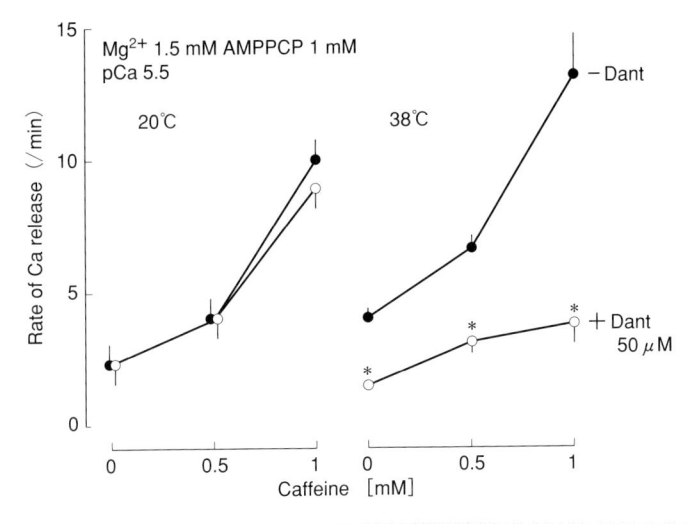

図8 ダントロレンの38℃におけるCICR抑制と20℃におけるその消失
(Ohta T, Endo M. Inhibition of calcium-induced calcium release by dantrolene at mammalian body temperature. Proc Jpn Acad 1986; 62: 329-32 より引用)

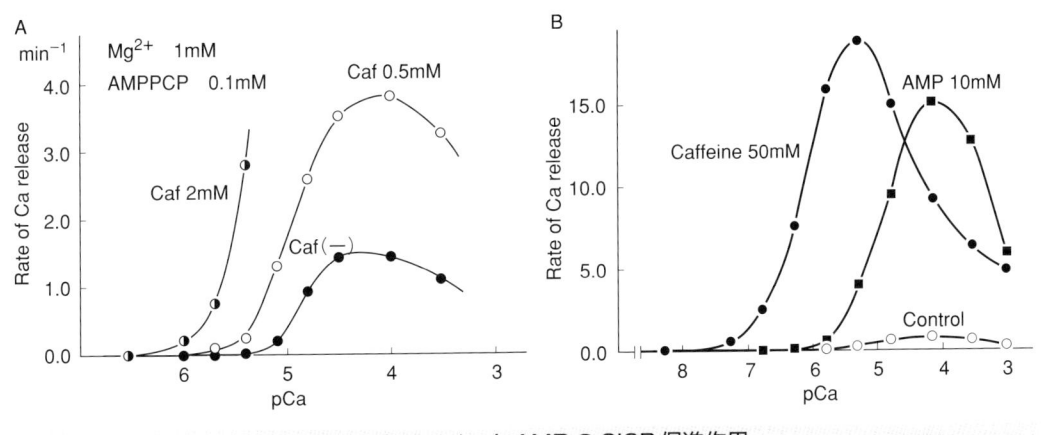

図9 カフェインとAMPのCICR促進作用
ゼノパス骨格筋。
(A：Endo M. Significance of calcium-induced release of calcium from the sarcoplasmic reticulum in skeletal muscle. Jikei Med J 1984; 30 (Suppl 1): 123-30、B：Endo M. Mechanism of calcium-induced calcium release in the SR membrane. In: Ohnishi ST, Endo M, editors. The mechanism of gated calcium transport across biological membranes. New York: Academic Press; 1981. p.257-64 より引用)

的に促進する（図9-B）。その促進作用はATPがもっとも強く，ADP，AMP，アデノシン，アデニンの順に弱くなる。アデニンはそれ自身ではCICR促進作用を示すが，ATPの存在下にアデニンを加えると，ATPの強い促進作用が一部分アデニンの弱い促進作用に置き換えられるので，結果としてCICRを抑制する[26]。このために筋漿中にATPを常に持っている生きた細胞に対しては，アデニンはCICRの抑制薬として働く。

その他多くの薬物がCICRを促進したり抑制したりするが，それらを詳述するのは本章の目的ではないので，必要があれば，たとえば文献27)を参照されたい。

7 CICRと生理的Ca^{2+}放出

 これまでに小胞体のCa^{2+}放出チャネルはリアノジン受容体であると述べ，また，リアノジン受容体はCa^{2+}で開口するCICRの性質を有すると述べた。そうだとすると，生理的な興奮収縮連関においては，T管の脱分極が小胞体のCa^{2+}放出チャネル近傍のCa^{2+}濃度を上げてCICRを起こすという機序が考えられる。実際にT管の脱分極を検知するジヒドロピリジン受容体は膜電位依存性Ca^{2+}チャネルなので，T管の脱分極によって細胞外と連続しているT管内腔からCa^{2+}が流入し，それがCa^{2+}放出チャネルを開口させる可能性が考えられる。しかし，前にも述べたように細胞外のCa^{2+}をまったく除去しても興奮収縮連関は正常に起きるので，その可能性は否定される。また，もし興奮の結果のCa^{2+}放出チャネルの開口が何らかの機序で出現したCa^{2+}によるCICRを介して起きるものであれば，CICRの抑制薬が興奮収縮連関を抑制するはずである。しかし，ATP存在下にCICRを抑制するアデニンは，CICRを促進して静止時Ca^{2+}放出チャネルを開口し，骨格筋細胞の拘縮を起こすカフェインの効果は確かに強く抑制するが，生理的な電気刺激による筋細胞膜興奮を介しての収縮はまったく抑制しない[28]（図10）。同様に，CICR抑制薬のプロカインもカフェイン拘縮は確かに抑えるが，細胞外K^+濃度を上げて筋細胞を脱分極させた結果の収縮はまったく抑制しない[29]（プロカインは膜電位依存性Na^+チャネルを抑制して活動電位発生を抑えるので，活動電位による収縮についてはプロカインの効果を試すことができない）。以上の結果は，小胞体のCa^{2+}放出チャネルが生理的にT管膜の脱分極を介して刺激したときとCa^{2+}で刺激したときとでチャネルの開口様式が違うことを示している。

 さらに，CICRを強く促進するATPが生理的Ca^{2+}放出にはほとんど影響を与えないこと，ダントロレンはT管脱分極を通じての収縮は温度によらず抑制するが，CICRは37℃では抑制するが，室温ではまったく抑制しないことなどもCICRと生理的Ca^{2+}放出との違いの例である。表1にこれらの違いをまとめた。

悪性高熱の発症機序

1 悪性高熱における骨格筋の異常

 悪性高熱を発症した患者では，多くの場合骨格筋が収縮して硬くなっていることが知られていて，熱放散には異常がないことから，骨格筋収縮による異常熱産生が高熱の原因ではないかと考えられていた。この悪性高熱時の骨格筋収縮は，神経筋接合部遮断薬で弛緩しないので，原因は接合部より末梢側の骨格筋細胞自体にあることが明らかである。悪性高熱患者骨格筋の機能が正常筋とどのように違うのかを初めて明らかにしたのはKalowらである[30]。彼らは，カフェインが骨格筋収縮を起こすという古くから知られ

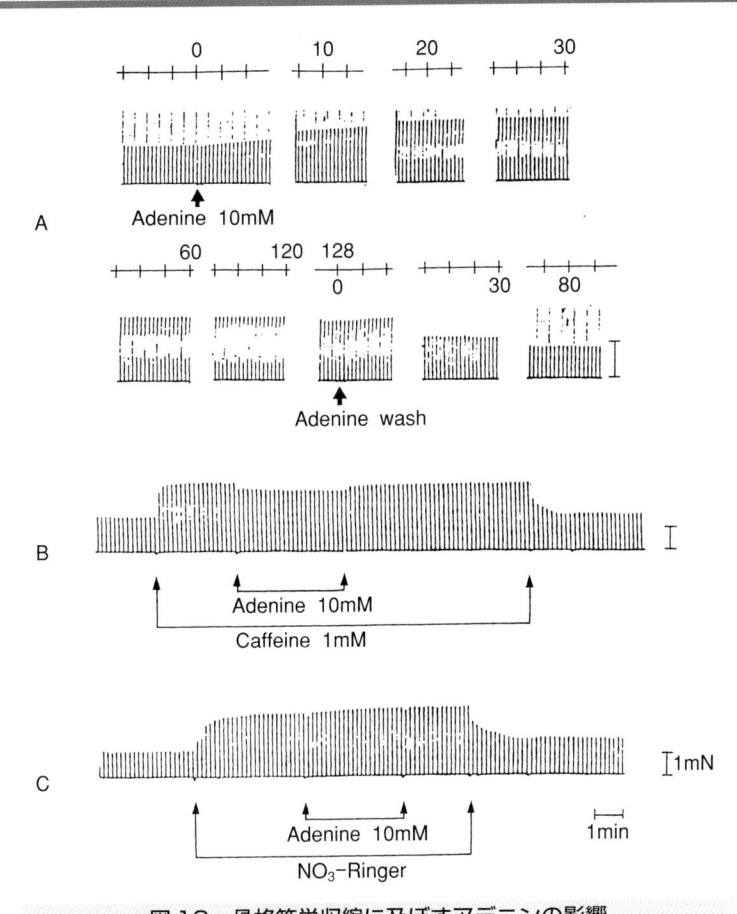

図10　骨格筋単収縮に及ぼすアデニンの影響
A：アデニンは収縮を増大こそすれ，抑制はまったくしない。
B：単収縮をカフェインで増強したときには，アデニンは抑制作用を示す。
C：単収縮を陰イオン置換で増強したときには，アデニンは抑制作用をまったく示さない。
(Ishizuka T, Iijima T, Endo M. Effect of adenine on twitch and other contractile responses of single fibers of amphibian fast skeletal muscle. Proc Jpn Acad 1983; 59: 97-100 より引用)

表1　生理的 Ca^{2+} 放出と CICR の比較

	Ca^{2+} 不在下のチャネル開口	ATP による促進	プロカインによる抑制	室温におけるダントロレンによる抑制
生理的 Ca^{2+} 放出	＋	－	－	＋
CICR	－	＋	＋	－

ている事実に着目し，それについて患者筋と正常筋とを比較して，患者筋が正常筋よりもより低濃度のカフェインによって収縮を起こすことを明らかにした（図11上段）。さらに，ハロタン存在下では骨格筋はより低濃度のカフェインで収縮を起こすようになるが，図11下段のように，ハロタン存在下においても，やはり患者筋は正常筋に比べてより低

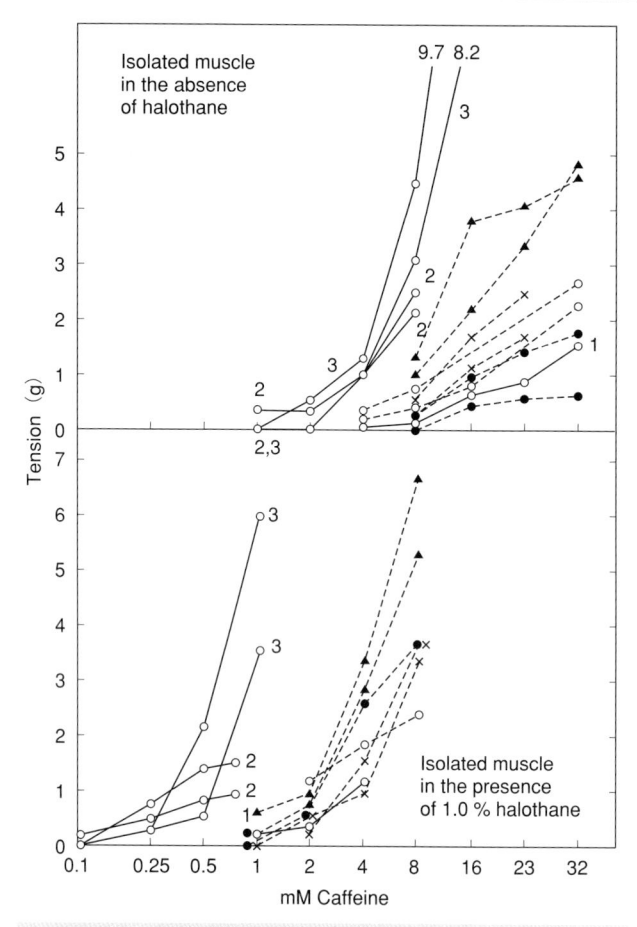

図11 悪性高熱患者筋と正常筋のカフェイン拘縮
上段：ハロタン不在下，下段：1％ハロタン存在下。点線は正常筋，実線は患者筋。
（Kalow W, Britt BA, Terreau ME. Metabolic error of muscle metabolism after recovery from malignant hyperthermia. Lancet 1970; ii: 895-8 より引用）

濃度のカフェインで収縮することも示した。ハロタンを単独適用したときにも十分な濃度であれば骨格筋は収縮を起こすが，その場合にも悪性高熱患者筋においては，正常筋よりより低濃度のハロタンで収縮が起きることが示されている[31]。これらの事実は，生検筋のハロタン-カフェイン・テストとして悪性高熱の診断法に用いられている。

カフェインやハロタンによる骨格筋の収縮は，p.32で述べたCICRの促進による小胞体からのCa^{2+}放出の結果と考えられるので，悪性高熱患者筋が正常筋よりもカフェイン感受性やハロタン感受性が高いという上記の事実は，患者筋においてはCICRが正常筋よりも起こりやすくなっている可能性を考えさせる。実際にそれが事実であることを，われわれは明らかにしてきた[14]。図12は，典型的な悪性高熱症状を示した患者の骨格筋と正常筋のスキンド・ファイバーのCICRの結果である。患者筋では正常筋に比べてCICRのCa^{2+}感受性が高く，また最大放出速度も大きく，したがって，この患者筋ではCICRがかなり起こりやすくなっていることがわかる。なお，この図には，麻酔濃度のハロタンを作

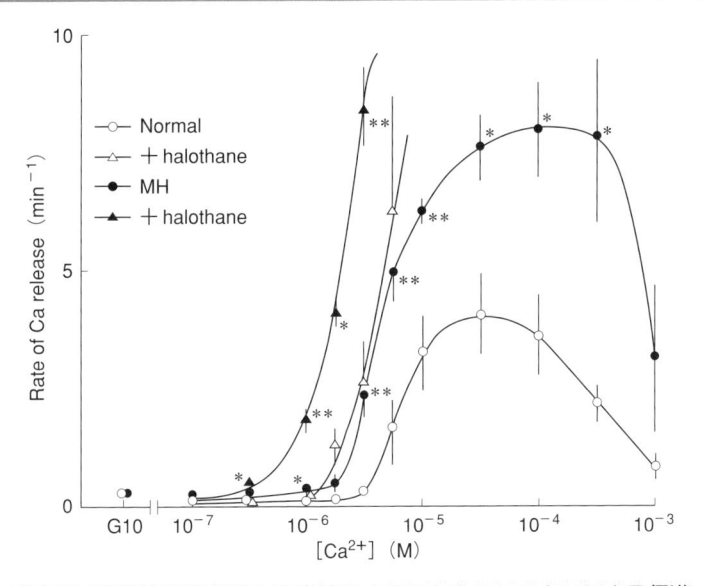

図12 悪性高熱患者筋と正常筋のCICRとそのハロタンによる促進
患者筋と正常筋との差；＊：P＜0.05，＊＊：P＜0.01。
(Endo M, Yagi S, Ishizuka T, et al. Changes in the Ca-induced Ca release mechanism in the sarcoplasmic reticulum of the muscle from a patient with malignant hyperthermia. Biomed Res 1983; 4: 83-92 より引用)

用させると，患者筋でも正常筋でもCa^{2+}感受性も最大Ca^{2+}放出速度も大きくなって，Ca^{2+}濃度-チャネル開口度関係は左上方に移動するが，その移動の程度は患者筋と正常筋とでほぼ同じであり，"患者筋のCICR自体は正常であるが，ハロタンが異常に強く作用するためではないか"という考えは否定することができる。

図12はわれわれの悪性高熱患者筋CICR測定の第1例であったが，その後症例を重ねることができた[32]。図13は，悪性高熱を疑われた患者58例，種々の理由で検査が実施された者21例，吸入麻酔時に問題のなかった患者5例の計84例についてのCICR速度測定データを，クラスター分析によって分かれた3群について別々にプロットしたものである。グループ1は吸入麻酔時に問題のなかった患者5例をすべて含み正常群と判断される。グループ2と3ではCICRが亢進している。CICR亢進の有無と悪性高熱の診断基準である高熱の有無（最高体温40℃以上，または15分間の体温上昇0.5℃以上，またはその両方）を確実な臨床データの得られた44例について比較したものが表2である。高熱群のほとんどはCICR亢進群，高熱のなかった群はほとんどがCICR非亢進群であり，高熱とCICR亢進との間には有意の相関がある（χ^2テスト，P＜0.01）。しかも，CICR亢進群で非高熱群に属した者やCICR非亢進群で高熱群に属した者については，見かけ上例外となった要因がそれぞれについて考えられるので，実際の相関はもっと完全に近いものである可能性が高い。すなわち，悪性高熱患者筋のほとんどにおいてはCICRが亢進していると考えてよさそうである。なお，CICR以外の骨格筋機能については，小胞体のCa^{2+}取り込み速度，収縮蛋白系のCa^{2+}感受性などに，患者筋と正常筋とでまったく差は認められていない[14]。

ブタにおいても，ヒトのものとよく似た悪性高熱が存在することが知られているが，このブタの悪性高熱においても，骨格筋小胞体のCICRの異常亢進が認められている[22]。

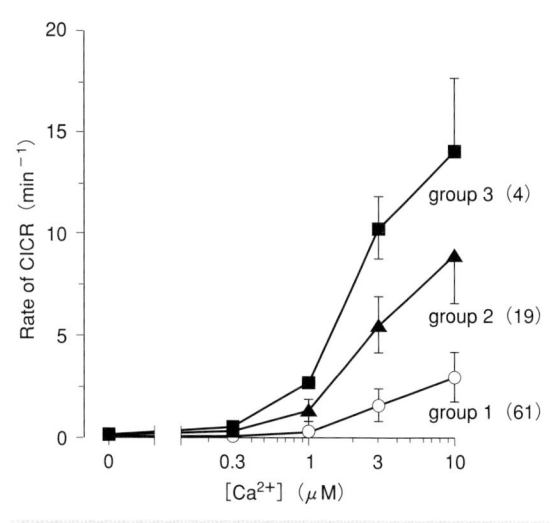

図13 クラスター分析で分かれた3群のCICR
平均値±SD, 本文参照.
(Kawana Y, Iino M, Horiuchi K, et al. Acceleration in calcium-induced calcium release in the biopsied muscle fibers from patients with malignant hyperthermia. Biomed Res 1992; 13: 287-97 より引用)

表2 CICR亢進の有無と麻酔中の高熱発症の有無との関係

	CICR亢進群	CICR正常群
高熱発症（＋）	18 ＋ 1 CNS	2 ＋ 3 CNS
高熱発症（－）	2	18

数字は患者数。CNSは, 高熱を発する可能性のある中枢神経障害を示した患者数。
(Kawana Y, Iino M, Horiuchi K, et al. Acceleration in calcium-induced calcium release in the biopsied muscle fibers from patients with malignant hyperthermia. Biomed Res 1992; 13: 287-97 より引用)

2 CICR促進による骨格筋収縮の機序

　CICRが亢進するとなぜ収縮が起きるのか。Ca^{2+}放出チャネルがCICRの性質を持っているということから, チャネルが開いて少しでもCa^{2+}が放出されると, 小胞体外のCa^{2+}濃度が上がるのでCICRチャネルはさらに開口し, より速くCa^{2+}が放出され…, の繰り返しで, Ca^{2+}放出に正のフィードバックがかかって一気に行き着くところまでCa^{2+}放出が必ず進むのではないか, と一見考えられる。しかし, 実際には小胞体膜に存在するCa^{2+}ポンプのCa^{2+}取り込み速度も筋漿中のCa^{2+}濃度に依存し, Ca^{2+}濃度が高ければ高いほど取り込み速度が速くなる。したがって, チャネルが開いてCa^{2+}が少し放出された結果, 小胞体外のCa^{2+}濃度が上がったときに, Ca^{2+}放出チャネルのさらなる開口と同時にCa^{2+}ポンプの活性化も進むので, Ca^{2+}が小胞体・筋漿間で正味どちら向きに移動するかは, Ca^{2+}放出速度とCa^{2+}取り込み速度のどちらが速いかで決まる。図14は, 図12の

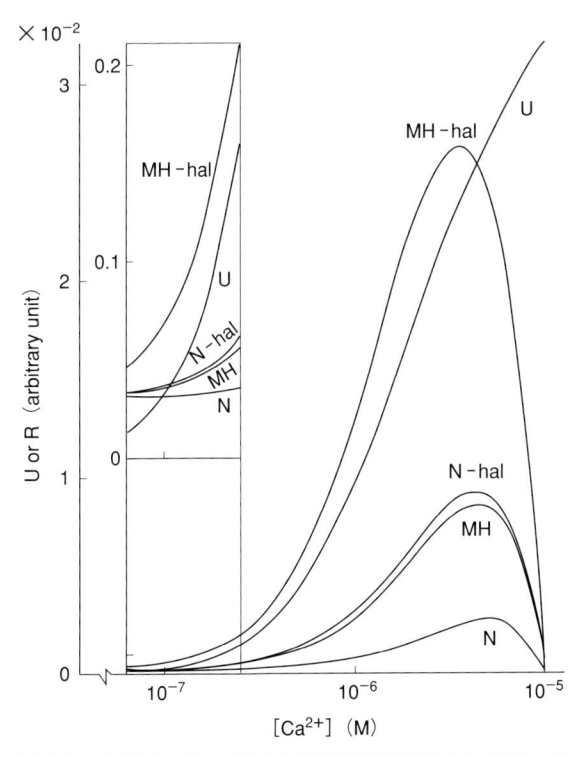

図14 小胞体のCa^{2+}取り込み速度UとCICR速度RのCa^{2+}濃度依存性
囲みの中は拡大図，本文参照。
(Endo M, Yagi S, Ishizuka T, et al. Changes in the Ca-induced Ca release mechanism in the sarcoplasmic reticulum of the muscle from a patient with malignant hyperthermia. Biomed Res 1983; 4: 83-92 より引用)

　実験結果に基づいてCa^{2+}放出速度のCa^{2+}濃度依存性を正常筋と悪性高熱患者筋（Ca^{2+}感受性1.8倍，最大放出速度2倍），およびその両者にハロタンが作用したとき（Ca^{2+}感受性2倍，最大放出速度2倍）について，いくつかの適切と考えられる仮定をおいてモデル計算した結果を，Ca^{2+}取り込み速度（すべての筋で共通）とともに示したものである[14]。正常筋では，生理的な全Ca^{2+}濃度領域でCa^{2+}取り込み速度の方がCa^{2+}放出速度よりもずっと速いし，患者筋でも，またハロタン作用下の正常筋でも，まだCa^{2+}取り込み速度の方がCa^{2+}放出速度よりもかなり速いので，Ca^{2+}が何らかの原因で仮に少量放出されたとしても，常に小胞体に再び取り込まれて，筋収縮は起こらない。しかし，患者筋にハロタンが作用すると，静止時の細胞内Ca^{2+}濃度と考えられる10^{-7} M近辺ですでにCa^{2+}放出速度がCa^{2+}取り込み速度を上回っているので，刺激なしに自然にCa^{2+}放出が起こり始め，その結果筋漿中のCa^{2+}濃度が少し上がった状態においても，依然としてCa^{2+}放出速度が取り込み速度を上回っているので，Ca^{2+}放出が進行し続け，収縮を十分惹起するCa^{2+}濃度に至る。
　ここで，Ca^{2+}放出チャネルとCa^{2+}ポンプは，いずれも分子的機能単位に2個のCa^{2+}を結合したときに活性化されるという性質を持っているので（図5，6参照），放出曲線と取

り込み曲線の形状は似た形をとることに注目されたい。その結果CICR亢進の程度によって，ある段階までは常に取り込み速度の方が放出速度を上回るが，ある段階を越えると一気に広範囲のCa^{2+}濃度で逆にCa^{2+}放出速度が取り込み速度を上回ってしまうという擬似all-or-none現象が起きやすい状況になっている。

カフェインやハロタンを高濃度適用したときの骨格筋収縮も，これらの薬物にはCICRのCa^{2+}感受性と最大Ca^{2+}放出速度を増大する作用があるので，図14のハロタン作用下の患者筋の場合とまったく同様な機序によって起きると理解することができる。

3 悪性高熱の発症機序

前項に述べたことから，悪性高熱の発症機序については，以下のように考えることができる。遺伝的にCICRが起こりやすい（Ca^{2+}感受性が高く，最大Ca^{2+}放出速度が速い）遺伝的な異常を持った人達がいる。その人達は，ふだんはまだ小胞体のCa^{2+}ポンプの能力の方がCICRよりも勝っているので，筋が自然に収縮することもなく，正常な生活を営むことができるが，ハロタンなどの吸入麻酔薬の適用を受けると，CICRの亢進がさらに進んで広範囲の条件下でCa^{2+}ポンプの能力を超えてしまうために，静止時の筋漿内Ca^{2+}濃度でもCa^{2+}放出が起きるようになり，その結果上昇したCa^{2+}濃度下でも続けて放出速度が取り込み速度を上回っているのでCa^{2+}放出がどんどん進行し，筋は収縮する。この収縮が全身の骨格筋で起きるので，熱産生が異常に増大し，高熱を発する。

悪性高熱患者の骨格筋のCICRに亢進が認められることはすでに述べたが，遺伝子解析によって骨格筋のCa^{2+}放出チャネル分子の遺伝的異常が何種類か検出されている[33]。図13に示したようにCICR亢進の程度がかなり異なる悪性高熱患者がいることは，おそらく遺伝的異常の部位が異なる結果であろう。

前項で説明したように，亢進したCICRとCa^{2+}ポンプのせめぎ合いの結果，疑似all-or-none現象が起きる可能性があることは臨床的事実との関係で注目される。すなわち，CICR亢進の程度が疑似閾値ぎりぎりであったとすると，吸入麻酔薬のCICR促進作用の程度によっては，ある時には悪性高熱を発症し，ある時には発症しないということが起きても不思議はない。さらに，悪性高熱は厳密に言えば症候群と考えるべきで，仮に骨格筋のCa^{2+}ポンプを特異的に強力に抑制する薬物が開発されたとすると，その薬物によって悪性高熱が起きることは理論的に十分考えられる。その場合にも，当然CICRが異常亢進をしている遺伝的素因を持った人達にまず症状が現れるであろう。

悪性高熱がCICRの異常亢進の結果であるとすれば，それはCICRの抑制薬によって予防ないしは治療できるはずである。実際にCICRを抑制するプロカインは，悪性高熱に有効であると言われるが，心臓などに対する副作用が強いために，一般には用いられていない[34]。他方，ダントロレンが悪性高熱の特効薬と言われ，広く用いられてきた[34]。ダントロレンは骨格筋の活動電位による生理的Ca^{2+}放出を抑制する薬物として見出されたもので，CICRに対しては，はじめは抑制はあっても弱いと考えられていた。しかし，ダントロレンは室温下で実験すると確かにCICRをほとんど抑制しないが，37℃前後においては強く抑制することをわれわれは明らかにした[24]。臨床的にダントロレンが有効であ

ることはCICRの異常亢進が悪性高熱の原因であることを裏付ける事実である。

■参考文献

1) Ebashi S, Endo M. Calcium ion and muscle contraction. Progr Biophys Molec Biol 1968; 18: 123-83.
2) McCormack JG, Denton RM. Calcium in the regulation of intramitochondrial enzymes. In: Carafoli E, Klee C, editors. Calcium as a cellular regulator. New York: Oxford University Press; 1999. p.529-44.
3) Peachey LD. The sarcoplastic reticulum and transverse tubules of the frog's sartorius. J Cell Biol 1965; 25: 209-31.
4) Franzini-Armstrong C. Studies on the triad. I. Structure of the junction of frog twitch fibers. J Cell Biol 1970; 47: 488-99.
5) Costantin LL. The role of sodium current in the radial spread of contraction in frog muscle fibers. J Gen Physiol 1970; 55: 703-15.
6) Hill AV. On the time required for diffusion and its relation to processes in muscle. Proc Roy Soc (London) 1948; Ser. B 135: 446-53.
7) Armstrong CM, Bezanilla FM, Horowicz P. Twitches in the presence of ethylene glycol bis (β-aminoethyl ether)-N,N'-tetraacetic acid. Biochim Biophys Acta 1972; 267: 605-8.
8) Ebashi S, Endo M, Ohtsuki I. Calcium in muscle contraction. In : Carafoli E, Klee C, editors. Calcium as a cellular regulator. New York: Oxford University Press; 1999. p.579-95.
9) Block BA, Imagawa T, Campbell KP, et al. Structural evidence for direct interaction between the molecular components of the transverse tubule sarcoplasmic reticulum junction in skeletal muscle. J Cell Biol 1988; 107: 2587-600.
10) Tanabe T, Beam KG, Powell JA, et al. Restoration of excitation-contraction coupling and slow calcium current in dysgenic muscle by dihydropyridine receptor complementary DNA. Nature 1988; 336: 134-9.
11) Schwartz LM, McCleskey EW, Almers W. Dihydropyridine receptors in muscle are voltage-dependent but most are not functional calcium channels. Nature 1985; 314: 747-51.
12) Eisenberg RS, McCarthy RT, Milton RL. Paralysis of frog skeletal muscle fibres by the calcium antagonist D-600. J Physiol 1983; 341: 495-505.
13) Narita A, Yasunaga T, Ishikawa T, et al. Ca^{2+}-induced switching of troponin and tropomyosin on actin filaments as revealed by electron cryo-microscopy. J Mol Biol 2001; 308: 241-61.
14) Endo M, Yagi S, Ishizuka T, et al. Changes in the Ca-induced Ca release mechanism in the sarcoplasmic reticulum of the muscle from a patient with malignant hyperthermia. Biomed Res 1983; 4: 83-92.
15) Jenden DJ, Fairhurst AS. The pharmacology of ryanodine. Pharmacol Rev 1969; 21: 1-25.
16) Fleischer SE, Ogunbunmi EM, Dixon MC, et al. Localization of Ca^{2+} release channels with ryanodine in junctional terminal cisternae of sarcoplasmic reticulum of fast skeletal muscle. Proc Natl Acad Sci USA 1985; 82: 7256-9.
17) Takeshima H, Nishimura S, Matsumoto T, et al. Primary structure and expression from complementary DNA of skeletal muscle of ryanodine receptor. Nature 1989; 339: 439-45.
18) Yamazawa T, Takeshima H, Sakurai T, et al. Subtype specificity of the ryanodine receptor for Ca^{2+} signal amplification in excitation-contraction coupling. EMBO J 1996; 15: 6172-7.
19) Ford LE, Podolsky RJ. Regenerative calcium release within muscle cells. Science 1970; 167: 58-9.
20) Endo M, Tanaka M, Ogawa Y. Calcium induced release of calcium from the sarcoplasmic reticulum of skinned skeletal muscle fibres. Nature 1970; 228: 34-6.

21) Hymel L, Inui M, Fleischer S, et al. Purified ryanodine receptor of skeletal muscle sarcoplasmic reticulum forms Ca^{2+}-activated oligomeric Ca^{2+} channels in planar bilayers. Proc Natl Acad Sci USA 1988; 85: 441-5.
22) Ohta T, Endo M, Nakano T, et al. Ca-induced Ca release in malignant hyperthermia-susceptible pig skeletal muscle. Am J Physiol 1989; 256: C358-67.
23) Endo M. Calcium release from sarcoplasmic reticulum. In: Shamoo AE, editor. Regulation of calcium transport across muscle membrane. Curr Topics Membr Transp Vol 25. Orlando: Academic Press; 1985. p.181-230.
24) Ohta T, Endo M. Inhibition of calcium-induced calcium release by dantrolene at mammalian body temperature. Proc Jpn Acad 1986; 62: 329-32.
25) Matsui K, Fujioka Y, Kikuchi H, et al. Effects of several volatile anesthetics on the Ca^{2+}-related functions of skinned skeletal muscle fibers from the guinea pig. Hiroshima J Med Sci 1991; 401: 9-13.
26) Ishizuka T, Endo M. Effects of adenine on skinned fibers of amphibian fast skeletal muscle. Proc Jpn Acad 1983; 59: 93-6.
27) Endo M, Ikemoto T. Regulation of ryanodine receptor calcium release channels. In: Endo M, Kurachi Y, Mishina M, editors. Pharmacology of ionic channel functions: Activators and inhibitors. Handb Exp Pharm 147. Berlin: Springer-Verlag; 2000. p.583-603.
28) Ishizuka T, Iijima T, Endo M. Effect of adenine on twitch and other contractile responses of single fibers of amphibian fast skeletal muscle.Proc Jpn Acad 1983; 59: 97-100.
29) Thorens S, Endo M. Calcium-induced calcium release and "depolarization"-induced calcium release: their physiological significance. Proc Jpn Acad 1975; 51: 473-8.
30) Kalow W, Britt BA, Terreau ME. Metabolic error of muscle metabolism after recovery from malignant hyperthermia. Lancet 1970; ii: 895-8.
31) Takagi A, Sugita H, Toyokura Y, et al. Malignant hyperpyrexia; effect of halothane on single skinned muscle fibers. Proc Jpn Acad 1976; 52: 603-6.
32) Kawana Y, Iino M, Horiuchi K, et al. Acceleration in calcium-induced calcium release in the biopsied muscle fibers from patients with malignant hyperthermia. Biomed Res 1992; 13: 287-97.
33) Oyamada H, Oguchi K, Saitoh N, et al. Novel mutations in C-terminal channel region of the ryanodine receptor in malignant hyperthermia patients. Jpn J Pharmacol 2002; 88: 159-66.
34) Gronert GA. Malignant hyperthermia. Anesthesiology 1980; 53: 395-423.
35) Endo M. Mechanism of calcium-induced calcium release in the SR membrane. In: Ohnishi ST, Endo M, editors. The mechanism of gated calcium transport across biological membranes. New York: Academic Press; 1981. p.257-64.
36) Endo M. Significance of calcium-induced release of calcium from the sarcoplasmic reticulum in skeletal muscle. Jikei Med J 1984; 30 (Suppl 1): 123-30.

(遠藤　實)

III

リアノジン受容体

リアノジン受容体とは何か？[1)]

　リアノジン受容体（ryanodine receptor：RyR）とは，細胞内カルシウム（Ca^{2+}）貯蔵部位である小胞体（横紋筋細胞においては筋小胞体）から細胞質側へのCa^{2+}放出を担うイオンチャネルである。同様なCa^{2+}放出チャネルファミリーであるイノシトール1,4,5-三リン酸受容体（inositol 1,4,5-trisphosphate receptor：IP_3R）と相同なアミノ酸配列を持つ部分も多く，起源を同一とする原始Ca^{2+}放出チャネルから分子進化したものと考えられている。IP_3Rが広範な細胞種に発現しているのに対して，RyRは主に興奮性細胞（活動電位を発生させる神経細胞や筋細胞）に発現が強く見られ，両受容体を刺激に応じて使い分けたり協調的に機能させたりしているものと考えられている（図1）。

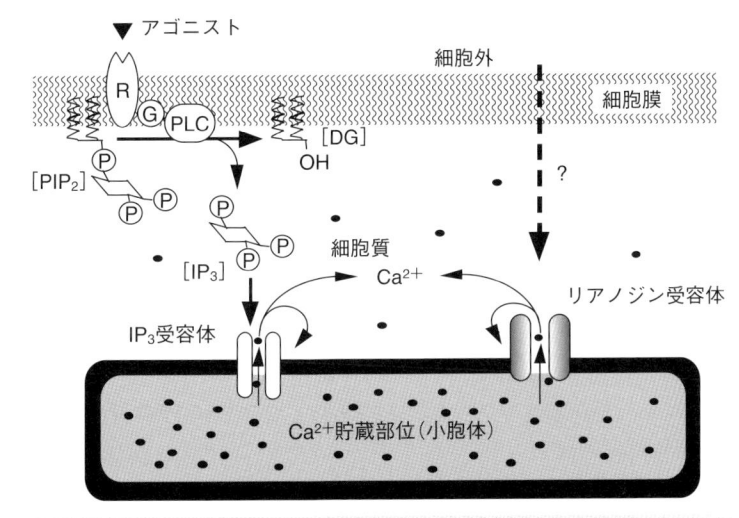

図1　細胞内Ca^{2+}貯蔵部位からのCa^{2+}放出機構
　細胞内Ca^{2+}貯蔵部位からCa^{2+}放出は2種類のイオンチャネル群〔リアノジン受容体とイノシトール1,4,5-三リン酸（IP_3）受容体〕が担っている。IP_3受容体は細胞外のアゴニスト（作用薬）によって生成された細胞内情報伝達物質IP_3によって開口するCa^{2+}放出チャネルである（リアノジン受容体の生理的活性物質についてはいまだに結論が出ていない。本文参照）。
　R：細胞膜上の受容体（アゴニストに対するレセプタ），G：GTP結合蛋白質，PLC：ホスホリパーゼC，PIP2：ホスファチジルイノシトール4,5-二リン酸，DG：ジアシルグリセロール

増幅器としてのリアノジン受容体[2)]

　興奮性細胞では，活動電位に伴う脱分極が細胞内Ca^{2+}濃度変化（細胞内Ca^{2+}シグナル）に変換されて細胞機能を制御することが例外のない原則である。多くの場合に，この変換は膜電位依存性Ca^{2+}チャネルを介したCa^{2+}流入により行われている。例えば，哺乳類

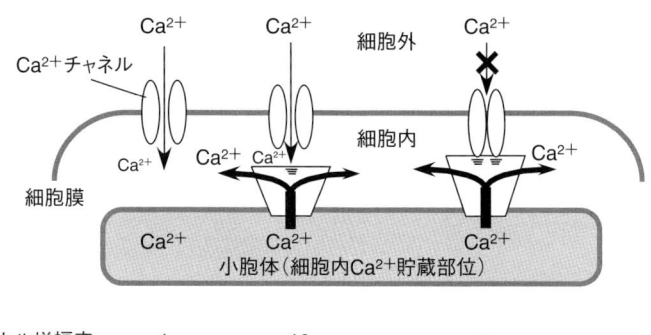

	Ca^{2+}シグナル増幅率	1	〜10	∞
		(－)	(RyR2)	(RyR1)

（ ）内は、RyRサブタイプ

図2　リアノジン受容体によるシグナルの増幅機構
　左側：Ca^{2+}チャネルの活性化によりCa^{2+}が流入して細胞内にシグナルを伝える。
　中央：リアノジン受容体2型（RyR2）はCa^{2+}流入を受け取り，さらにCa^{2+}放出を起こしてシグナルを増幅する。
　右側：リアノジン受容体1型（RyR1）は直接にCa^{2+}チャネルと相互作用してCa^{2+}放出を起こす。

の心筋細胞では活動電位に伴いL型Ca^{2+}チャネル（ジヒドロピリジン系カルシウム拮抗薬の結合蛋白質であるジヒドロピリジン受容体：DHPR）を介して流入したCa^{2+}が筋小胞体にあるRyRを活性化してCa^{2+}放出を引き起こし，細胞内Ca^{2+}シグナルを10倍以上も増幅させることによって収縮が起こる。つまり，このCa^{2+}流入が起こらないとCa^{2+}放出も起こらないので，Ca^{2+}を含まない溶液中では心筋は拍動を続けられない。このような少量のCa^{2+}が刺激となって小胞体から大量のCa^{2+}が放出される機構を"Ca^{2+}によるCa^{2+}放出機構（Ca^{2+}-induced Ca^{2+} release：CICR）"と呼ぶ。一方，脊椎動物の骨格筋は細胞外のCa^{2+}を必要としないで筋小胞体からCa^{2+}放出を起こすことができる。しかし，ここでもCa^{2+}シグナル伝達に関与する蛋白質はやはりL型Ca^{2+}チャネルであるDHPRとRyRである。心筋細胞でみられるCa^{2+}シグナル増幅機構が，骨格筋細胞ではさらに特殊化し，細胞外からのCa^{2+}流入をスキップして，DHPRは膜電位センサーとして働いてRyRと直接カップリングして，膜電位変化に応じて素早く筋小胞体からCa^{2+}放出を起こすことができるようになったものと思われる（図2）。

その後，心筋型のCICR機構は平滑筋細胞や神経細胞などにも存在することが示され，興奮性細胞の細胞内Ca^{2+}貯蔵部位に共有させる属性の一つであり，RyRは細胞内情報伝達物質である細胞内Ca^{2+}動態を大きく増幅させるための重要な役割を担っていると考えられるようになった。

リアノジン受容体の構造[3]

Ca^{2+}放出機構の存在が初めて見出された骨格筋細胞には，細胞表層膜が細胞内部に陥

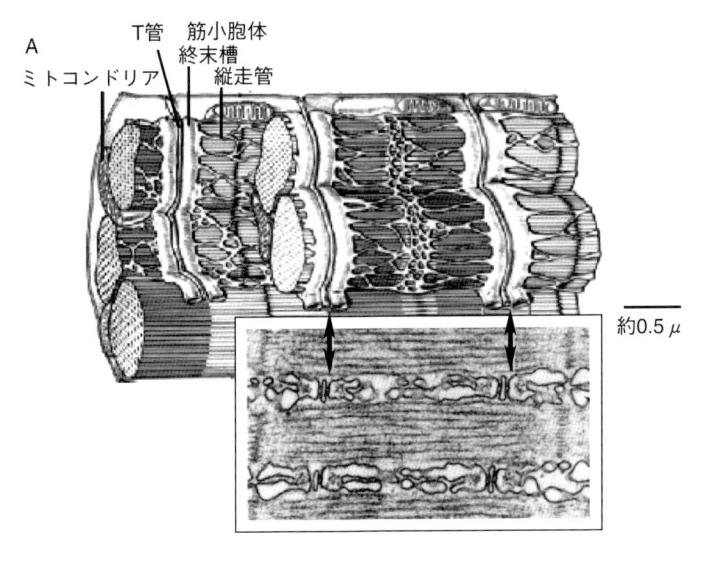

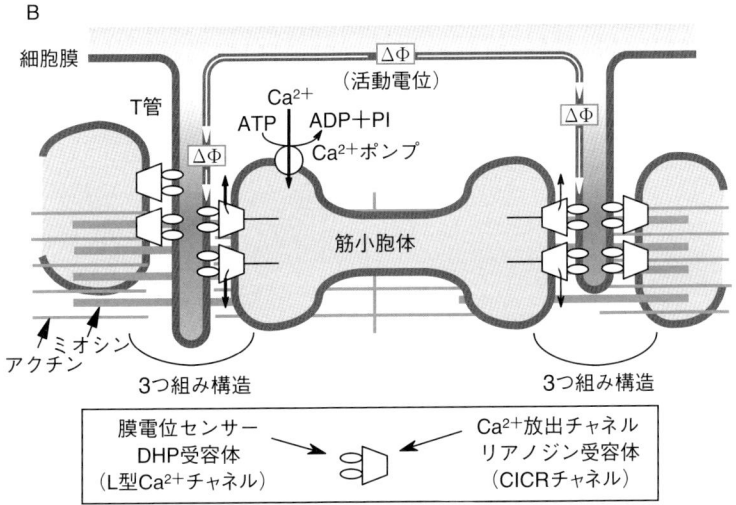

図3 骨格筋細胞の膜構造

A：骨格筋細胞の模式図（Peachey, 1965を一部改変）と電子顕微鏡像（FranziniArmstrongら, 1983）を示す。

B：骨格筋の興奮-収縮連関に関わる分子（飯野ら, 1992を改変）を示す。神経刺激により筋細胞膜に活動電位が発生し電位センサーであるDHP（ジヒドロピリジン）受容体に電位変化が伝わると筋小胞体から大量のCa^{2+}が放出されて，アクトミオシン収縮系が活性化される。

入した横行細管（transverse tubule：T管）に両側から細胞内Ca^{2+}貯蔵部位である筋小胞体（sarcoplasmic reticulum：SR）の膜が近接した"3つ組み構造（triad junction）"が存在する。このT管とSRの隙間（junctional gap）には"foot（足？）構造"と呼ばれる電子密度の高い構造物が観察されていた（図3）。一方，植物アルカロイドであるリアノジン（後述）の結合活性を指標として400Kダルトンを超える高分子量の蛋白質がRyRとして骨格筋より抽出/精製された。さらに，この単一蛋白質が巨大な同族四量体（約2Mダルトン）を形成することにより，CICRの性質を持ったCa^{2+}放出チャネルとして機能する

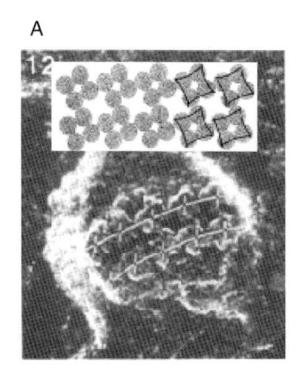

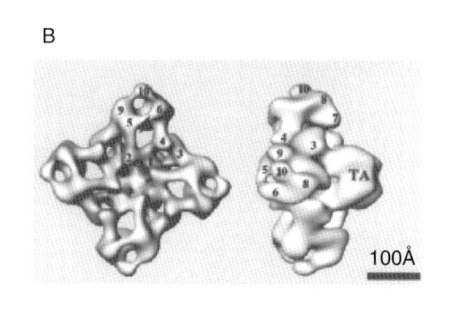

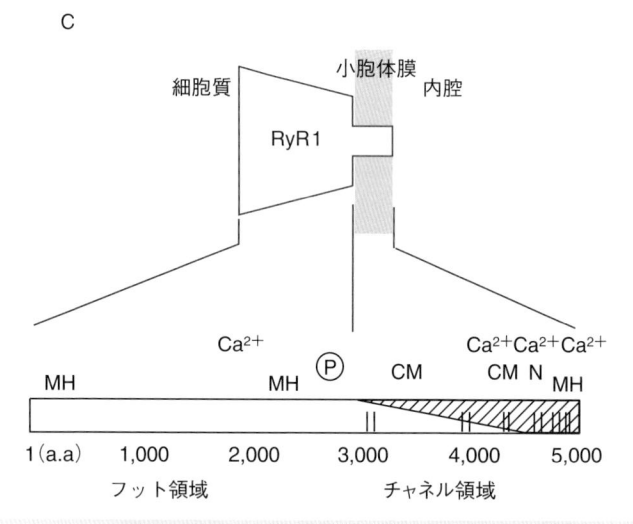

図4 リアノジン受容体1型（RyR1）の構造

A：筋小胞体に整列したリアノジン受容体"フット構造"の電子顕微鏡像が観察される（Ferguson DG, et al. 1984）。

B：画像処理技術によりリアノジン受容体の三次元構造が予測される（Sharma MR, et al. 1998）。

C：約5,000個のアミノ酸からなるリアノジン受容体上に多くの機能領域は推定されている（MH：MH変異部位，Ca^{2+}：Ca^{2+}結合部位，CM：カルモジュリン結合部位，N：アデニンヌクレオチド結合部位，Ⓟ：リン酸化部位，縦棒は膜貫通部位を示す）。

ことが明らかにされた。そして，この四量体化したRyRが先述のfoot構造と同様な形態学的特徴を示すことが電子顕微鏡によって捉えられた。現在，CICRチャネル，RyR，foot構造を示す蛋白質は，同一分子を表すものとなっている（図4-A, B）。

竹島（浩）らによって最初にRyRをコードする遺伝子のcDNAがウサギ骨格筋からクローニングされた。その15,000ベースを超える全塩基配列の決定により，RyRは約5,000個のアミノ酸残基からなる蛋白質分子であることが明らかとされた。これは，哺乳類のイオンチャネルとコードする遺伝子群のcDNAしては最大である。RyR分子の一次構造に基づいた疎水性解析や分子生物学的な手法を用いた研究結果より，アミノ基（N）末端側

表1 哺乳類のリアノジン受容体ファミリーの遺伝子と発現分布

型	遺伝子（ヒト染色体位置）	主な発現組織
1型 (RyR1)	RYR1 (19q13.1)	骨格筋 脳（特に小脳）
2型 (RyR2)	RYR2 (1q42.1-q43)	心筋・平滑筋 脳（全般）
3型 (RyR3)	RYR3 (15q14-q15)	平滑筋 脳（特に海馬，線条体，視床）

の約4,000〜4,500アミノ酸がfoot構造（前述）に対応する領域を形成し，推定膜貫通部位を含むカルボキシル基（C）末端1,000〜500アミノ酸がチャネル領域を形成していることが示されている（図4-C）。

その後，哺乳類には異なる遺伝子によりコードされる3種類のアイソフォーム（1〜3型）が存在することが示された。これらのアイソフォームは，互いに60〜70％程度のアミノ酸配列の相同性があり，cDNAクローン化されたおのおのの臓器組織に対応して骨格筋型RyR（RyR1），心筋型RyR（RyR2），脳型RyR（RyR3）と呼ばれることもある。各アイソフォームは，おのおの臓器特異的な発現分布を示しており，さまざまな細胞内Ca^{2+}シグナルの発生に特別な役割を担っているものと考えられている。また，無脊椎動物（ウニ，線虫，ハエ，蚊など）では，単一のRyR遺伝子しか存在しないことが示されている。したがって，他の多くの異なるサブタイプを有する機能蛋白質と同様に，無脊椎動物では単一遺伝子にコードされていたRyRが，脊椎動物では遺伝子重複により3種のアイソフォームが生じて分子進化したものと考えられている（表1）。

1 1型リアノジン受容体（RyR1）

骨格筋において大量に存在しているRyR1は，骨格筋の興奮-収縮連関において必須の蛋白質である。RyR1欠損-マウスは横隔膜の骨格筋細胞の機能不全に起因すると考えられる呼吸不全により生後まったく動くこともなく新生致死の表現型を示す。このRyR1欠損-マウスの骨格筋では筋原線維含量の著しい低下やfoot構造の欠失が観察されている。RyR1欠損骨格筋では，生理的条件下での電気刺激に応答する収縮反応は欠損している（細胞外からDHPRを介した大量のCa^{2+}流入が起こる条件下では収縮する）。一方，RyR1欠損-骨格筋細胞では，DHPRが形成するCa^{2+}チャネルの活性も著しく低下している。この現象はDHPRの発現量の低下に起因するものではなく，RyR1によるDHPRのCa^{2+}チャネル活性を促進する機構が欠失したためと考えられ，RyR1からDHPRへの逆行性の情報伝達経路の存在を示すと解釈されている（通常の興奮-収縮連関の考え方であるDHPRからRyR1への情報伝達を順方向とする）。

RyR1は中枢神経系（特に小脳のプリキンエ細胞など）にも強く発現しているが，機能に関してはいまだに不明である。

2 2型リアノジン受容体(RyR2)

RyR2は心筋細胞に大量に発現し，平滑筋や脳のほぼ全般の神経細胞にも発現が見られ，興奮性細胞では，最も一般的なCICRチャネルである。前述したように，心筋の興奮–収縮連関では細胞外から流入したCa^{2+}がCICRによって増幅される過程が極めて重要である。また，3種のRyRアイソフォーム間で，RyR2がCICRにおける高濃度Ca^{2+}による不活性化のCa^{2+}感受性が最も低く，Ca^{2+}放出チャネルの開口時間が延長される。このため，組換えRyR2の機能発現実験などでは，静止時の細胞内Ca^{2+}濃度下での局所的な一部のRyR2の開口，もしくはDHPRの部分的活性化が引き起こす局所的なRyR2の開口が起因となる細胞内局所での爆発的なCa^{2+}濃度の上昇が観察される。これは，心筋における興奮–収縮連関の基本構成要素であるCa^{2+}スパークと呼ばれる現象を示していると推定されている。

RyR2欠損-マウスは，胎生期の10日目頃に心拍動が停止して末梢組織に浮腫症状を呈し死亡する。このRyR2欠損-心臓(cardiac tube)では，SRの膨潤化やミトコンドリアの形態異常が観察されている。RyR2の欠損により発達中のSRに過剰なCa^{2+}蓄積が生じてミトコンドリアなどの他のオルガネラの機能異常を引き起こしたものと解釈され，RyRはCa^{2+}貯蔵部位の過剰負荷を回避するための安全弁としても機能していることが示唆されている。

3 3型リアノジン受容体(RyR3)

RyR3はウサギ脳cDNAライブラリーからの全長cDNAクローニングによりその存在が明らかとなったが，中枢神経系のみならず，平滑筋，骨格筋，一部の上皮細胞やリンパ球細胞などにおいて発現していることが報告されている。興味深いことに，哺乳類の骨格筋では，RyR3はRyR1に比べてわずかなものに過ぎないが，カエルや鶏などの哺乳類以外の脊椎動物では，RyR3が強く発現しており，そのRyR1に対する存在比がほぼ等しくなっている。

上述のように多種類の細胞系に分布が確認されているにもかかわらず，RyR3の生理的存在意義はあまり明確ではない。RyR3欠損-マウスはほぼ正常に発育および繁殖して，平滑筋の生理的収縮やリンパ球系の分布と増殖も正常であり，骨格筋もほぼ正常であるか若干の張力の低下が認められる程度で，重大な生物学的な異常は認められていない。しかしながら，この変異マウスには自発運動量の異常や自律神経系の活動低下によると予想される心臓機能の異常，記憶学習にかかわる海馬領域での長期増強の異常が観察されている。したがって，RyR3は神経活動での細胞内Ca^{2+}シグナルの調節に重要な役割を持っていることが示唆されている。

リアノジン受容体に作用する薬物[4)5)]

以下に，代表的なCICRチャネルであるRyR1に作用する主な薬物について概説する。

1 カルシウムイオン（Ca^{2+}）

カルシウムイオン（Ca^{2+}）は，低濃度でRyRのCICR機構を活性化し，高濃度ではCICR機構を逆に抑制するという，二相性の作用を持つ。この作用は，すべてのRyRアイソフォームに対して共通に見られるので，すべてのRyRアイソフォームに2種類のCa^{2+}結合部位（高親和性Ca^{2+}活性化部位と低親和性Ca^{2+}不活性化部位）が存在するものと考えられている。この高親和性Ca^{2+}活性化部位に関してはRyR1やRyR2がRyR3に比べて高く，低親和性Ca^{2+}不活性化部位に関してはRyR2の親和性が最も低い（ただし，RyR1が骨格筋細胞内で3つ組み構造を構成している場合には，高親和性Ca^{2+}活性化部位が何らかのメカニズムで阻害されているとの報告がなされている）。また，RyRのCICR機構によるCa^{2+}放出能はCa^{2+}のみによる活性化では不十分であり，完全な活性化（Ca^{2+}放出チャネルの完全な開口状態）にはATPやカフェインなどによる促進作用の付加が必要である。ストロンチウムイオン（Sr^{2+}）やバリウムイオン（Ba^{2+}）などにもCICR機構に対して促進作用がある。

2 マグネシウムイオン（Mg^{2+}）

マグネシウムイオン（Mg^{2+}）は，生理的な濃度範囲（数mMオーダー）でRyRのCICR機構を介したCa^{2+}放出を強く抑制する。この抑制作用は，さらに高濃度のCa^{2+}を存在させても消失しないことから，単にCICR機構の高親和性Ca^{2+}活性化部位を競合し合うのではなく，低親和性Ca^{2+}不活性化部位に直接的に結合して抑制性に作用しているものと考えられる。

3 アデニン化合物（adenine compounds）

ATPをはじめとするアデニン化合物（ADP，AMP，サイクリックAMP，アデノシンとアデニン）は，CICRをCa^{2+}感受性を変えずにCa^{2+}放出速度を亢進する。このCICR促進作用は，ATPの非加水分解型誘導体によっても十分なCICR促進を得られるので，RyRのリン酸化などによるエネルギー消費を必要としない作用であることがわかる。また，アデニン部分が重要であり，他の種類のヌクレオチド（ITP，UTP，CTPやGTP）にはほとんどCICR促進作用がみられない。

しかし，実際の生理的な条件下でのアデニンはCICR抑制作用として働く。これは，細胞内に内在するATPの強いCICR促進作用をアデニンの弱いCICR促進作用で置き換えられることになるためと考えられる。

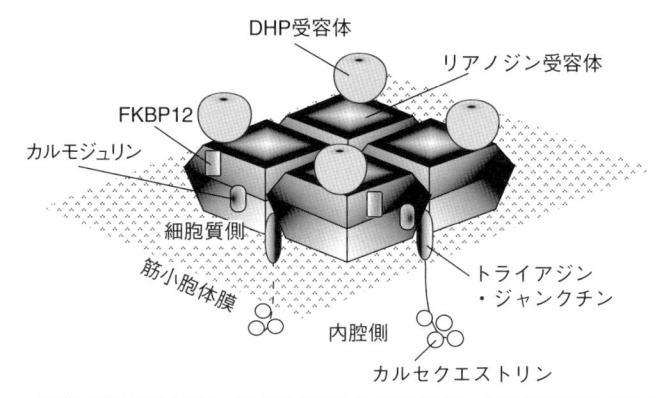

図5 リアノジン受容体に付随している蛋白質分子
筋小胞体膜状のリアノジン受容体1型（同族四量体で構成される）と付随している各種蛋白質分子を模式的に示す（DHP受容体は細胞膜に埋め込まれた膜貫通蛋白質であるが，この図では細胞膜は省略してある）。

4 内在性制御蛋白質との相互作用による制御（interaction of RyRs with endogeneous modulatory proteins）[6]（図5）

細胞質のCa^{2+}結合蛋白質であるカルモジュリン（calmodulin）は，RyR1のCICR機構に対して促進と抑制の両面性の作用を示す。その作用の方向性は，作用時のCa^{2+}濃度に依存し，低濃度Ca^{2+}存在下では促進的に，逆に高濃度Ca^{2+}存在下では抑制的に働く。カルモジュリンのCa^{2+}非結合型（アポ-カルモジュリン）とCa^{2+}結合型（Ca^{2+}/カルモジュリン）間での構造変化によってRyR1上での結合部位の転移する可能性が示されている。現在までのところ，RyR2では，低濃度Ca^{2+}存在下でのCICR促進作用が見られずに，高濃度Ca^{2+}存在下では抑制作用のみが報告されている。なお，これらの作用は，直接的な蛋白質分子間の相互作用によるもので，カルモジュリン依存性リン酸化酵素によるRyR1蛋白質のリン酸化を介したものではない。

免疫抑制剤FK506は，RyRのCICR機構における活性化Ca^{2+}感受性を上昇させ，逆に不活性化Ca^{2+}感受性を下降させることによって，Ca^{2+}放出チャネルを不安定化させる。細胞内において，すべてのRyRアイソフォームはFK506の標的蛋白質である分子量約12kDaのシス-トランス-プロリンペプチド異性化酵素（FK506-binding protein 12，FKBP12，「calstabin1」と呼ばれることもある）と強く結合している（このFKBP12はCa^{2+}放出チャネルファミリーであるIP_3Rにも強く結合していることが知られている）。RyR2にはFKBP12のアイソフォームであるFKBP12.6（calstabin2）の方がより特異的に結合している。これらのFKBPは，RyRに結合することでRyRのチャネル活性を安定化させる。また，周辺のいくつかのRyR群において同期したチャネル開閉にも関与すると考えられている。FK506は，RyRに結合したFKBP12（もしくはFKBP12.6）を解離させることにより，Ca^{2+}放出チャネルの不安定化を生じさせる。また，FKBP12には，Ca^{2+}放出チャネルのCa^{2+}流出を一方向性にするチャネル整流作用も報告されている。

その他のRyRと蛋白質-蛋白質相互作用している蛋白質として，トライアジン（triadin）やジャンクチン（junctin）と呼ばれる膜貫通蛋白質が横紋筋の筋小胞体に存在する。また，筋小胞体内腔には，Ca^{2+}低親和性大容量のカルセクエストリン（calsequestrin）と呼ばれるCa^{2+}結合蛋白質が存在する。これらの筋小胞体の蛋白質群は，RyR-トライアジン（もしくはジャンクチン）-カルセクエストリンの三量複合体をとり，筋小胞体からのCa^{2+}放出を制御していると予想されている。

5 蛋白質リン酸化による制御（phosphorylation of RyRs）

cAMP依存性蛋白質リン酸化酵素（protein kinase A：PKA）によりRyR2がリン酸化を受けるとCICR機構のCa^{2+}感受性が増加することが示されている。これは，交感神経系による心臓機能亢進のメカニズムの一端を説明する。すなわち，アドレナリン作動性β作用による細胞内cAMPの上昇とPKAの活性化と，それに伴ってリン酸化したRyR2を介したCa^{2+}放出量の増加による心筋収縮の亢進である。また，PKAは，同じ筋小胞体に存在するホスホランバン（phospholamban）をリン酸化して小胞体Ca^{2+}ポンプを活性化して再利用に必要な小胞体内Ca^{2+}量を維持する。さらに，収縮制御蛋白質であるトロポニンⅠ（troponin I）をリン酸化してアクト-ミオシン収縮系を促進させる。これらの総合的な働きにより心臓の大きな律動運動が維持される。このリン酸化RyR2におけるCICR機構の促進は，FKBP12.6（前述）の解離が原因であると考えられている。RyR1についてもPKAによるリン酸化が示されているが，CICR機構に対する影響については結論が得られていない。

Ca^{2+}/カルモジュリン依存性蛋白質リン酸化酵素Ⅱ（CaM kinase II, CaMKII。特に心筋細胞では，CaMKII-δ）にもPKAと同じようにRyR2のリン酸化を介したCICR機構の亢進が認められているが，FKBP12.6の解離を伴わないことやRyR2のリン酸化部位（PKA：2,809番目セリン残基，CaMKII：2,815番目セリン残基）が異なることが示されている。

最近の研究において，細胞質に存在するいくつかの蛋白質リン酸化（PKAやCaMKII）/脱リン酸化酵素（PP1やPP2A）は，アダプター蛋白質（PR130）やアンカー蛋白質（mAKAP）を介してRyRと高分子複合体を形成しており，RyR2分子内の局所的な領域で素早く作用することが可能になっているのではないかと推定されている。

6 環状アデノシン二リン酸-リボース（cyclic ADP ribose：cADPR）

ウニ卵において環状アデノシン二リン酸-リボース（cADPR）がRyRを介したCICR機構を促進させてCa^{2+}放出を引き起こすことが最初に報告されて以後，RyRに対する内因性生理活性物質の候補として注目されるようになってきている。このcADPRはニコチンアミド・アデニンジヌクレオチド（NAD^+）からADPリボシル・シクラーゼによって生成される。また，同酵素により生成されるニコチン酸アデニンジヌクレオチドリン酸（NAADP）にもCa^{2+}放出作用が認められている。ヒトリンパ球の表面マーカーの1つと

A

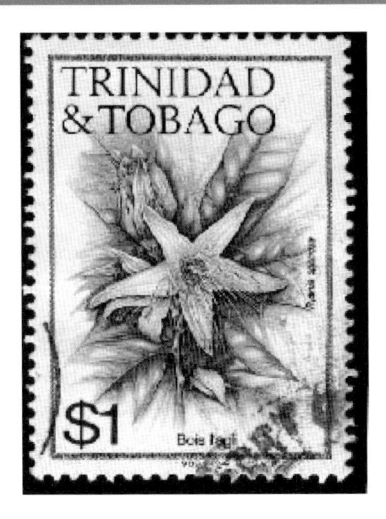

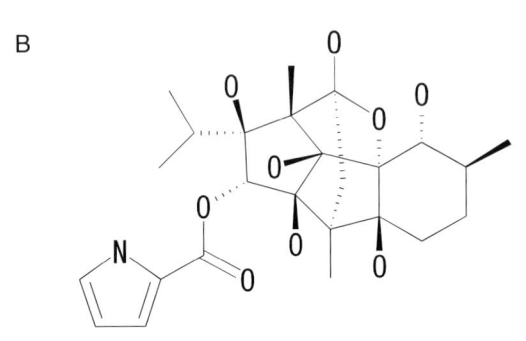

B

Ryanodine リアノジン（ライアノジン）
Molecular Weight＝493.56
Exact Mass＝493
Molecular Formula＝$C_{25}H_{35}NO_9$
Molecular Composition＝C 60.84％; H 7.15％; N 2.84％; O 29.17％

図6 命名の由来となった植物アルカロイド「リアノジン」
　A：トリニダード・トバゴ共和国の切手になっている原産植物（http://aildoux.tripod.com/Ryania_speciosa_TrinidadTobago.jpg）
　B：リアノジンの化学構造

されてきたCD38には，無脊椎動物ADPリボシル・シクラーゼと高いアミノ酸配列の相同性があり，cADPR生成能も見出された．膵臓や筋細胞など他の臓器にもCD38の発現が報告されているが，哺乳類細胞のRyRを介したCa^{2+}放出に関してcADPRが生理活性物質として作用しているのかについて，いまだに結論が得られていない．

7 リアノジン（ryanodine）[7)8)]（図6）

このRyRの名称の由来となった植物アルカロイドで，中南米に原生する植物Ryania speciosa Vahl（イイギリ科）に含まれる．古くは原住民が粗抽出物を矢毒の材料として使用し，1940〜1960年代に欧米において殺虫剤として広く利用されていた．1980年代後

半に，このリアノジンの結合活性（Kd値＝nM）を指標として骨格筋細胞より400Kダルトン以上の高分子量の蛋白質として精製されて，"リアノジン受容体"と呼ばれるようになった。現在，リアノジンは，化学合成により生産される殺虫剤に替わる，自然界において分解されやすく毒性半減期が短い"環境にやさしい天然物由来の殺虫剤"として再評価されようとしている。

　リアノジンの複雑な薬理作用は，この植物アルカロイドが，CICR機構により開口している時のRyRにのみ特異的に結合して，このCa^{2+}放出チャネルをサブ・コンダクタンスの状態（チャネルの最大開口時の約半分程度の半開きの状態）に開口固定してしまう点にある（この場合，開口固定という用語はリアノジンがCICRチャネルのCa^{2+}やATPなどに対する感受性を高めた結果であり，物理的に固定することを表現したものではない）。このため，リアノジンは静止状態の細胞にはほとんど作用しない。また，細胞外へのCa^{2+}排出機構の発達していない骨格筋ではリアノジンにより開口固定されたCICRチャネルから緩やかに放出されたCa^{2+}が持続的な筋収縮がみられるのに対して，Ca^{2+}排出機構の発達している心筋（ほとんどの平滑筋）などでは緩やかに放出されたCa^{2+}は，即座に細胞外に排出されて程なくSR内Ca^{2+}も枯渇するので逆に持続的な筋弛緩が起こる。したがって，リアノジンの各臓器組織に対する影響は構成している細胞の個々の性質に依存することになる。

8 カフェインおよび関連するキサンチン誘導体（caffeine and xanthine derivatives）

　カフェインによる骨格筋の収縮は古くから知られていた。遠藤らのCICRの発見に寄与した薬物で，mM濃度でCICR機構のCa^{2+}感受性を促進し，通常よりも低いCa^{2+}濃度（静止時の細胞内Ca^{2+}濃度）でCICRチャネルが開口するようになる。また，最適Ca^{2+}濃度で得られる最大Ca^{2+}放出速度も増大させる。これらのカフェインの作用は用量依存的で，カフェイン濃度が高ければ高いほど作用が強いが，悪性高熱症患者の骨格筋ではその閾値が低下し発生する張力が大きい（カフェイン感受性が増す）。

　同類のキサンチン誘導体（テオフィリン，テオブロミンおよびキサンチン自体を含む）は，カフェインと同様なCICR促進作用を持つが，筋細胞に対する効果の強弱は各薬物の膜透過性に依存するためにカフェイン＞テオフィリン＞テオブロミン≫キサンチンの順となる。

9 ハロタンおよび揮発性麻酔薬（halothane and other inhalation anesthetics）

　ハロタンをはじめとするほとんどの吸入全身麻酔薬（エーテル，エンフルラン，メトキシフルラン，イソフルランなど）は，カフェインと同様にCICR機構を促進する作用を示す。したがって，先のカフェインと同じように用量依存的に骨格筋収縮を引き起こす。この場合も悪性高熱症患者の骨格筋ではその閾値が低下し発生する張力が大きいことか

ら，欧米では被検者の筋生検を用いたカフェインやハロタンに対する感受性試験（*in vitro* contructure test：IVCT, caffeine-halothane contructure test：CHCT）を悪性高熱症の診断に利用している。

10 クロロクレゾール（chlorocresol）

殺菌・消毒薬であるクレゾール（クレゾール自体にはCICR亢進の作用はない）に塩素基の結合したクロロクレゾール（特に，4-chloro-m-cresol：4CmCを略す場合が多い）は，RyR1のCICRを亢進させてCa^{2+}放出を引き起こす。RyR2に対してもRyR1と同程度のCa^{2+}放出作用を引き起こすが，RyR3に対する作用は非常に弱い。また，悪性高熱症患者の筋生検における4CmCに対する感受性が高いことも示されている。欧米では，注射剤を含む医薬品製剤中にも抗菌保存剤として一般的に用いられており[9]，注意が必要とされている（日本においても「医薬品添加物規格」に収載されているが，使用は一般外用剤に限られている）。

11 酸化剤および窒素酸化物（reactive oxygen and nitrogen species）[10)11)]

重金属イオン（Ag^+やHg^{2+}など）を含む化合物や過酸化水素（H_2O_2）をはじめとする酸化剤には，RyR1のCICR機構をその初期に促進させ，後期には抑制する作用がある。この効果には，RyR1分子内の反応性チオール（-SH）基を持つシステイン残基（reactive cysteines）が関与している。最近では，RyR1サブユニットあたり約100個存在するシステイン残基のうち，その約半数が遊離した-SH基を持つ反応性システイン残基となっており，その一部が細胞内酸化ストレスに対応するレドックスセンサー（redox sensor）として働いていると考えられるようになってきた。また，一酸化窒素（NO）は，RyR1の3,635番目のシステイン残基を特異的にS-ニトロシル化してCa^{2+}放出を促進させることが報告されている。臨床的には，ドキソルビシンをはじめとする悪性腫瘍の化学療法剤であるアントラキノン誘導体にも，RyR分子内の反応性システイン残基に対する酸化作用が示され，副作用である心毒性の原因の一つになっていると考えられている。

12 インペラトキシン活性化因子（imperatoxin activator：IpTxa）[12)]

IpTxaは，大王サソリ（学名：Pandinus imperator，コガネサソリ科，北アフリカ生息）の持つ蠍毒の一種で33個のアミノ酸からなる塩基性ペプチドである。このペプチドは，前述のリアノジンと同じようにCa^{2+}放出チャネルであるRyRを半開きの状態（チャネル最大開口時の約半分程度のサブ・コンダクタンスの状態）に開口固定する作用を持つが，各RyRアイソフォームに対してRyR1＞RyR3＞RyR2の順で親和性に違いがある点でリアノジンの場合と異なる。また，このペプチドは，骨格筋細胞のT管に存在するDHPR（前述）の一部の領域（II-IIIループ）と相同性のある塩基性アミノ酸配列を呈していることから，IpTxaにはこの膜電位シグナル伝達と同じような活性化機構が働いているので

はないかと考えられている。

13 クロフィブリン酸およびセリバスタチン（clofibric acid and cerivastatin）[12)13)]

抗高脂血症薬であるクロフィブリン酸やセリバスタチンは，RyRに作用して小胞体からのCa^{2+}放出を引き起こす。このCa^{2+}放出作用には，CICR機構を介した作用の他に直接的にCa^{2+}放出チャネルを開口させる作用も働いているものと思われる。抗高脂血症薬の一般的な副作用の一つである横紋筋融解症（rhabdmyolysis）との関連も指摘されており，今後のさらなる研究が必要である。

14 局所麻酔薬（local anesthetics）

プロカインやテトラカインをはじめとする多くの局所麻酔薬には，CICR機構を介したCa^{2+}放出を抑制する作用がある。しかし，ジブカインにはCICRを促進する作用がある。

また，プロカインは骨格筋細胞における細胞膜の脱分極刺激によるCa^{2+}放出は抑制しない。この興味ある事実は，骨格筋の生理的な興奮-収縮連関におけるCa^{2+}放出とCICR機構を介したCa^{2+}放出という異なるメカニズムによって同じRyR1分子のCa^{2+}放出チャネルが開口することを示す実験的証拠の一つとなっている。

15 ルテニウムレッド（ruthenium red）

ルテニウムレッドは，CICR機構を介したCa^{2+}放出を抑制する色素である。IP_3Rを介したCa^{2+}放出を抑制しないとの報告があるので，CICR機構の関与を確認する意味で実験的に使用されることが多い。しかし，細胞膜を透過しないので，細胞に投与するときには投与方法を工夫しなければならない。

16 ダントロレン（dantrolene）[15)]

ダントロレンは，骨格筋の興奮-収縮連関におけるCa^{2+}放出を阻害して筋弛緩作用を引き起こす。一方，骨格筋のCICR機構を介したCa^{2+}放出に対しては温度依存性があり，低温や室温では作用がないが，37℃以上ではCICRの抑制作用を現す。したがって，悪性高熱症発症時の特効的治療薬として使用される。このダントロレンの作用は，生理的な条件下では，RyR1（RyR3に対しても作用することが示唆されている）に特異的で心筋のRyR2には作用しないといわれている（一部にダントロレンによる心機能抑制作用を指摘することもあったが，多くは製剤中に含まれるマンニトールの影響と考えられている）。また，ダントロレンの分解産物を含むと思われる，古くなったダントロレン製剤ではRyR1のCICR機構を促進するとの指摘もあり，注意を要する。

リアノジン受容体の関連する病態

1 悪性高熱症（malignant hyperthermia：MH）

　悪性高熱症（MH）は，全身麻酔時に高熱を発し，迅速に適切な対処を行わないと死に至る重篤な疾患である。小児麻酔では1/15,000件，成人麻酔では1/50,000件の頻度で起こる。この疾患は家族性に起こり，約50〜80％にRyR1（骨格筋型RyR）の遺伝子変異が認められている。後述のセントラルコア病（central core disease：CCD）などの筋疾患との関連性も示されている。

　最初にMH病態モデルとされる豚ストレス症候（porcine stress syndrome：PSS）群において，そのRyR1をコードするmRNAに相補的なcDNA配列の1,843番目のシトシン（C）がチミン（T）へ一塩基多型（single nucleotide polymorphysm：SNP）が発見された。これは，RyR1を構成するアミノ酸配列約5千個の615番目アルギニン（Arg，R）がシステイン（Cys，C）に変異していること（R615C）を示す。このR615C変異が世界各地（数種類）で飼育されている養豚中のPSS群に共通に存在することから，食肉用に人工交配を繰り返す中でこの遺伝子変異を持つ1匹の豚から変異が受け継がれてきたと考えられている。

　ヒトのMH患者では，CCD患者も含めて，60種類を超えるRyR1遺伝子の変異が報告されているが，大別するとRyR1のアミノ基末端領域（MH/CCD Region 1：1〜614番目のアミノ酸配列）と中心部領域（MH/CCD Region 2：2,129〜2,458番目のアミノ酸配列）ならびにカルボキシル基末端領域（MH/CCD Region 3：3,916（3,527を含める場合もある）〜4,973番目のアミノ酸配列）の3カ所の領域に集中していることが明らかにされてきた[16]。

　（なお，他の動物種では，MH様犬ではRyR1のV547A変異が，MH様馬ではRyR1のR2454G変異が報告されている）

2 セントラルコア病（central core disease：CCD）

　多くは新生児より筋緊張および筋力の低下を来す。脳神経領域の筋障害はなく筋萎縮も目立たないが，顕微鏡下に筋線維径の軽度の大小不同，中心核の増加などの筋原性変化と無構造なコア（core）と呼ばれる主たる病変をなす。CCDに悪性高熱症がしばしば合弁することが報告され，両疾患でRyR1遺伝子に共通した変異が見い出される報告もなされるようになった。従来，コアの形成には神経性の要因が強く考えられてきたが，RyR1遺伝子の変異が明らかにされてから，細胞内Ca^{2+}の調節機序の障害がコア形成を来すと考えられるようになってきた[16]。

3 心不全（heart failure）[17)18)]

　心不全では，低下した心機能の回復のために，カテコラミンやレニン-アンジオテンシンといった神経・体液性因子の活性が亢進する．しかし，この活性が長期に渡って亢進すると心筋への直接的な障害や不整脈などを引き起こして予後を悪化させる．また最近になって，心不全においてはPKAによるRyR2のリン酸化が過剰に生じ，RyR2とFKBP12.6が解離してCICRのCa^{2+}感受性が亢進していることや，このRyR2過リン酸化にはRyR結合型脱リン酸化酵素（PP1やPP2A）の発現低下が深く関与することなどが示唆されるようになってきた．

　また，家族性心臓疾患に関連した心筋型RyR（RyR2）をコードする遺伝子の点変異が，運動誘発性心室頻脈（exercise-induced ventricular tachycardia）やカテコラミン誘発性多型性心室頻脈（catcholaminergic polymorphic ventricular tachycardia：CPVT）および不整脈源性右室異型性タイプⅡ（arrhysmogenic right ventricular dysplasia/cardiomyopathy Ⅱ：ARVD Ⅱ）などの心疾患の患者において相次いで発見された．興味あることに，その変異部位も約5,000個のアミノ酸からなるRyR2蛋白質分子のごく限られた領域に集中しており，MH/CCDでRyR1に報告されている変異部位と重なる部分が多い．これは，RyR1とRyR2の間で共通したCa^{2+}放出チャネルの制御機構が関わっている可能性を示唆している（なお，すべてのRyR2変異体についてではないが，一部のRyR2変異体を持つ患者に全身麻酔を施行した臨床報告例では，揮発性全身麻酔薬やサクシニルコリンの投与による顕著な心臓への影響は見られていない[19)]）．

　現在，このようなRyRを介したCa^{2+}放出チャネルの制御機構に作用する薬物の開発を目指した研究が進められている[20)]．

■参考文献

1) 飯野正光. 細胞内Ca^{2+}放出チャネルファミリー. 実験医学 1992; 10: 43(626)-48(631).
2) 飯野正光. カルシウムシグナルの動的コントロール. 細胞工学 1997; 16: 24-9.
3) 竹島　浩. リアノジン受容体と細胞内Ca^{2+}ストア. 生化学 2001; 73: 5-14.
4) Zucchi R, Ronca-Testoni S. The sarcoplasmic reticulum Ca^{2+} channel/ryanodine receptor: Modulation by endogenous effectors, drugs and disease states. Pharmacol Rev 1997; 49: 1-51.
5) Endo M, Ikemoto T. Regulation of ryanodine receptor calcium release channels. In: Endo M, Kurachi Y, Mishina M, editors. Handb Exp Pharm. Vol 147. Berlin: Springer Verlag; 2000. p.583-603.
6) Wehrens X HT, Lehnart ST, Marks AR. Regulation of ryanodine receptor Ca^{2+} release by macromolecular complexes. In: Wehrens X HT, Marks AR, editors. Ryanodine receptors: structure, function and dysfunction in clinical disease. New York: Springer Science＋Business Media, Inc; 2005. p.151-61.
7) Jenden DJ, Fairhurst AS. The pharmacology of ryanodine. Pharmacol Rev 1969; 21: 1-25.
8) Sutko JL, Airey JA, Welch W, et al. The pharmacology of ryanodine and related compounds. Pharmacol Rev 1997; 49: 53-98.
9) 日本医薬品添加剤協会（訳編）クロロクレゾール. 永井恒司監修. 医薬品添加物ハンドブック. 東京: 日本薬事日報社; 2001: p.210-3.

10) Pessah IN, Kim KH, Feng W. Redox sensing properties of the ryanodine receptor complex. Front in Biosci 2002; 7: 72-9.
11) Meissner G, Stamler JS. Redox sensing by the ryanodine receptor. In: Wehrens X HT, Marks AR, editors. Ryanodine receptors: structure, function and dysfunction in clinical disease. New York: Springer Science＋Business Media, Inc: 2005. p.201-8.
12) Gurrola GB, Zhu X, Valdivia HH. Scorpion peptides as high-affinity of ryanodine receptor function. In: Wehrens X HT, Marks AR, editors. Ryanodine receptors: structure, function and dysfunction in clinical disease. New York: Springer Science＋Business Media, Inc; 2005. p.191-200.
13) Ikemoto T, Endo M. Properties of Ca^{2+} release induced by clofibric acids from the sarcoplasmic reticulum of mouse skeletal muscle fibres. Br J Pharmacol 2001; 134: 719-28.
14) Inoue R, Tanabe M, Kono K, et al. Ca^{2+}- releasing effect of cerivastatin on the sarcoplasmic reticulum of mouse and rat skeletal muscle fibers. J Pharmacol Sci 2003; 93: 279-88.
15) Parness J. The dantrolene-binding site on RyR1. In: Wehrens X HT, Marks A., editors. Ryanodine receptors: structure, function and dysfunction in clinical disease. New York: Springer Science＋Business Media, Inc; 2005. p.243-51.
16) Dirksen RT, Avila G. Pathophysiology of muscle disorders linked to mutations in the skeletal muscle ryanodine receptor. In: Wehrens X HT, Marks AR, editors. Ryanodine receptors: structure, function and dysfunction in clinical disease. New York: Springer Science＋Business Media, Inc. 2005. p.229-42.
17) 矢野雅文, 山本　健, 松崎益徳. Caハンドリングと心不全（SERCA, リアノジン受容体）. Heart View 2003; 7(増): 154-9.
18) Lehnart ST, Wehrens X HT, Marks AR. Ryanodine receptor dysfunction heart failure and arrhythmias. In: Wehrens X HT, Marks AR, editors. Ryanodine receptors: structure, function and dysfunction in clinical disease. New York: Springer Science＋Business Media, Inc; 2005. p.254-61.
19) Swan H, Laitinen PJ, Toivonen, L. Volatile anesthetics and succinylcholone in cardiac ryanodine receptor defects. Anesth Analg 2004; 99: 435-7.
20) 小田哲郎, 山本　健, 矢野雅文ほか. 筋小胞体を標的とした心不全治療. 医学のあゆみ 2004; 208: 372-6.

　　なお，リアノジン受容体に関する他の研究テーマに関しても，文献にも引用したWehrens X HTとMarks AR編集（2005年）による「Ryanodine receptors: structure, function and dysfunction in clinical disease.」（Springer Science＋Business Media社出版）に最近の進展が解説されている。

　　　　　　　　　　　　　　　　　　　　　　　　　　　　　　（小山田　英人）

IV

臨床症状

はじめに

　悪性高熱症（malignant hyperthermia：MH）は，揮発性吸入麻酔薬や脱分極性筋弛緩薬（サクシニルコリン：SCh）によって誘発され，呼吸性・代謝性アシドーシス，高熱，筋強直，頻脈，不整脈，高血圧・低血圧などの循環変動，高カリウム血症，高CK血症，ミオグロビン尿症などを呈する筋疾患である[1)～3)]。常染色体優性遺伝であるが，発症頻度は10～30歳代の男性に高く，同年代で死亡率も高い[2)]。しかし，潜在的な疾患であるため，MHの素因を術前検査から診断することは難しい。トリガーとなる薬剤に暴露してすぐ発症することもあるが，数時間麻酔経過中に発症すること，あるいは発症しないこともある。しかし，いったん発症すると症状の進行は早く，体温は急激に上昇し，低血圧，不整脈，循環不全となり，突然に心停止となることもある。病因は骨格筋細胞の小胞体のカルシウム放出チャンネル（リアノジン受容体：RYR1）の機能異常で細胞内のカルシウムイオン濃度が異常に上昇して代謝が亢進し，前述したような症状が出現する[1)～3)]。臨床症状では高熱が有名であるが，疾患の本態は骨格筋細胞内の代謝亢進である。代謝亢進により骨格筋での熱産生が増大した結果，熱放散と熱産生の平衡状態が崩れて高熱となる。MHに特異的な臨床症状は少なく，全身麻酔中では早期診断が困難で，いくつかの症状が現れてからMHと診断されることが多い。臨床診断基準については，世界的に統一された基準はまだない。

臨床症状

　骨格筋細胞内のカルシウムイオンは骨格筋の収縮および解糖作用やミトコンドリア機能を調節している。カルシウムイオンはアクチンフィラメント上にあるトロポニンCと結合することで，トロポミオシンとアクチンの構造的変化を起こし，ミオシンにあるATPaseを活性化しATPが分解され，筋収縮が起こると考えられている。また，骨格筋細胞内のカルシウムイオンが増加すると細胞内のグリコーゲンの分解や解糖系の酵素ホスホリラーゼキナーゼが活性化されATPを消費してグリコーゲンからグルコースへ，さらにグルコースが分解されエネルギーと乳酸を産生する。骨格筋小胞体（sarcoplasmic reticulum：SR）のカルシウムイオンが調節レベルを超えて上昇するとミトコンドリア内にカルシウムイオンを取り込み貯蔵する機能が作動する。ミトコンドリアではATPの需要増加に対応して，好気的代謝が活性化されて酸素を消費してATPを産生する。また，一過性のカルシウムイオン濃度の増加に対してはATPを消費して骨格筋小胞体へカルシウムイオンを取り込み骨格筋細胞内のカルシウムイオン濃度を維持しようとする作用もある。しかし，MH素因者（malignant hyperthermia susceptible：MHS）に揮発性吸入麻酔薬やSChが投与されると，骨格筋のカルシウム調節機構が破綻してカルシウム濃度が上昇する。筋収縮，グリコーゲンの分解が活性化，SRへのカルシウムの取り込みが増加する。これらにはATPが必要であるため，ミトコンドリアではカルシウムイオンを取り

表1 悪性高熱症の臨床所見

時期	臨床所見	モニターの変化	血液検査値の変化
早期	咬筋強直 頻呼吸 ソーダライム消費 ソーダライムの加熱 頻脈 (不整脈)	分時換気量増加 E_{TCO_2}の上昇 頻脈（ECG） (心室性期外収縮) (T波増高)	Pa_{CO_2}増加 pH減少 ([K^+]増加)
中期	熱感 チアノーゼ 血液暗赤色 (不整脈)	体温上昇 Sp_{O_2}低下 (心室性期外収縮) (T波増高)	Pa_{O_2}低下 ([K^+]増加)
後期	筋強直 出血傾向 コーラ様尿 無尿		CK増加 ミオグロビン尿

(Hopkins PM. Malignant hyperthermia: advances in clinical management and diagnosis. Br J Anaesthesia 2000; 85: 118-28 より引用改変)

込む作用以外にもATP産生のために好気的代謝が促進され，酸素を消費してATPが産生される．骨格筋の収縮，ミトコンドリア好気的代謝，解糖系，ATPの加水分解などにより熱が産生される．MHではこのような一連の反応の結果，O_2とATPとグリコーゲンが枯渇して，CO_2と乳酸と熱が過剰に産生され，最終的には骨格筋細胞膜も障害されると考えられている[3)～5)]．したがってMHの最初の変化は骨格筋細胞内でのカルシウムイオン濃度の上昇であり，これはMHブタで報告されている[6)]．咬筋強直以外の臨床症状のうちもっとも初期に認められる鋭敏な徴候は呼気終末二酸化炭素濃度（E_{TCO_2}）の上昇である（表1）[1)7)]．換気条件を一定にして維持していると早期にこの症状に気づくが，逆にE_{TCO_2}を一定にするように換気を行っているとこの初期徴候の発見が遅れる[8)]．続いてSp_{O_2}の低下，頻脈，不整脈が見られる．MHが進行してくると体温上昇，筋強直がみられる[7)]．二酸化炭素と乳酸産生増加により呼吸性・代謝性アシドーシスが認められる．血圧は初期にはあまり変動が認められないことが多いが，体温上昇に伴い上昇してくる．また，突然血圧低下を来すことがある．さらにMHが進行すると横紋筋融解が生じて，カリウムやCKやミオグロビンの血中濃度が上昇する．ミオグロビンによる急性腎不全，DIC，肺水腫，脳浮腫，肝不全などが起こり多臓器不全の状態になる．

臨床診断基準

この症状があればMHと診断できるような特異的な臨床症状はなく，MHを疑う症状が1つしか認められない時点での臨床診断は困難である．いくつかのMH症状が現れると臨

床診断が可能となる．したがって，早期に治療された症例ではMHの臨床症状からの診断は難しくMH疑いということで，MH素因診断は筋生検あるいは遺伝子診断で行う．臨床症状を筋生検の結果と比較して，臨床症状からMHを予測しようとする試みが1980年代から行われた[9]．1990年にHacklら[10]はIVCT（筋生検テスト：in vitro contracture test）でMHSと診断された38名とMHN（malignant hyperthermia negative）であった23名のMHを疑われた麻酔記録を調査して臨床症状からMHSとMHNを予測できるかを検討した．その結果，MHSとMHNで有意な差が認められた症状は全身の筋強直，チアノーゼ，心室性不整脈，体温，CK値であった．これらの症状から導かれた予測式では78％しかMHSとMHNの分類は可能でなく，致死的な疾患であるMHの診断には適さない．MHに特異的な症状はなく，臨床症状からMHを診断できる症例は少ないと結論した．本邦ではMHSの診断には筋生検によりIVCTではなくCICR（Ca-induced Ca release）速度が検査として一般的に使用されてきた．このCICR速度の亢進があった75名となかった71名の臨床症状や検査データを分析して，CICRテストの結果を予測する式が作成された[11]．その後の検討では症例数が少なく，感度80％，特異度56％と不十分な結果であったが，この予測式のソフトへの入力は簡単にできることから，臨床現場でのスクリーニングテストとしては有用であると報告[12]された．MH患者の臨床症状を分析するという従来の方法ではなく，デルフォイ・プロセスという方法を使用して，1994年にLarachら[13]はclinical grading scale（CGS，表2）を発表した．11人のMHの専門家がMHの臨床指標について相対的な重要度をスコアリングした．CGSはMHを症状別のカテゴリーで得点をつけ，その総得点からMHの確からしさを判定する方法である．臨床症状や検査データから得点と計算するとMHの確からしさが6段階で表される点で非常に有用で画期的な方法であった．しかし，咬筋強直，高CK血症やミオグロビン尿を認めると，代謝亢進症状や高熱がなくても高得点となる，あるいはMH発症早期または症状や検査データの欠損がある症例では得点が低くなるといった問題点がある．MHの早期診断に利用するには不適当であると考えられる．さらにスコアリングの際にあいまいな表現があり，CGS作成に加わった11人の専門家の間でさえ，スコアにばらつきがでてくる[13]．一方，本邦では1974年に盛生ら[14]により提唱され1987年に一部改定された臨床診断基準が用いられている．これは体温を指標にして，MHを劇症型（fulminant型：f-MH）と亜型（abortive型：a-MH）に分類している（表3）．体温に重点がおかれているため，体温上昇を来す状態（中枢性の高体温，感染症や麻酔覚醒時のシバリング）でもf-MHと診断される可能性がある．しかし，15分間に0.5℃（最高体温が38℃以上）という数値は簡単で実際に麻酔をかけているとき，15分間の経過ですぐ診断できるといったCGSにはない利点がある．さらにf-MH症例[2]やMHの死亡症例の検討[15]から体温が予後にもっとも関与している点から，有用な基準であると評価される．CGSと本邦の臨床診断基準を比較してみると，CGSの項目でデータの欠損が1項目以内の症例のf-MHおよびa-MHにおいてCGSランク別の分布は，f-MHでは85％以上の症例でランク6に含まれた（図1）．広島大学大学院医歯薬学総合研究科麻酔蘇生学研究室では，この診断基準に従って本邦のf-MH症例を2004年10月31日までに383例集計した[16]（以後"本邦のf-MH"とあるのはこの集計のデータに基づいたものである．ただし，各国の統計データはMHの診断基準がそれぞれ異なる．

表2 Clinical Grading Scale (CGS) からの抜粋

プロセスⅠ：筋強直
 SCC 投与後の全身筋強直   15
 SCC 投与後の咬筋筋強直   15

プロセスⅡ：筋崩壊
 SCC 使用，CK の上昇＞20,000 IU/l 15
 SCC 非使用，CK の上昇＞10,000 IU/l 15
 周術期のコーラ様着色尿   10
 尿中ミオグロビン＞60 μg/l 5
 血清中ミオグロビン＞170 μg/l 5
 血中，血漿中，血清中 K^+＞6 mEq/l 3

プロセスⅢ：呼吸性アシドーシス
 適正な人工呼吸　P_{ETCO_2}＞55 mmHg   15
 適正な人工呼吸　P_{ETCO_2}＞60 mmHg   15
 自発呼吸　P_{ETCO_2}＞60 mmHg   15
 自発呼吸　P_{ETCO_2}＞65 mmHg   15
 不自然な頻呼吸   10

プロセスⅣ：体温上昇
 不自然に急速な体温上昇   15
 不自然な高体温   10

プロセスⅤ：心症状
 不自然な洞性頻脈   3
 心室性頻拍または心室細動   3

その他の指標：
 動脈血 B.E.＜－8 mEq/l 10
 動脈血 pH＜7.25   10
 ダントロレン静注で代謝性/
 呼吸性アシドーシスの改善   5

同一プロセス内では得点は最高のものをとり，加算は行わない。その他の指標だけは加算可。総得点により MH ランクを決定。

総得点	MH ランク	MH の可能性
0	1	Almost never
3 – 9	2	Unlikely
10 – 19	3	Somewhat less than likely
20 – 34	4	Somewhat greater than likely
35 – 49	5	Very likely
50 ＋	6	Almost certain

(Larach MG, et al. A clinical grading scale to predict malignant hyeprthermia susceptibility. Anesthesiology 1994; 80: 771 より引用改変)

IV. 臨床症状

表3 本邦の悪性高熱症 (MH) の臨床診断基準

体温基準

> A. 麻酔中，体温が40℃以上
> B. 麻酔中15分間に0.5℃以上の体温上昇で最高体温が38℃以上

その他の症状
1) 原因不明の頻脈，不整脈，血圧変動
2) 呼吸性および代謝性アシドーシス（過呼吸）
3) 筋強直（咬筋強直）
4) ポートワイン尿（ミオグロビン尿）
5) 血液の暗赤色化，Pa_{O_2} の低下
6) 血清K^+，CK, GOT, GPT, LDHの上昇
7) 異常な発汗
8) 異常な出血傾向

> 劇症型（f-MH）：AかBを満たし，その他の症状を認める
> 亜型（a-MH）：体温基準を満たさないが，その他の症状がある

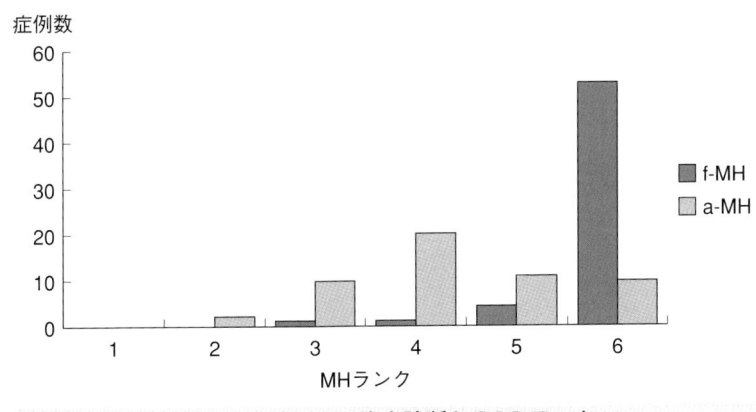

図1 本邦のMH臨床診断とCGSランク

f-MHとあってもオーストラリアとわが国では診断基準が異なっている）。

疫 学

1 発症頻度

　MHの発症頻度は，MHの統一された臨床診断基準がないため報告にばらつきがある。咬筋強直だけでもMHとしてカウントするのか，誰でもMHとわかる典型的な症例だけをMHとして頻度を推計するのかで頻度は異なってくる。1970年代ではMHの発症頻度はカナダの報告では14,000の全身麻酔に1[17]，イギリスでは200,000に1[18]と報告された。

1985年にデンマークでは悪性高熱症劇症型（前述の劇症型とは診断基準が異なる）は250,000の全身麻酔に1とまれであるが，揮発性吸入麻酔薬とSChを使用した麻酔では62,000に1，SChを使用した麻酔での咬筋強直の出現は12,000に1であったと報告[19]された。また，咬筋強直も含めMHを疑うような症状が認められる頻度は全身麻酔16,000に1で，麻酔法を揮発性吸入麻酔薬とSCh使用とすると4,200に1であった[19]。最近の報告では，オーストリアでは1984～1993年の症例の検討から劇症型MHは175,000の全身麻酔に1，亜型が67,000に1，咬筋強直は175,000に1，すべてを加えると37,500に1であった[20]。イタリアでは1990年から1993年の報告で劇症型MHは200,000に1，亜型は81,000に1と報告[21]された。MHは小児での頻度が高く全身麻酔15,000に1，成人では50,000～150,000に1といわれている[3]。MHは日常生活では無症状のことが多く，素因がある患者の頻度はもっと高いものと予測される。本邦のf-MHの発生頻度は，1989年の中尾[22]による報告によると約60,000例の全身麻酔に1例であった。f-MHの発症数と死亡率の年別推移（図2）では，死亡率は1985年のダントロレン発売以降は約15％に減少したが，それ以降は減少傾向はない。逆に2000年以降では死亡率が19.4％とわずかではあるが上昇している。全体の死亡率は29.0％であった。最近では症例数が減少している。この原因としてMHが早期治療によって亜型であった症例が増えた，あるいは麻酔薬の使用状況が変化しMHを誘発する揮発性吸入麻酔薬やSChの使用が減少し，安全な静脈麻酔薬や非脱分極性筋弛緩薬の使用が増えたことによると推察される。

2 性別・年齢別分布

MHの性別・年齢別分布の特徴は，男性に多く，若年層に多いことである。f-MH症例の年齢分布は3カ月～76歳で，10歳未満100例，10歳代79例，20歳代75例と多く，30歳未満の症例だけで66％を占めていた（図3）。Strazisら[23]はMH患者では15歳未満の症例が52.1％であったのに対して，USの手術症例では15歳未満は5％であったと報告した。

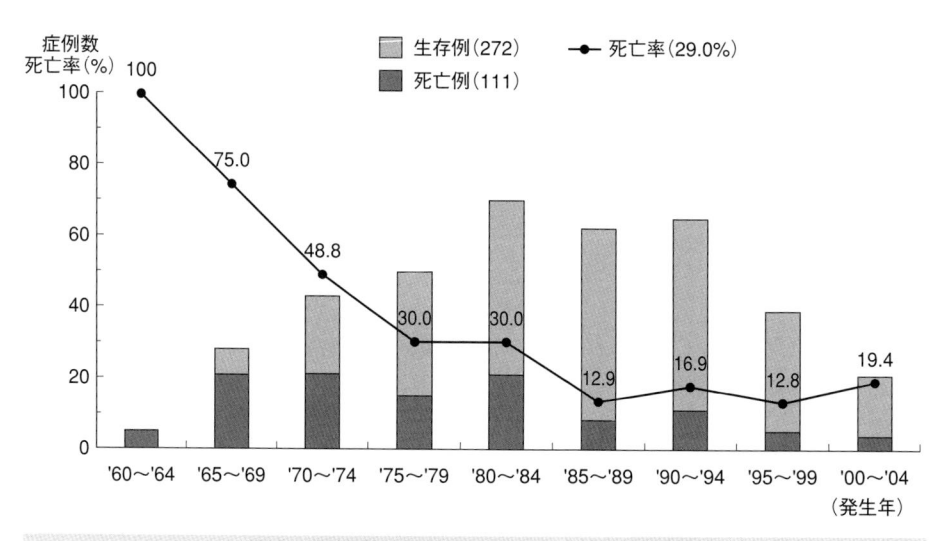

図2　悪性高熱症劇症型（f-MH）の年別推移

IV．臨床症状

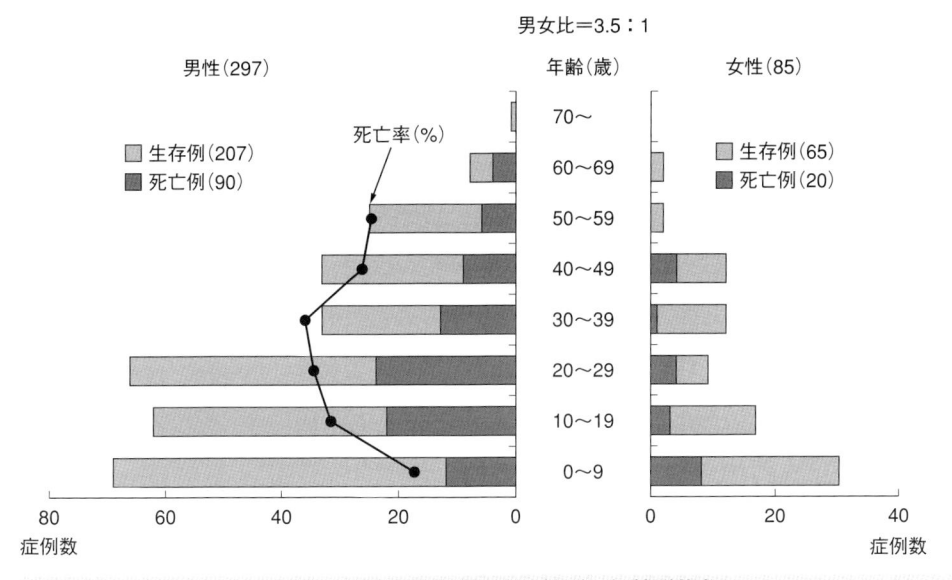

図3 悪性高熱症劇症型の性別・年齢別分布

オーストリアではさらに若年に多く10歳以下が60％[20]であった．性別で比べると男性に多く，MHの男女比はStrazisら[20]の報告では2：1，デンマークでは1.9：1[24]であった．本邦では，男女比は3.5：1で，Heilingerら[20]のオーストリアの報告3：1に近い値であった．明らかに一般の手術患者の性別・年齢分布とは異なっている．一般の手術患者の性別・年齢分布は本邦では統計がないため，1986～1987年の1年間に広島県の10病院で行われた全身麻酔症例14,000から性別・年齢別分布を類推した．図4のグラフ下段が類推された全身麻酔の性別・年齢別分布グラフで，上段がf-MHの性別・年齢別分布を示した．これから中尾[25]は性別・年齢別のf-MH発症頻度を検討した．10～20歳代男性の発生頻度は本邦の平均発症頻度の4倍以上で，20歳代の男性は最高で全身麻酔11,000に1例，10歳代男性は15,000に1例であった．高齢者に少なく，若年男性に多いというf-MHの性別・年齢的発症頻度の偏りについては，常染色優性遺伝であるという結果に矛盾する．MH素因（RYR1機能に関連するカルシウム調節障害）とトリガーとなる薬剤への暴露以外にもMHの発症を制御している因子の存在が示唆される．

3 都道府県発生頻度 (図5)

f-MHが発症した病院所在地の都道府県別分布では，もっとも多いのは当然人口がもっとも多い東京都で62例，次いで兵庫県と大阪府が24例，広島県21例，神奈川県19例であった．人口（2000年10月）100万人に対しての発症率では最高が広島県の7.3で，次いで石川県の6.8であった．中国・四国・近畿地方に多く，西高東低であった．頻度がまれな遺伝性疾患であるため，MH家系があるとその県での発症率が高くなると予測される．しかし，現在の日本では人口の流動も激しく，MH家系でも同一県内からの発症ではないことも多い．

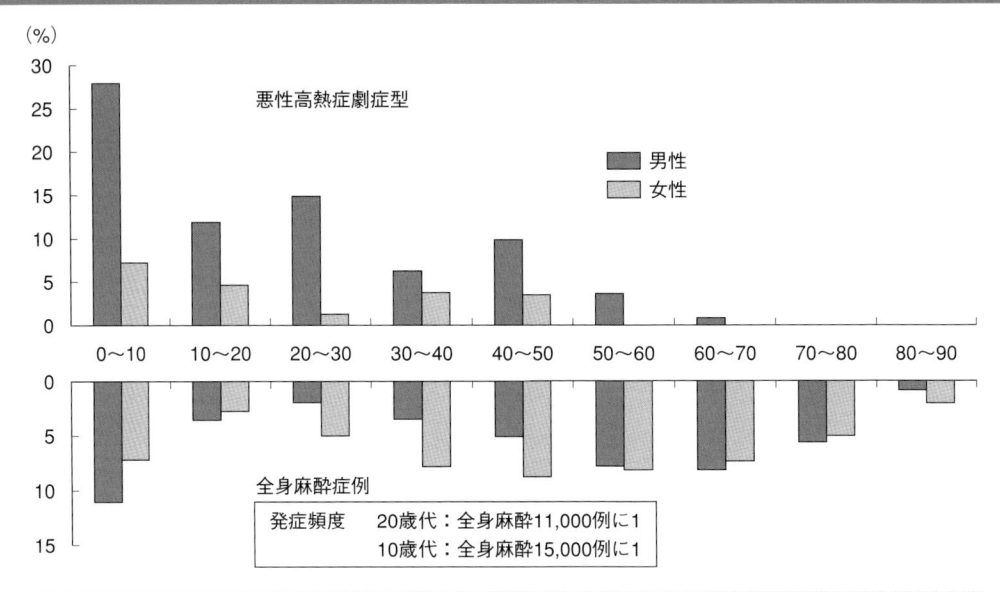

図4　全身麻酔症例と悪性高熱症劇症型の性別・年齢分布の比較

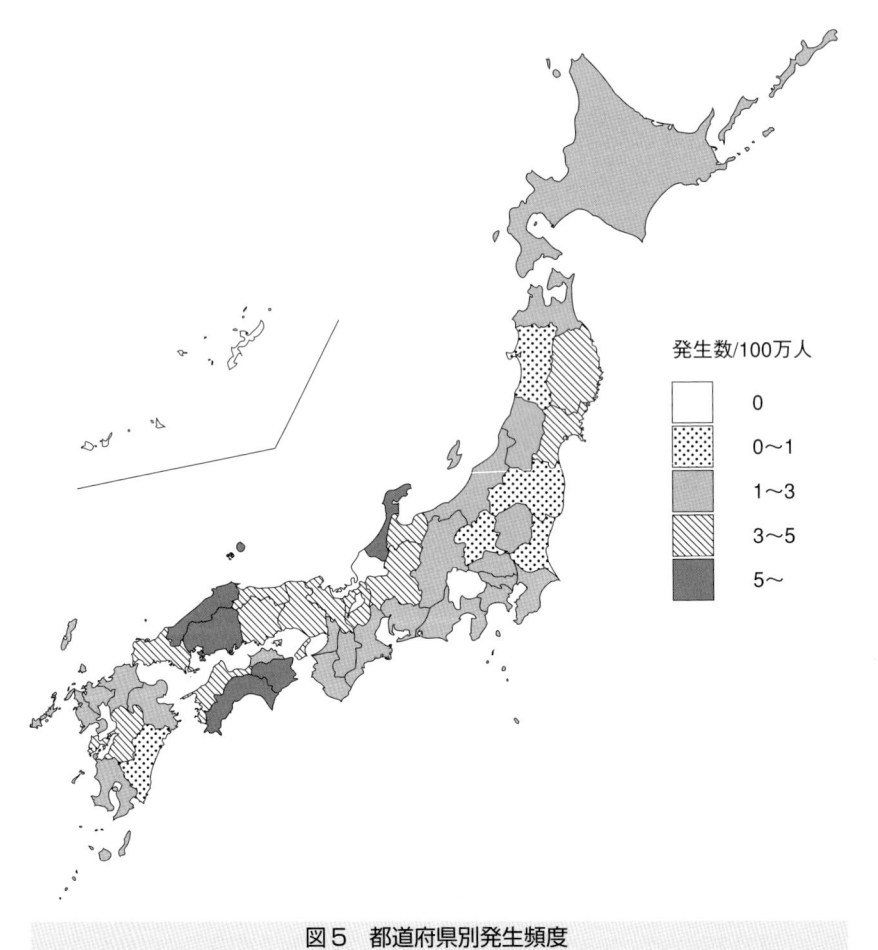

図5　都道府県別発生頻度

Ⅳ. 臨床症状

```
                                                          症例数
       0      20     40     60     80     100    120
整形外科 ┣━━━━━━━━━ 26.2% ━━━━━━━━━┫ 99
腹部外科 ┣━━━━━━ 20.5% ━━━━━━┫ 80
耳鼻科  ┣━━ 13.6% ━━┫ 52
脳神経外科 ┣━ 11.0% ━┫ 42
泌尿器科 ┣━━┫ 20
心臓血管外科 ┣━┫ 14
胸部外科 ┣━┫ 15
眼科   ┣━┫ 12
産婦人科 ┣┫ 11
歯科   ┣┫ 11
皮膚科  ┫ 4
その他  ┣━┫ 18
```

1990年以降のf-MH症例

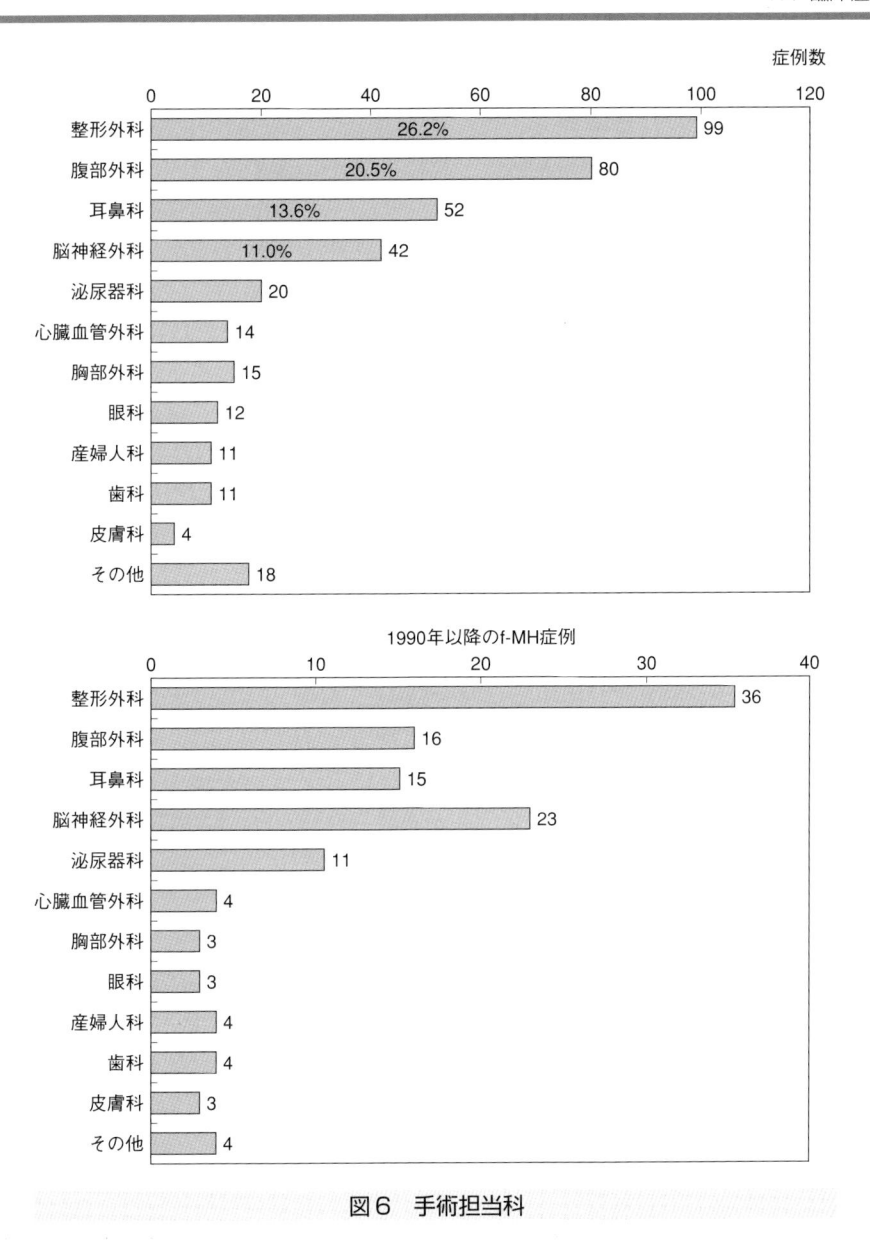

```
       0      10      20      30      40
整形外科 ┣━━━━━━━━━━━━━━━━━┫ 36
腹部外科 ┣━━━━━━━┫ 16
耳鼻科  ┣━━━━━━┫ 15
脳神経外科 ┣━━━━━━━━━━┫ 23
泌尿器科 ┣━━━━┫ 11
心臓血管外科 ┣━┫ 4
胸部外科 ┣┫ 3
眼科   ┣┫ 3
産婦人科 ┣━┫ 4
歯科   ┣━┫ 4
皮膚科  ┣┫ 3
その他  ┣━┫ 4
```

図6 手術担当科

4 手術担当科

　デンマークの報告[26]では腹部外科，耳鼻科，整形外科の順で，オーストリアでは耳鼻科，虫垂切除術，整形外科に多いと報告された。アメリカではStrazisら[20]は整形外科，耳鼻科，消化器外科，眼科の順であった。さらに，アメリカのすべての手術症例と比較すると，MH患者では眼筋・斜視の手術や歯科や口唇・口蓋裂の手術が多く，消化器外科の手術は一般の手術症例数が多いためMHでは比率は低いと報告[20]した。本邦のf-MH症例の手術担当科は，整形外科がもっとも多く，次いで消化器外科，耳鼻科であった（図6）。1970年代までは消化器外科手術が多く30％であったが，1980年以降では整形外科が多く

図7　f-MH症例の術中使用薬

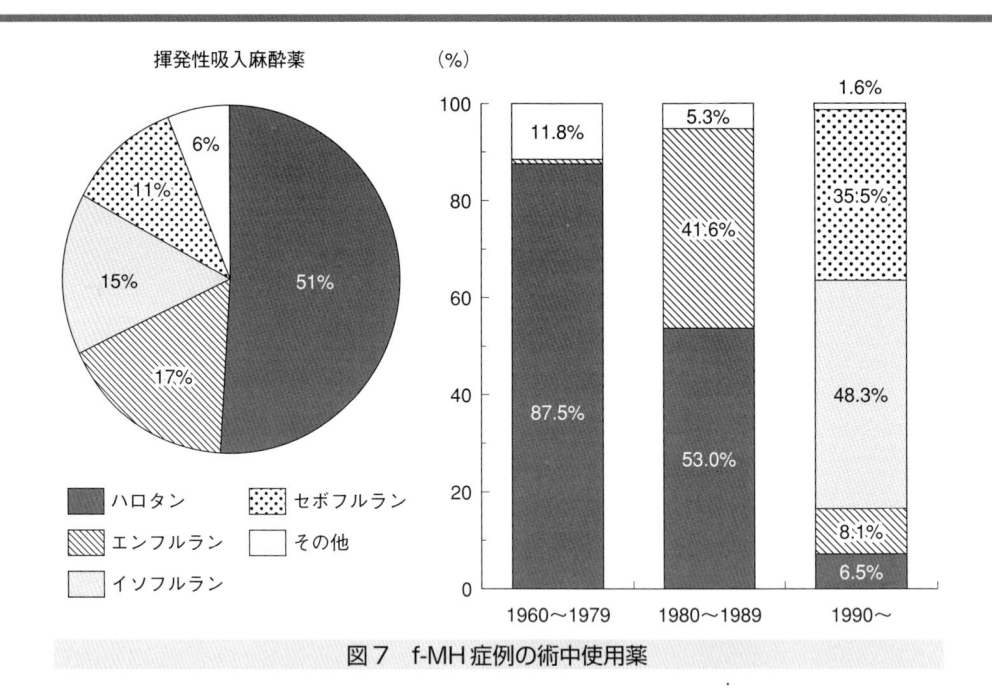

なった。1990年以降も整形外科手術が約30％と一番多い。1990年以降の大きな変化は脳神経外科が増加し，2番目に多くなった。わが国では全手術症例の手術担当科についてのデータがないため，比較は困難であるが，脳神経外科症例が頻度からみると高いと考えられる。これはわが国のf-MHの臨床診断基準が体温優位の基準であり，脳神経外科症例の一部では体温中枢の異常による高体温症例が含まれている可能性があると推測される。

5 使用薬剤

揮発性吸入麻酔薬については，f-MHが最初に報告された1960～1970年代までは当時使用頻度がもっとも高かったと考えられるハロタンで，約90％を占めていた（図7）。1980年代にエンフルランが一般的に使用されはじめると，エンフルランが急増しf-MH症例の40％となった。1990年にはイソフルランとセボフルランが同時に発売された。1990年以後の症例では当然この2つの麻酔薬が主でイソフルラン50％，セボフルラン33％であった。わが国でのこの2つの薬剤の販売本数を調査してみると，f-MHの発症数と逆で，セボフルランがイソフルランの約2倍であった。この2つの薬剤の使用についてはMACおよび対象患者や手術にも差があるため単純に販売本数だけでは比較は難しい。販売本数が少ないイソフルランの方がf-MHを多く発症していることから，イソフルランがセボフルランよりf-MHを誘発する作用が強いと断定はできない。しかし，CICR機構への促進作用は，揮発性吸入麻酔薬の種類によって差があり，イソフルランの方がセボフルランより約2.5倍強い[27]ことが認められている。

SCh使用率については（図8），1980年以前の使用率はf-MHの92％であったが，1980年代では77％，1990年以降は45％と低下している。短時間作用性の非脱分極性筋弛緩薬が発売されたこと，小児ではSCh投与後の高カリウム血症による心停止という副作用が

IV. 臨床症状

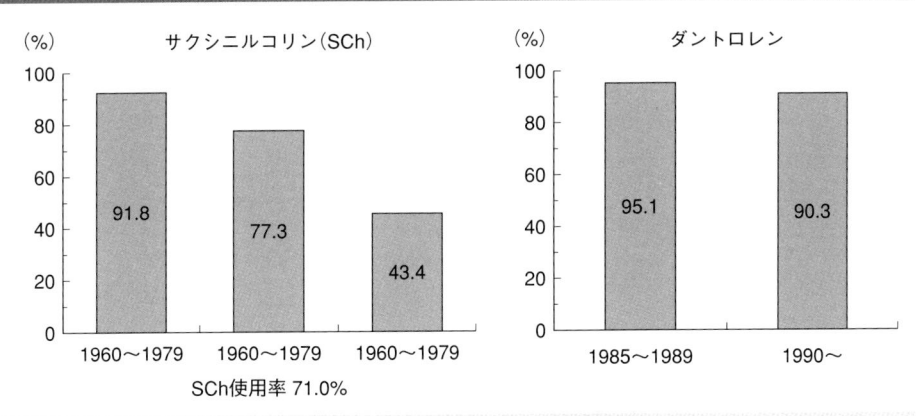

図8 f-MH症例の術中使用薬

サクシニルコリン（SCh）
- 1960〜1979: 91.8%
- 1960〜1979: 77.3%
- 1960〜1979: 43.4%
SCh使用率 71.0%

ダントロレン
- 1985〜1989: 95.1%
- 1990〜: 90.3%

表4 ダントロレンの有効性（f-MH症例）

	生存例	死亡例	計
ダントロレン使用 ＋	173	32	205
ダントロレン使用 －	20	8	28
計	193	40	233

死亡率
ダントロレン使用 ＋　15.6％
ダントロレン使用 －　28.6％

P = 0.088, Odd's ratio 2.16, Risk ratio 1.16

注目されたことなどから，一般的にSChの使用頻度が減少したためと考えられる。

わが国ではダントロレンは1985年に発売された。1985年以降のf-MH症例での使用率は90％前後と大きな変化は認められない（図8）。f-MH患者の死亡率（1985年以降の症例）はダントロレンを投与された患者で15.6％，投与されていなかった患者では28.6％と約2倍であった。ダントロレンの有効性の指標としてのOdd's ratioは2.16，risk ratioは1.16と算出された（表4）。ダントロレンの有効性についての検討によると，死亡症例ではMHとして治療開始からダントロレンの投与までの時間が長く，かつ投与されたときの体温が高いが，体重あたりの投与量は生存例と有意差は認められなかった[28]。ダントロレンはMHの特効薬でありMHの治療にはこれだけでよいともいわれているが，投与時期と投与量が重要で，MH早期に十分な量の投与が必要である[3]。

6 臨床症状

a. 咬筋強直

SCh投与後に咬筋に認められる筋緊張の増大は，正常なヒトにもみられる[29]。この反応が異常に強固で口が開かない状態を咬筋強直と呼ぶ。これは揮発性吸入麻酔薬（ハロタン）とSChによる小児麻酔では頻度が高く咬筋強直の頻度は0.3[30]〜1％[31]といわれ

ている。咬筋強直がMHの初発症状かどうかについては，1970年代から検討されてきた。咬筋強直が認められた患者にIVCTを行ってMHかどうか検討した。Christianら[32]は咬筋強直が認められた16歳以下の小児66名中IVCTでMHSと診断されたのは34名（51％）であったと報告した。Allenら[33]の報告によると咬筋強直があった成人（16歳以上）24名ではIVCTでMHSであったのは6名（25％）であったが，小児75名では44名（59％）がMHSであった。O'Flynnら[34]の報告によると2〜15歳の70名の咬筋強直を認めた小児のうちIVCTでMHSと診断されたのは41名（59％）であった。麻酔経過を検討してみると，咬筋強直後麻酔を中止したのは48名（68％），麻酔を続けたのは20名（29％）でこのうちMHのトリガーである麻酔薬で続けたものが13％（9名）であった。実際にMHを発症したものは70名中5名で，5名ともMHSで4名は麻酔を中止，1名はMHに安全な麻酔薬に変更したにもかかわらず咬筋強直後10分以内にMHを発症した[34]。しかしMHSで咬筋強直後もトリガーである麻酔薬を使用し続けたにもかかわらず，6名ではMHを発症しなかった[34]。本邦の咬筋強直症例の検討では28名中CICR速度の測定を行って亢進ありと診断されたのは13名（46％）であった[35]。吸入麻酔薬を続けて使用したのは14症例（50％）で，このうち10名（全例CICR速度亢進）でf-MHを発症した。麻酔を中止したのは10例で，このうち2例（CICR速度亢進）でf-MHとなった[35]。SCh投与による咬筋強直が認められた後の麻酔管理については中止あるいは麻酔法をMHに安全な麻酔法に変更するという意見から，MH発症に注意してモニターを行って麻酔はそのまま続けてよいという意見までさまざまであるが，全身の筋強直を伴った咬筋強直はMHと考えて以後の麻酔法を検討するということが一般的な見解と考えられる。MHS患者にSChを使用すると必ず咬筋強直あるいは全身の筋強直が認められるわけではない。CICR速度が亢進ありでSChが投与された20名で咬筋強直が認められたのは13名（65％）であった[35]。またSCh投与後の開口障害の出現頻度はf-MH患者では56％であった（図9）。オーストリアの報告では咬筋強直はMHの34％に出現していた[20]。最近ではSChそのものの使用頻度が低下しているが，SCh投与後の咬筋強直の出現頻度についてほとんど変化はない。

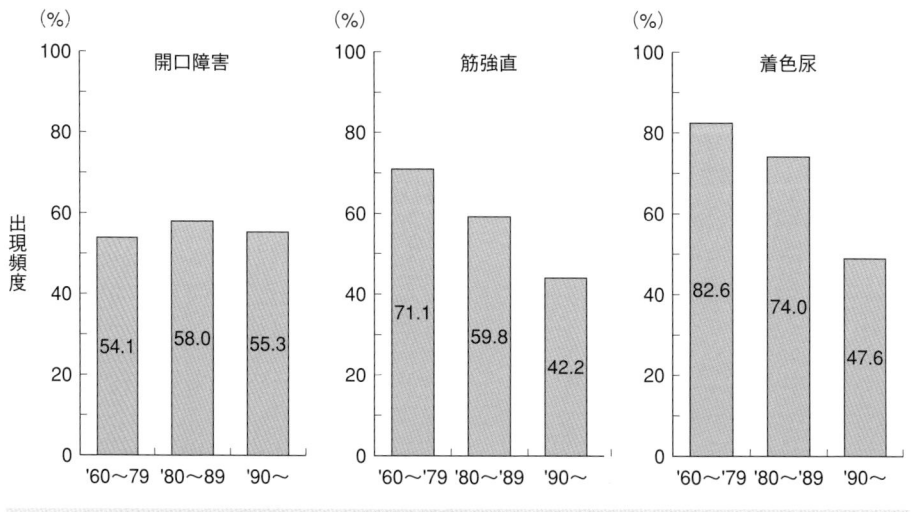

図9　f-MH症例の臨床症状の年代別出現頻度

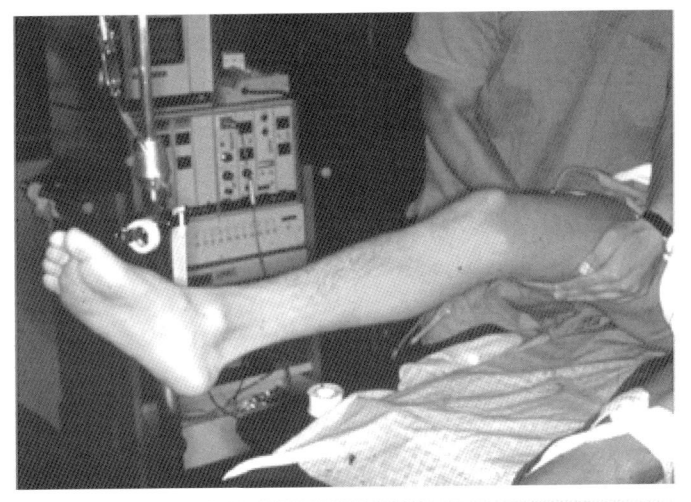

図10 筋強直

咬筋強直はこれが認められるとMHと診断できる症状ではないが、咬筋強直が認められるとMHが発症するかも知れないという警告として重要な症状である。MH以外に全身の筋強直を伴う咬筋強直が、ミオトニアの原因であるヒト骨格筋ナトリウムチャネルのαサブユニットの遺伝子であるSCM4Aの点変異と関連していたという報告[36]もある。また、まれではあるが、非脱分極性筋弛緩薬投与後の咬筋強直の報告[37)38)]もある。

b. 筋強直

SCh投与後に認められる全身の筋強直はMHの前兆として警戒されるが、5分以内に回復する。また、揮発性吸入麻酔薬使用中に徐々に起こる筋強直は、MHの可能性がかなり高い。この症状はMHがかなり進行してから出現することが多い。四肢の筋強直では関節が曲がらないということから発見される（図10）。腹部の手術であれば腹直筋の強直を術者から指摘されることがある。麻酔科医は吸気時の気道内圧が上昇することから呼吸筋の強直に気づく。筋強直が起こると強直した筋肉への血流は低下するため、酸素やダントロレンが届きにくい。筋強直の出現頻度は本邦のf-MHでは57％、オーストリアのMHでは47％[20)]であった。最近では筋強直の出現頻度は減少傾向にあり1990年以降では42％であった。また筋強直は乳幼児や高齢者には少なく、6〜15歳では73％と頻度が高かった。

c. 代謝亢進（E_{TCO_2}およびPa_{CO_2}上昇、頻呼吸、低酸素血症）

カルシウムイオン濃度の上昇で直接的あるいは間接的に代謝を亢進させ、二酸化炭素の産生が増大し、臨床症状としてはE_{TCO_2}およびPa_{CO_2}が上昇し頻呼吸となり、ソーダライムは紫色に変化する。特にE_{TCO_2}上昇はMHの初発症状として重要であるが、全身麻酔中にE_{TCO_2}が上昇する状態は種々あり鑑別（表5）[39)]が必要である。適切な換気にもかかわらずE_{TCO_2}が上昇する場合は、MHである可能性を考慮する。f-MH患者のE_{TCO_2}とPa_{CO_2}の中央値は、それぞれ71.0mmHg、70.3mmHgであった。乳酸産生増加によるアシ

表5　麻酔中MHと鑑別を要する状態・疾患

鑑別を要する状態・疾患	主なMH様症状
不適切な麻酔	頻脈，高血圧
不適切な加温，うつ熱	発熱，頻脈，高血圧，E_{TCO_2}の上昇
呼吸・換気の異常	
呼気弁異常による再呼吸	E_{TCO_2}の上昇，頻脈，高血圧
気管内チューブの屈曲・閉塞	気道内圧上昇，E_{TCO_2}の上昇，頻脈
気管支喘息の発作	E_{TCO_2}の上昇，頻脈，気道内圧上昇
感染症，敗血症	発熱，頻脈，高血圧
四肢の駆血	体温上昇，駆血解除時にE_{TCO_2}の上昇
甲状腺クリーゼ	体温上昇，頻脈，高血圧，E_{TCO_2}の上昇
中枢性発熱	高体温，高血圧，E_{TCO_2}の上昇
褐色細胞腫	頻脈，高血圧，高体温
他の筋疾患	
低K性周期性四肢麻痺	筋強直，横紋筋融解症
ミオトニアなど	

（向田圭子．2.悪性高熱症．稲田英一編．麻酔科診療プラクティス7　周術期の危機管理．東京：文光堂；2002：p.215-219より改変引用）

ドーシス，酸素消費増大による低酸素血症が出現する．アシドーシスはMHの経過中初期から認められることがあるが，初期には呼吸性アシドーシスだけで代謝性アシドーシスを認めないこともある．f-MHのpHの中央値は7.12，base excessの中央値は－10.2であった．

d. 高熱（急激な体温上昇）

急激な体温上昇はMH経過の早期というよりも，中期以降に出現してくる（表1）．体温上昇速度はf-MH患者の中央値で15分間に1.0℃，最高では15分間に5.2℃であった．最高体温は中央値で40.7℃であった．最高体温が高いほど死亡率も高く[2]，死亡率は最高体温が40℃未満では2.6％であるが，41℃以上では53％と高率になる（図11）．死亡症例の検討からも生死にもっとも関与していたのは最高体温であった．

e. 原因不明の頻脈・不整脈，循環変動

麻酔中の頻脈の原因は多様であるため，頻脈だけでMHと診断することは難しい．MH経過中の原因不明の頻脈は，f-MHでは90％以上にあり，発症早期からみられることが多い．しかし，55歳以上のf-MHでは頻脈の出現頻度は有意に低く74％であった．MH発症早期から交感神経の活動が増加していることが認められている．これはMHによる二次的な反応であるが，増加したエピネフリンやノルエピネフリンはMH反応（代謝亢進）をさらに増強し，頻脈，高血圧，不整脈の原因となる．心室性不整脈は死亡症例では頻度が高く88％（生存例は51％）であった．高血圧は頻脈に伴ってみられることが多く，高血圧，頻脈の治療としてカルシウム拮抗薬の選択はMHの場合は適切ではない．カルシウム拮抗薬とダントロレンとの併用で高カリウム血症による心室細動や循環虚脱を起こす可能性が指摘されている[40]．また，MH経過中の急激な循環不全（低血圧）は，MH

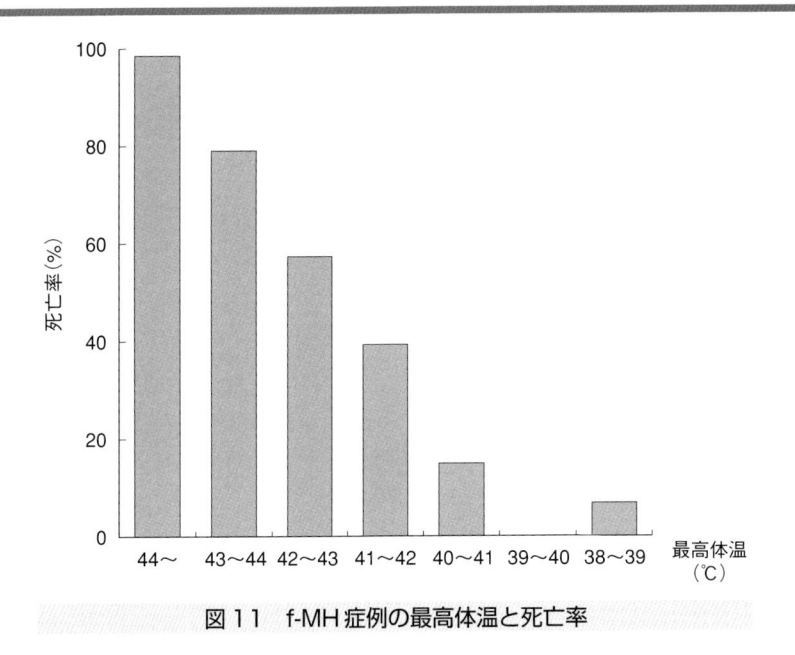

図11 f-MH症例の最高体温と死亡率

の心筋に異常がある[41]ためなのか，MHに伴う二次的なものなのか[42]は議論がある。高カリウム血症，アシドーシス，hypovolemiaは心機能障害や心停止に関与するため，対症療法が必要である。

f. 横紋筋融解症（高CK血症，ミオグロビン尿症）

MH発症早期にみられることはまれで，ピーク値は発症1～2日後であることが多い。上昇の程度についてはかなりの範囲でばらつきが[43]あり，f-MH症例のピークCK値は正常範囲内から最高345,400IU/lであった。CKの中央値は5,251U/l，尿中ミオグロビンの中央値は3,000μg/mlであった。ポートワイン尿（着色尿）の頻度はf-MHで59％にみられたが，1990年以降に限っては37％と減少していた（図9）。Antognini[43]の術後CK値の検討では，ダントロレンを投与されたMH症例やSChを使用していないMH症例では，MH発症後のCKのピーク値は普通の手術後のピーク値と重なっていた。このため，CK値はMHの診断的価値は低く，横紋筋融解症の程度や腎不全のような合併症のリスクを考慮するために有効であった。麻酔に関連する横紋筋融解症について文献から66症例を検討したPedrozziら[44]の検討では，74％の症例では術前には認識されていなかった筋疾患が原因で，21％ではMHが原因であった。66症例のうち腎不全は4症例，死亡は11症例で，SChが使用されたのは43症例であった。川名ら[45]の報告によると術後のCK値とCICR速度の亢進とは関係が認められなかった。しかし，もちろん咬筋強直があり，麻酔が中止されミオグロビン尿が認められた亜型MHでも，筋生検でMHSと診断される症例もある[45]。

g. 初発症状（図12）

1990年以前はSCh投与後の開口障害，ついで原因不明の頻脈であった。しかし，1990年以降のf-MH症例では，E_{TCO_2}の上昇がもっとも多く35％であった。これは全身麻酔で

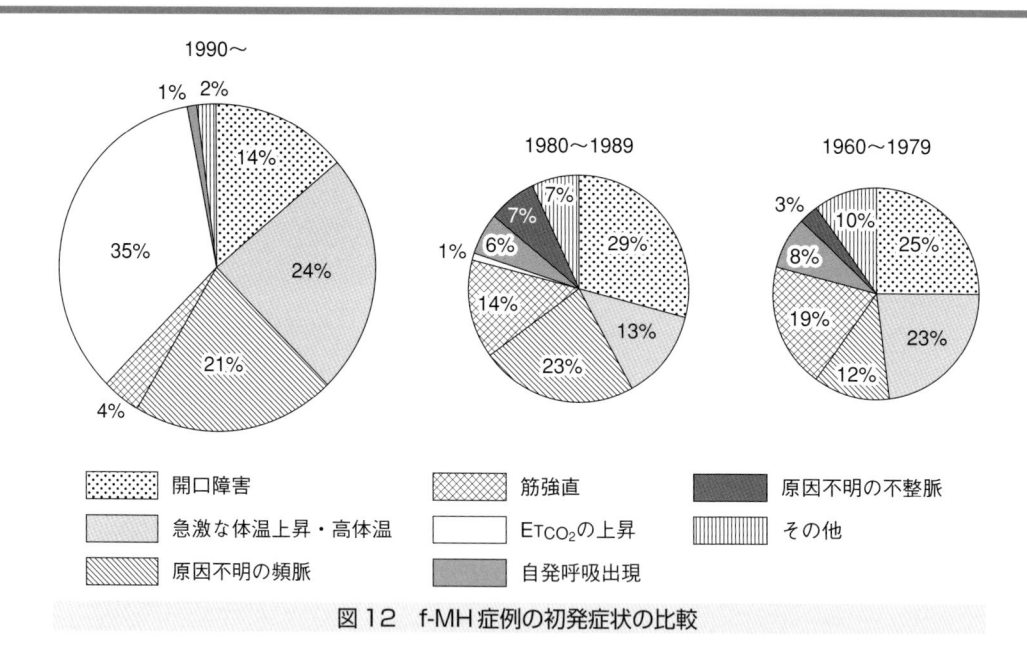

図12 f-MH症例の初発症状の比較

凡例：開口障害／筋強直／原因不明の不整脈／急激な体温上昇・高体温／E_{TCO_2}の上昇／その他／原因不明の頻脈／自発呼吸出現

E_{TCO_2}の使用が普及したこととSChの一般的な使用率が低下したためによると考えられる。

h. 多臓器不全

MHが進行してくると，中枢神経障害，急性腎不全，DIC，肺水腫，肝不全などを呈し多臓器不全になる。中枢神経障害は高体温，アシドーシス，高カリウム血症，低酸素，低浸透圧などが原因の急性の脳浮腫によると考えられている。中枢神経障害としては覚醒遅延，昏睡，無反射，瞳孔散大固定，フラットな脳波などが認められ，これらはMHによる二次的な障害である。MHブタの実験結果ではMH発症中でも中枢神経の酸素消費量と乳酸産生量は増加しないことが確認された[46]。横紋筋融解症によるミオグロビンに加えて低血圧，低酸素などにより，急性腎不全で無尿となることがある。また，高体温やアシドーシス，低酸素，低血圧などで膜の透過性が亢進して組織トロンボプラスミンが放出されて，DICが生じる。

i. MHの後遺症

横紋筋融解症による後遺症が特徴的で，もっとも多いのは筋痛であるが，重症になると歩行障害や足関節の拘縮などもある。横紋筋融解症による腎機能障害，中枢神経障害が後遺症として残ることがある。

j. 予後に関係する症状

f-MHの死亡率は，男性で30.6％，女性では24.1％であった。性別・年齢別の死亡率は30歳代男性が37.5％，20歳代男性が36.9％，10歳代男性が34.4％と高かった。本邦の1990年以降のMHによる死亡18症例の検討では，MH発症後12時間以内に55％，24時間以内に70％が死亡していた[15]。また，f-MH症例の生存症例と死亡症例で有意な差が認め

IV. 臨床症状

表6 f-MH症例の臨床症状の比較（生存例と死亡例）

	生存症例	死亡症例	P値
中央値			
最高体温（BT, ℃）	40.2	42.0	<0.0001
体温上昇速度（℃/15分）	0.86	1.20	0.0002
最高体温到達時間（分）	115	150	0.0001
Pa_{CO_2}（mmHg）	68.5	78.2	0.0863
pH	7.146	7.015	0.0005
base excess	−9.45	−13.55	<0.0001
血清K^+（mEq/l）	5.3	6.2	0.0003
creatine kinase（IU/l）	5,452	2,000	0.0588
血清myoglobin（ng/ml）	3,000	62,361	0.0065
尿中myoglobin（ng/ml）	3,000	6,810	0.9814
頻度（%）			
開口障害	44.1	40.5	0.58
全身筋強直	58.3	55.7	0.70
着色尿	55.1	73.2	0.033
頻脈	94.0	95.1	0.70
不整脈	49.7	87.5	0.0001

られた症状は最高体温，体温上昇速度，最高体温までの時間，心室性不整脈，pH，base excess，血清カリウム値であった（表6）。CK値では有意差は認められなかったが，死亡症例の方が低値であった。これは，CK値のピークはMH発症1〜2日後で，死亡症例は発症後24時間以内に死亡していることが多いためである。死亡原因としては，MH経過中早期では心室細動，数時間以内では肺水腫，DIC，数日では低酸素による中枢神経障害，脳浮腫，ミオグロビン尿による腎不全が多い。

術前診断

　MHは潜在的な薬剤誘発性の筋疾患であるために，原則的には術前に診断することは困難である。MHに関連する家族歴や既往歴（麻酔歴）の問診とMH関連疾患の有無を確認する。

1 麻酔歴

　MHSがトリガーとなる麻酔薬に暴露されても必ず発症するわけではない。Kudohら[47]は，11歳時にハロタンとSChによる麻酔を受けたときに頻脈以外はMHの徴候はなかったが，15歳時にはイソフルランとSChでf-MHを発症した少年の報告をした。この患者はCICRテストで亢進が認められ，カルシウム放出速度の亢進がありMHSと診断された。また同様に，後にCICRテストで亢進が認められた3歳の男児で，過去3回の亜酸化窒素-酸素-セボフルラン麻酔で著変なく，4回目の亜酸化窒素-酸素-イソフルラン麻酔でMHを

表7　f-MH症例の家族歴

劇症悪性高熱症	3
悪性高熱症？	3
高CK血症	8
原因不明の突然死	5
原因不明の手術死亡	3
熱中症	2

発症した報告[48]もある。60歳の男性で，いままでにセボフルランによる2回の麻酔で問題がなかったが，3回目の麻酔で原因不明のE_{TCO_2}が認められ手術終了後にMHを発症した症例[49]もある。さらに過去に複数回の全身麻酔歴に異常が認められなかったという報告[50)～52]もある。MHSの患者でも20.9％には問題のない麻酔歴があったとStrazisら[23]は報告した。MHで死亡した患者とIVCTでMHSと診断された患者やその家族の全身麻酔歴（MHのトリガーとなる薬剤使用）からの検討によると，デンマークでのMH（f-MHとa-MH）の臨床上の発現率は34～54％であった[53]。わが国のf-MH症例で麻酔歴を検討すると，過去に揮発性吸入麻酔薬を使用してもMH様徴候を認めなかった症例が28名中14名に認められた[54]。過去の麻酔の麻酔時間と本当にMH症状を認めなかったという判断が問題である。しかし，トリガーとなる麻酔薬で麻酔を受けてMH様の症状が認められなかったという既往歴があってもMH素因がないとは言いきれない。MHの発症には骨格筋RYR1の異常とトリガーとなる薬剤以外に関与している因子があると考えられる。

2 家族歴

MHは常染色体優性遺伝である。したがって，両親か兄弟にMH既往歴があるとか，MH素因が遺伝学的やIVCTで判明していると，遺伝している確率は50％である。しかし，中には突然変異の発症例の報告[55]がある。両親がIVCTでMHを否定されたとしても完全にはMH素因を否定できない。本邦にはf-MHを家系内で2名以上発症した家系が3家系ある（表7）[56)57]。f-MH症例の家族歴には高CK血症，労作性熱中症[58)59]なども認められた。

3 外表奇形

斜視，眼瞼下垂，側彎などがMHと関連があるといわれた[23]。しかし2,500以上のIVCTから診断されたMHSの検討からはそのような関連を示すエビデンスは見つからなかったという報告[60]もある。本邦のf-MH症例383症例では側彎が15症例（そのうち3症例は眼瞼下垂も併発），斜視が6症例，眼瞼下垂が5症例であった。7症例の側彎症にスキンドファイバーのカフェイン感受性検査を行ったところ3症例で陽性であったという報告[61]がある。MHと関連がある筋疾患のcentral core病（CCD）では側彎や眼瞼下垂が認められることも多く，外表奇形というよりは筋疾患の1症状である可能性が高い。

4 筋疾患

　MH関連の筋疾患でもっとも報告が多いのはCCDである。これはMHと同様にRYR1遺伝子の異常が原因の筋疾患である。CCD以外にMHと関連が確立している疾患はKing-Denborough症候群（KDS）とエバンスミオパチーであるといわれている[62)63)]。

　エバンスミオパチーは常染色体優性遺伝であり，軽症で臨症的にはあまり問題にはならない。主な症状は下腿の筋萎縮，眼瞼下垂，腰椎前彎などである。CK値は正常～上昇であり，組織学的にはミオパチーのさまざまな所見が認められる。

　一方，KDSは大変まれな疾患で，顔面と骨格に先天的な奇形があり緩徐に進行する筋疾患である。低身長，腰椎前彎，胸椎後彎，鳩胸，高口蓋，眼瞼下垂，斜視，小下顎症などがある。KDSの小児とその母がIVCTでMHSと診断された家系[64)]や，KDSの小児の母と叔父にf-MH発症の既往がある家系の報告[65)]がある。低カリウム性周期性四肢麻痺とMHを合併した患者の2症例の報告[66)]がある。1症例はIVCTでMHSと診断されRYR1の点変異が発見されているが，1症例ではMHNであった。低カリウム性周期性四肢麻痺とMHの関連が証明されたわけではない。しかし，低カリウム性周期性四肢麻痺の原因遺伝子は染色体1q32上にあるCACNL1A3でDHP受容体のα1サブユニットをコードしている。MHとCACNL1A3の変異の間に連鎖が認められた家系の報告[67)]もある。

　その他，MHを発症する危険性が高い筋疾患にBrody病がある。これは骨格筋タイプ2線維のSRにあるCa-ATPaseの活性低下（0～50％）でSRへのカルシウム取り込み速度が遅い。臨床症状は運動後の筋弛緩障害，易疲労性，筋クランプ，筋肉痛，筋の硬直で，これらの症状が寒いときに悪化する[68)]。Duchenne型筋ジストロフィー（Duchenne muscular dystrophy：DM）[69)70)]やベッカー型筋ジストロフィー[69)71)]，先天性筋緊張症[72)]でもMHやIVCTで陽性の報告例があるが，これらの疾患ではSCh投与後の筋強直，心停止，横紋筋融解症が報告されている。さらにDM症例へのセボフルランの使用について問題なかったという報告[73)]，逆に横紋筋融解症を起こしたという報告[74)]，さらには局所麻酔後に死亡した報告[75)]もある。先天性関節強直症[76)]やSchwartz-Jampel症候群[77)]とMHの関連も報告されている。

a. Central core病（CCD）

　CCDとMHの関連は1973年に初めてDenboroughら[78)]が報告した。本邦では1987年にAkazawaら[79)]が，f-MHを発症してIVCTでCICR速度の亢進が認められたCCD症例を初めて報告した。CCDは先天性の非進行性ミオパチーで，病理組織像が特徴的で，NADH染色でType I fiberの中心部に染まらない部分（コア構造）がみられる。この部位のミトコンドリアや酸化酵素の欠落がコアの原因である。臨床症状は近位筋の対照的な筋力低下が主な症状で，運動発達障害が認められるが，筋力低下の程度は軽く，側彎や前彎を併発することが多い[80)81)]。歩き初めが遅く，よく転び，運動神経が鈍い細い顔の子供というのが典型的な例である。常染色体劣性遺伝[82)]や散発例の報告[83)]もあるが，多くは常染色体優性遺伝である[80)]。CCDの病因はMHと同じRYR1の異常であり，RYR1遺

伝子の点変異が多数報告されている。MH関連のRYR1遺伝子の点変異は3つの領域（hot spot）に多数認められるが，CCDでも同じ領域に点変異が多く報告[84]されている。現在までに，RYR1遺伝子の点変異はCCDだけ，MHだけ，CCD＋MHの3つのパターンがある。それぞれでカルシウムの調節異常の形式が異なっている。点変異がある細胞を使用した実験結果からわかったことは，MHだけ報告されている変異では，RYR1の亢進したカルシウム放出機能は代償されているため，SRのカルシウム貯蔵量の変化はない。しかし，MH＋CCDの変異は，RYR1機能のカルシウム放出亢進は代償されていないために，骨格筋細胞内の静止時のカルシウム濃度は上昇しSRの貯蔵量は減少していると推定されている。CCDのみの変異（C末端でチャンネル形成部位変異）では興奮収縮連関が障害されていると考えられている[5][85][86]。

b. Multiminicore病（MmD）

先天的ミオパチーでCCDと同じように組織学的にNADH染色でタイプ1筋線維の中心部以外の場所に多数の小さなコア構造が見られる。CCDと同様にRYR1遺伝子の点変異とIVCT陽性でMHSと診断された報告[87]がある。最近ではCCDを合併したMmDも報告[80][88]されている。

5 その他のMH関連疾患

a. 労作性熱射病

労作性熱射病は健康な若者に多く，高温多湿下での過度な労働や運動により骨格筋での熱産生が増大するが，熱放散で対応できなくなって，体温調節が障害されて高体温となる。病態が骨格筋の過剰な熱産生であることや若い男性に多いことがMHと類似している。MHの発症数カ月後にフットボールをした後に労作性熱射病で死亡した少年の報告[89]がある。この少年と父親にMHと関連があるRYR1遺伝子の変異が発見された。また，労作性熱射病を発症後，IVCTで陽性であった症例の報告[90]～[92]がある。本邦でもf-MH症例と労作性熱射病の両疾患患者が混在する家系がある[58][59]。労作性熱射病の患者の一部はMHSである可能性があると考えられ，MHの素因を検索する方が望ましい。労作性熱射病にはダントロレンが有効である。

b. 運動誘発性高CK血症

軽度の運動でCKの上昇を，過度の運動で横紋筋融解症を起こす。運動や感情によるストレスで体温上昇と筋痛や筋クランプを伴った筋疲労を繰り返す34歳の男性がIVCTでMHSと診断され，遺伝子検索ではMH関連の点変異が発見され，さらに運動負荷テストで2℃の体温上昇とCK値や乳酸値の上昇が認められた[93]。またWapplerら[94]は12名の運動誘発性横紋筋融解症の患者に筋生検を行い，IVCTで11名がMHSと診断され，3名にRYR1遺伝子のMH関連部位の変異が認められたと報告した。運動誘発性横紋筋融解症発症後の11人の骨格筋細胞内のカルシウム濃度は高く，ダントロレン投与によりカルシウム濃度は低下したと報告[95]された。わが国でも運動後の持続する高CK血症があった患

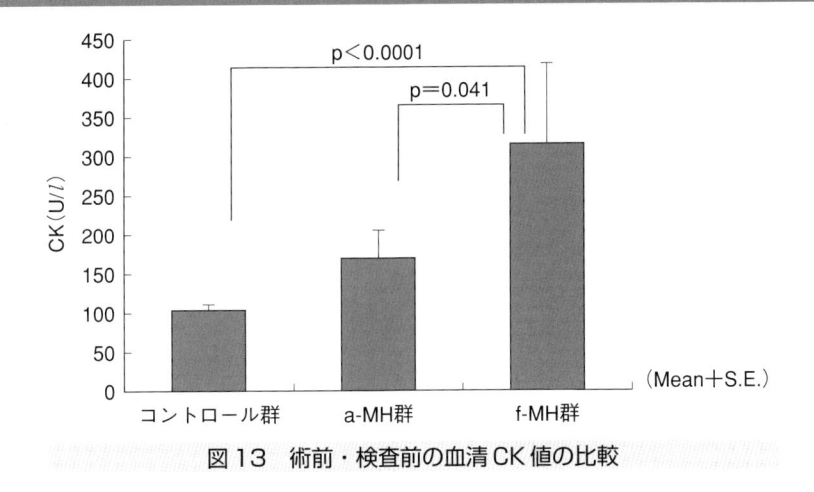

図13　術前・検査前の血清CK値の比較

者でIVCTによりMHSと診断された症例[96]や運動後の高CK血症でIVCT（スキンドファイバーのカフェイン感受性）で陽性であった家系の報告[97]がある。また運動誘発性高CK血症患者でCICR速度の亢進が認められた症例もある。運動誘発性高CK血症の病態の一部ではMHと関連があると考えられる。

c. 高CK血症

CK値が上昇する原因はさまざまで，外傷や病気や薬剤による骨格筋細胞膜のダメージによることが多い。高CK血症とMHSとの因果関係は明らかではない。原因不明の高CK血症7名にIVCTを行った結果3名がMHSであったとLingarajuら[98]は報告した。このMHS 3名のうち1名は家族性の高CK血症であった[98]。Weglinskiら[99]は特発性高CK血症の患者49名にIVCTと組織学的生検を行った。49名中24名（49％）でMHSと診断されたが，組織学的所見はMHSとMHNの間で差はなく，家族性の高CK血症はMHSでは24名中4名に，MHNでは25名中10名に認められた。RYR1の点変異（Gly314Arg）が認められ，IVCTで陽性の2家系9名の患者で持続的なCK値の上昇を認めたという報告[100]もある。f-MH患者の術前CK値は予定手術術前患者と比較して有意に高い（図13）が，数千以上のCK値は他の原因（筋疾患など）によることが多い。CK値に関しては，1970年代よりMHSの診断の指標としての検討が行われてきた。Amaranathら[101]はCK値について検査の感受性は低いが，術前検査として行う意義はあると報告した。Passukeら[102]によると131名のIVCTを行った患者のうちMHS 34名とMHN 87名のCK値は正常範囲内であり，残り10名はIVCTで異常であり筋疾患（CCD，周期性四肢麻痺，筋ジストロフィー）を合併して，この10名中6名で高CK血症を認めた。このことからCK値高値はMHの診断ではなく，筋疾患のスクリーニングとして有用である報告した。高CK血症患者では，まずCK値が上昇した原因を検索し，筋疾患もなく特発性の高CK血症であればMHの素因診断を計画する。

d. 悪性症候群（neuroleptic malignant syndrome：NMS）

1960年代にクロルプロマジン投与中の高熱，意識障害，筋固縮・不随意運動などの錐

体外路症状を主徴とする副作用が報告された。抗精神病薬治療中の患者ではNMSの発症率は0.1〜0.2％といわれている。発症平均年齢は40歳で，性差はない。NMSには遺伝性や家族性は認めないが，疲弊，精神運動興奮，脱水，精神発達遅滞，慢性アルコール依存症，脳の器質性疾患などは発症危険因子である。主な臨床症状は，高熱，筋強剛，自律神経症状，意識の変容，横紋筋融解症である。著明な発汗を伴う高熱は解熱鎮痛剤に反応しない。体温は1〜2日の間に38〜40℃，さらに40℃以上に上昇し，意識障害，脱水症状や栄養障害，呼吸障害，循環虚脱を来し，ついには死に至ることもある[103]。MHと同じようにダントロレンが有効である。高体温，筋強剛，横紋筋融解症がMHの症状と似ている点から，NMSとMHの関連について議論されてきた。病因は脳内のドパミン・セロトニン不均衡説が考えられている。MHは骨格筋が病因であるから，この両疾患の病因は異なるため，直接の関係はないと考えられている[104)105]。向精神病薬を服用中の精神分裂病の患者が全身麻酔中に高体温，頻脈，アシドーシスを呈したため，MHとして治療された症例がある[50]。向精神病薬を服用中の患者の全身麻酔中には臨床症状だけからMHとNMSを鑑別することは困難であると考えられる。

術後悪性高熱症

　術後の悪性高熱症とは，術中はMH様症状を認めなかったが，手術終了後にMH徴候が現れたものをいう。術後の発熱，高体温に関しては，さまざまな原因により起こるうえに，病棟へ帰室してから発症した症例では，発症時の症状の記載や検査データ（動脈血ガス）が不備であるため，MHの診断が困難であることが多い。今までに報告された症例を検討してみると，発症時期や初発症状などからいくつかのパターンがある。手術終了直後，麻酔覚醒時に発症する症例[106)107]，特に非脱分極性筋弛緩薬リバース直後に頻脈，頻呼吸，高血圧，体温上昇で発症した報告[108)〜111]がある。手術終了後，病棟へ帰室してから発症した症例では，体温上昇が主な症状であった症例[112)113]と，横紋筋融解症が主な症状であった症例[107)114]がある。発症時（体温上昇時）に激しいシバリングを伴った症例の報告[115)〜117]もある。Halsallら[118]の報告によると，症状が高熱だけでMHを疑われてIVCTを行った術後MHの30症例ではすべて陰性でMHNであった。高熱以外の症状を伴っていない症例や手術終了直後の発熱以外の症例では，MHではない可能性が高いと結論した[118]。術後MH発症後に行ったCICRテストでは，ほとんど陰性[106)〜108]，当研究室のデータによると38名中37名でCICR速度の亢進は認めなかった。したがって，ほとんどの術後MHは，骨格筋小胞体のカルシウム放出チャネルの異常が原因ではなく，また誘引も揮発性吸入麻酔薬やSChではないと推察される。術中に発症するMHとは発症機転が異なっている症例が多いと考えられる[28]。しかし，なかには高熱以外に呼吸性/代謝性アシドーシスや高CK血症，ミオグロビン尿症を伴った症例で，IVCTでMHSと診断された報告[114)119]もある。さらに，術前にMHと診断されて，MHには安全といわれている麻酔薬で麻酔し安全に麻酔を終了した後にMHを発症した報告[116)117)119)120]もある。術後の主な症状が横紋筋融解症で高熱がない症例[107)121]では，横紋筋融解症がSChをは

じめとする薬剤や手術操作によるものであるのか，あるいはMHの1症状であるのかは不明である．術後MHについては病因や発症機序など不明な部分が多い．MHS患者の全身麻酔に際しては，トリガーとなる麻酔薬は使用せず，また麻酔中何の問題がなくても，術後MHを発症する可能性がある．術後MHの発症機序が判明すれば，術中管理だけでなく術後管理もさらに安全に管理できると考えられる．

特異な経過のMH

1 MHの再燃

25歳・男性の扁桃腺摘出術で亜酸化窒素-酸素-イソフルラン＋SChで全身麻酔中にMHを発症したが，早期治療によりMH症状は改善し，ICUで人工呼吸管理となった．翌朝，なんら問題がなかったので気管内チューブを抜管したが，その後20分で急激に高血圧，頻脈，頻呼吸を伴ってシバリングが生じ，50分間で2.6℃の体温上昇が認められた．ダントロレン投与により体温上昇が止まり，症状も改善した．その後，IVCTでMHSと診断された症例[122]もある．MH症状がよくなっても再燃する可能性があること念頭において，MH発症後の管理を行う必要がある．

2 安全な麻酔法でMHを発症

4歳児がリドカインによる局所麻酔後，翌日40℃以上の高熱と意識障害，筋強直で発見され，治療にもかかわらず死亡した[75]．悪性高熱症を疑う家系の53歳男性が脊椎麻酔中に激しいシバリングを伴った40℃以上の体温上昇，頻脈，高血圧を認め，ダントロレン治療で改善した[123]．筋生検によりCICRテストで陽性と判定された患者に硬膜外麻酔を行い，駆血解除後に体温上昇，筋強直でMHを発症した[124]．ストレスによるMH発症という報告がある以上，MHS患者に100％安全という麻酔法はないのかもしれない．

3 安全な麻酔薬でMHを発症

MHの麻酔歴がある18歳・男性に，フェンタニル，チオペントン，亜酸化窒素，ベクロニウムで麻酔終了頃から軽度のE_{TCO_2}上昇，代謝性アシドーシス-8.2，体温37℃から37.4℃への上昇が認められた．術後2時間で38.4℃へ上昇，E_{TCO_2}も52mmHgとなり，ダントロレン投与により改善したが，その後，覚醒時に再びシバリングとともに40℃まで体温が上昇した．IVCTでMHSが証明された[120]．安全な麻酔薬で全身麻酔を行い無事終了後，2.5～3時間で体温上昇，Pa_{CO_2}の上昇，代謝性アシドーシスでMH発症としてダントロレン使用された2症例[116]がある．2症例ともIVCTでMHSと診断され，1例は発症時にシバリングを伴っていた[116]．プロポフォール，フェンタニル，亜酸化窒素，ベクロニ

ウムで麻酔中に赤色尿がみられたため麻酔を中止後，70分時に頻呼吸，E_{TCO_2}の上昇，頻脈で発症し体温上昇，アシドーシスを認めダントロレンを投与された。CICRテストで亢進が認められた[119]。7歳時にf-MHの既往歴があり，その後CICRテストで亢進と判定された24歳・女性が，側彎の手術に亜酸化窒素-酸素-フェンタニル，ミダゾラムで低体温麻酔を行い無事手術終了後，ICUで復温時に覚醒とともにシバリング，チアノーゼ，Pa_{CO_2}上昇，アシドーシスを認め，ダントロレン使用により改善した[117]。いずれも筋生検によりMHと診断された症例で，安全といわれている麻酔薬を使用したにもかかわらず，術後にMHを発症している。これに関しては2,214名の筋生検の麻酔（MHを誘発する麻酔薬を使用しない）で，MH様症状を発症したのはIVCTでMHSと診断された5名であった。2,214名中MHSは1,082名だったことから，MHに安全な麻酔でMH反応を起こす確率は0.46％であるとCarrら[125]は報告した。この5名ともMH反応を起こしたのは術後リカバリー室であった。

4 麻酔以外の誘因で発症したMH

MHのモデル動物であるブタはストレス（高温環境や運動，不安や興奮）でMHが誘発されることは有名である。MHSのほとんどの患者は日常生活ではMHを発症することなく生活していることから，ヒトではストレスでMHを発症することは非常にまれであると考えられる。しかし，前述したように労作や術後の激しいシバリングに伴いMH様症状が認められた報告がある。これらのMH症状は骨格筋が原因であると推察される。Britt[126]はMHを発症した数カ月後に上気道感染症状とともにMHを発症して死亡した少女，およびコカインとアルコール飲用と精神的な興奮でMHを発症して死亡したその兄のMH家系を報告した。MH様症状を引き起こす薬物としてはコカイン，アルコール[125]，覚醒剤（特にMDMA）[127]が知られている。しかし，コカインによる高体温は熱放散障害が主な原因[128]で，コカインは中毒量でも骨格筋の収縮力に関する直接作用はなくMHS患者でも安全である[129]と報告された。また，MH様症状（高体温，横紋筋融解症）がDMの初発であった6人，10歳代少年の報告[130]がある。

MH様症状を呈する疾患が，すべて術中に発症する典型的MH（骨格筋のカルシウム調節障害）と同じではないと考えられる。しかし，一部では重複する状態があることも事実である。RYR1の異常だけ，あるいはRYR1遺伝子のある部位の異常だけがMHとして定義されるのか，今まで同様に臨床的にMHをとらえるのか，今後の課題である。

■参考文献

1) Hopkins PM. Malignant hyperthermia: advances in clinical management and diagnosis. Br J Anaesthesia 2000; 85: 118-28.
2) 弓削孟文, 向田圭子. 悪性高熱症. 日本臨床 2002; 60: 635-42.
3) Wappler F. Malignant hyperthermia. Eur J Anaesth 2001; 18: 632-52.
4) Loke J, MacLennan DH. Malignant hyperthermia and central core disease: disorder of Ca^{2+} release channels. Am J Med 1998; 104: 479-86.

5) Avila G. Intracellular Ca^{2+} dynamics in malignant hyperthermia and central core disease: established concepts, new cellular mechanisms involved. Cell Calcium 2005; 37: 121-7.
6) Ryan JF, Lopez JR, Sanchez VZ, et al. Myoplasmic calcium changes precede metabolic and clinicsl signs of porcine malignant hyperthermia. Anesth Analg 1994; 79: 1007.
7) 久保田稔, 藤井公融, 向田圭子ほか. 悪性高熱症モデル豚 (Poetrain pig) の麻酔経験. 麻酔と蘇生 1991; 27(別): 87-95.
8) Karan SM, Crowl F, Muldoon SM. Malignant hyperthermia masked by capnographic monitoring. Anesth Analg 1994; 78: 590.
9) Larach MG, Rosenberg H, Larach DR, et al. Prediction of malignant hyperthermia susceptibility by clinical signs. Anestesiology 1987; 66: 547-50.
10) Hackl W, Mauritz W, Schemper M, et al. Prediction of malignant hyperthermia susceptibility: statistical evaliation of clinical signs. Anesthesiology. Br J Anaesth 1990; 64: 425-9.
11) Kawamoto M, Mukaida K, Maehara Y, et al. Prediction of accelerated Ca-induced Ca release rate by clinical findings in malignant hyperthermia susceptible subjects. In vivo. 2001; 15: 5-48.
12) 前原康弘, 市原靖子, 佐々木順司ほか. 悪性高熱症を疑った症例でのCICR速度亢進予測ソフト (CICRpred) の評価. 日臨麻会誌 2002; 22: 287-91.
13) Larach MG, Localio AR, Allen GC, et al. A clinical grading scale to predict malignant hyeprthermia susceptibility. Anestesiology 1994; 80: 771-9.
14) 盛生倫夫, 菊地博達, 弓削孟文ほか. 悪性高熱症診断基準の見直し. 麻酔と蘇生 1988; 80; 771-9.
15) 前原康弘, 向田圭子, 河本昌志ほか. 本邦における1990年以降の悪性高熱症死亡症例の検討. 日臨麻会誌 2000; 20: 385-9.
16) 向田圭子. 悪性高熱症. 臨床麻酔 2005; 29(増): 369-80.
17) Britt BA, Kalow W. Malignant hyperthermia: a statistical review. Canad Anaesth Soc J 1970; 17: 293-315.
18) Ellis FR, Halsall PJ. Malignant hyperthermia. Br J Hosp Med 1980; 24: 318-27.
19) Ording H. Incidence of malignant hyperthermia in Denmark. Anesth Analg 1985; 64: 700-4.
20) Heilinger D, Donner E, Sauberer A, et al. Malignant hyperthermia in Austria 1984-1993. In: Morio M, et al, editors. Malignant hyperthermia proceedings of the 3rd international symposium on malignant hyperthermia, 1994. Tokyo: Springer; 1996. p.25-32.
21) Tegazzin V, Accorsi A, Moroni I, et al. Clinical classification and incidence of fulminant and abortive malignant hyperthermia reactions in Italy. In: Morio M, et al, editors. Malignant hyperthermia proceedings of the 3rd international symposium on malignant hyperthermia, 1994. Tokyo: Springer; 1996. p.33-7.
22) 中尾正和. 悪性高熱症の発生頻度は？医学のあゆみ 1989; 148: 404.
23) Strazis KP, Fox AW. Malignant hyperthermia: a review of published cases. Anesth Analg 1993; 77: 297-304.
24) Bendixen D, Skovgaard LT, Ording H. Analysis of anaesthesia in patients suspected to be susceptible to malignant hyperthermia before diagnostic in vitro contracture test. Acta Anaesthesiol Scand 1997; 41: 480-4.
25) 中尾正和. 悪性高熱症の年齢・性別発生頻度の違いはなにによるか・染色体異常が指摘されているが発症の差はなぜか？医学のあゆみ 1991; 158: 797.
26) Ording H, Bendixen D.The incidence of malignant hyperthermia in Denmark. In: Morio M, et al, editors. Malignant hyperthermia proceedings of the 3rd international symposium on malignant hyperthermia, 1994. Tokyo: Springer, 1996: p.21-4.
27) Matsui K, Fujioka Y, Kukichi H, et al. Effects of several volatile anesthetics on the Ca-related functions of skinned skeletal muscle fibers from the guinea pig. Hiroshima J Med Sci 1991; 40: 9-13.

28) 向田圭子. 悪性高熱症. 日臨麻会誌 1998; 6: 552-60.
29) Leary NP, Ellis FR. Masseteric muscle spasm as normal response to suxamethonium. Br J Anaesth 1990; 64: 488-92.
30) Littleford JA, Patel LR, Bose D, et al. Masseter muscle spasm in children: Implication of continuing the triggering anesthetic. Anesth Analg 1991; 72: 151-60.
31) Carroll JB. Increased incidence of masseter spasm in children with strabismus anesthetized with halothane and succinylcholine. Anesthesiology 1987; 67: 559-61.
32) Christian AS, Ellis FR, Halsall PJ. Is there a relationship between masseteric muscle spasm and malignant hyperpyrexia? Br J Anaesth 1989; 62: 540-4.
33) Allen GC, Rosenberg H. Malignant hyperthermia susceptibility in adult patients with masseter muscle rigidity. Can J Anaesth 1990; 37: 31-5.
34) O'Flynn RP, Shutack JG, Rosenberg H, et al. Masseter muscle rigidity and malignant hyperthermia susceptibility in pediatric patients. Anesthesiology 1994; 80: 1228-33.
35) 向田圭子, 前原康弘, 大澤恭浩ほか. 咬筋強直とCICR速度の関連性についての検討. 麻酔と蘇生 1997; 35(別): 77-82.
36) Via GM, Olckers A, Jedicka AE, et al. Masseter muscle rigidity associated with Glycine1306-to-Alamine mutation in the adult muscle sodium channel α-subunit gene. Anesthesiology 1995; 82: 1097-103.
37) Alberecht A, Wedel DJ, Gronert GA. Masseter muscle rigidity and nondepolarizing neuromuscular blocking agents. Mayo Clin Proc 1997; 72: 329-32.
38) Jenkins JG. Masseter muscle rigidity after vecuronium. Eur J Anaesthesiol 1999; 16: 137-9.
39) 向田圭子. 2.悪性高熱症. 稲田英一編. 麻酔科診療プラクティス7 周術期の危機管理. 東京: 文光堂; 2002: p.215-9.
40) Gallant EM, Foldes FF, Rempel WE, et al. Verapamil is not a therapeutic adjunct to dantrolene in porcine malignant hyperthermia. Anesth Analg 1985; 64: 601-6.
41) Liou YM, Jiang MJ, Wu MC. Altered expression of cardiac myosin isozymes associated with the malignant hyperthermia genotype inswine. Anesthesiology 2000; 93: 1312-9.
42) Sigg DC, Iaizzo PA. Malignant hyperthermia hypotension induced by succinylcholine in susceptible swine. Anesthesiology 2000; 92: 1777-88.
43) Antognini JF. Creatine kinase alterations after acute malignant hyperthermia episodes and common surgical procedure. Anesth Analg 1995; 81: 1039-42.
44) Pedrozzi NE, Ramelli GP, Tomasetti R, et al. Rhabdomyolysis and anesthesia: A report of two cases and review of the literature. Pediatr Neurol 1996; 15: 254-7.
45) 川名陽子, 飯野正光, 遠藤 實. カルシウムによるカルシウム放出機構の異常亢進と術後クレアチンキナーゼ（CK）値の関係. 麻酔と蘇生 1990; 26(別): 47-9.
46) Artru AA, Gronert GA. Cerebral metabolism during porcine malignant hyperthermia. Anesthesiology 1980; 53: 121-6.
47) Kudoh A, Kikuchi A, Wakayama S, et al. Malignant hyperthermia triggered by isoflurane and suxamethonium in a patient who under went apparetly uneventful halothane anesthesia previously: a case report. J Anesth 1999; 13: 181-4.
48) 尾崎鈴子, 楠野泰之, 北条 泰ほか. 4回目の全身麻酔で悪性高熱症を呈した1症例. 麻酔と蘇生 1994; 30(別): 49-52.
49) Christiansen LR, Collins KA. Pathological findings in malignant hyperthermia a case report and review of literature. Am J Forensic Med Pathol 2004; 25: 327-33.
50) 織田真由美, 亀倉更人, 渋谷真希子ほか. 全身麻酔中に悪性高熱症発症が疑われた精神分裂病患者の1例. 日歯麻誌 1998; 26: 264-70.
51) 熊田 豊, 櫻田祐文, 鈴木健二ほか. 7回目の手術で発症した悪性高熱症. 麻酔と蘇生 1994; 30: 307-9.

52) Sainsbury DA, Osborne GA. A case of malignant hyperthermia. Anaesthesia and Intensive Care 1988; 16: 218-21.

53) Bendixen D, Skovgaard LT, Ording H. Analysis of anaesthesia in patients suspected to be susceptible to malignant hyperthermia before diagnostic in vitro contracture test. Acta Anaesthesiol Scand 1997; 41: 480-4.

54) 向田圭子, 大澤恭浩, 前原康宏ほか. 劇症悪性高熱症の麻酔歴の検討. 麻酔と蘇生 1996; 32(別): 9-12.

55) Rueffert H, Olthoff D, Deutrich C. Spontaneous occurrence of the disposition to malignant hyperthermia. Anesthesiology 2004; 100: 731-3.

56) 森川定雄, 岩崎泰憲, 平田富男ほか. 同一家系に発生せるMlignant Hyperpyrexiaの2例について. 麻酔 1970; 19: 895-9.

57) 大谷美奈子, 盛生倫夫, 河原道夫ほか. 同一家系に発生した悪性高熱の3症例. 麻酔と蘇生 1979; 15(別): 43-7.

58) 生垣 正, 清崎克美, 蜂谷春雄ほか. スポーツ後MH様経過をたどったMH家系の1死亡例. 麻酔と蘇生 1983; 19(別): 1-7.

59) 帆足修一, 岩坂日出男, 早野良生ほか. ダントロレンが著効を示したMHの1症例. 麻酔と蘇生 1991; 25(別): 49-53.

60) Halsall PJ. Clinical presentation of malignant hyperthermia. In: Hopkins PM, Ellis FR, ediors. Hyperthermic and hypermetabolic disorders. Cambridge: Cambridge University Press; 1996: p.107-18.

61) 春原経彦, 高木昭夫, 埜中征哉ほか. 側弯症と悪性高熱. 麻酔と蘇生 1983; 19(別): 121-5.

62) Jurkat-Rott K, McCarthy T, Lehmann-Horn F. Genetics and pathogenesis of malignant hyperthermia. Muscle Nerve 2000; 23: 4-17.

63) Denborough MA. Malignant hyperthermia. Lancet 1998; 352: 1131-6.

64) Heimann-Patterson TD, Rosenberg HR, Binning CP, et al. King-Denborough syndrome: contracture testing and literature review. Pediatr Neurol 1986; 2: 175-7.

65) 岩坪友美. 悪性高熱発症家系のKing-Denborough syndrome患児に対する麻酔経験. 麻酔 2001; 50: 390-3.

66) Maschant CL, Ellis FR, Halsall PB, et al. Mutation analysis of two patients with hypokalemic periodic paralysis and suspected malignant hyperthermia. Muscle Nerve 2004; 30: 114-7.

67) Monnier N, Procaccio V, Stieglitz P, et al. Malignant-hyperthermia susceptibility is associated with a mutation of the alpha 1-subunit of the human dihydropyridine-sensitive L-type voltage-dependent calcium-channel receptor in skeletal muscle. Am J Hum Gemet 1997; 60: 1316-25.

68) Klinger W, Lejmann-Horn F, Jurkat-Rott K. Complication of anaesthesia in neuromuscular disorders. Neuromusc. Disord 2005; 15: 195-206.

69) 高木昭夫. Duchenne型筋ジストロフィーの悪性高熱 Clinical Grading Scaleとin vitroカフェイン拘縮による検討. 臨床神経学 2000; 40: 423-7.

70) Brownell AKW, Paasuke RT, Elash A, et al. Malignant hyperthermia in Duchenne muscular dystrophy. Anesthesiology 1983; 58: 180-2.

71) Ohkoshi N, Yoshizawa T, Mizusawa H, et al. Malignant hyperthermia in a patient with Becker muscular dystrophy: dystrophin analysis and caffeine contracture study. Neuromusc Disord 1995; 5: 53-8.

72) Heiman-Patterson T, Martino C, Rosenberg H, et al. Malignant hyperthermia in myotomia congenital. Neurology 1988; 38: 810-2.

73) 右衛門左博千代, 中橋一喜, 林真由美ほか. セボフルレン, ベクロニウムを使用したDuchenne型進行性筋ジストロフィー症, 筋緊張性ジストロフィー症患者の麻酔経験. 麻酔 1991; 40: 1730-5.

74) 高橋秀徳, 下川 充, 謝 慶一ほか. セボフルランはデュシェンヌ型筋ジストロフィー症患

者に横紋筋融解を発症しうる. 麻酔 2002; 51: 190-2.

75) 磯野史朗, 下山恵美, 下山直人ほか. 局所麻酔により発症した悪性高熱症の一例. 麻酔と蘇生 1987; 23: 45-9.

76) Froster-Iskenius UG, Waterson JR, Hall JG. A recessive form of congenital contractures and torticollis associated with malignant hyperthermia. J Med Genet 1988; 25: 104-12.

77) Viljoen D, Beighton P. Schwartz-Jampel syndrome (chondrodystrophic myotonia). J Med Genet 1992; 29: 58-62.

78) Denborough MA, Dennett X, Anderson RM. Central-core disease and malignant hyperthermia. Br Med J 1973; 1: 272-3.

79) Akazawa S, Shimizu R, Kasuda H, et al. Malignant hyperthermia with atypical central core disease. J Anesth 1987; 1: 105-8.

80) Quinlivan RM, Muller CR, Davis M, et al. Central core disease: clinical, pathological, and genetic features. Arch Dis Child 2003; 88: 1051-5.

81) Dirksen RT, Avila G. Distinct effects on Ca^{2+} handling caused by malignant hyperthermia and central core disease mutations in RyR1. Biophys J 2004; 87: 3193-204.

82) Jungbluth H, Muller CR, Halliger-Keller B, et al. Autosomal recessive inheritance of RYR1 mutations in a congenital myopathy with cores. Neurology 2002; 59: 284-7.

83) Monnier N, Romero NB, Lerale J, et al. Familial and sporadic forms of central core disease are associated with mutations in the C-terminal domain of the skeletal muscle ryanodine receptor. Hum Mol Genet 2001; 10: 2581-92.

84) Sambuughin N, Holley H, Muldoon S, et al. Screening of the entire ryanodine receptor type 1 coding region for sequence variants associated with malignant hyperthermia susceptibility in the north american population. Anesthesiology 2005; 102: 515-21.

85) Dirksen RT, Avila G. Distinct effects on Ca^{2+} handling caused by malignant hyperthermia and central core disease mutations in RyR1. Biophys J 2004; 87: 3193-204.

86) Lyfenko AD, Goonasekera SA, Dirksen RT, et al. Dynamic alterations in myoplasmic Ca^{2+} in malignant hyperthermia and central core disease. Biochem Biophys Res Commun 2004; 322: 1256-66.

87) Guis S, Figarella-Branger D, Monnier N, et al. Multiminicore disease in a family susceptible to malignant hyperthermia: histology, in vitro contracture tests, and genetic characterization. Arch Neurol 2004; 61: 106-13.

88) Pietrini V, Marbini A, Galli L, et al. Adult onset multi/minimore myopathy associated with a mutation in the RYR1 gene. J Neurol 2004; 251: 102-4.

89) Tobin JR, Jason DR, Challa VR, et al. Malignant hyperthermia and apparent heat stroke. JAMA 2001; 286: 168-9.

90) Hackl W, Winkler M, Mauritz W, et al. Muscle biopsy for diagnosis of malignant hyperthermia susceptibility in two patients with severe exercise-induced myolysis. Br J Anaesth 1991; 66: 138-40.

91) Kochling A, Wappler F, Winkler G, et al. Rhabdomyolysis following severe physical exercise in a patient with predisposition to malignant hyperthermia. Anaesth Intensive Care 1998; 26: 315-8.

92) Hopkins PM, Ellis FR, Halsall PJ. Evidence for related myopathies in exertional heat stroke and malignant hyperthermia. Lancet 1991; 338: 1491-2.

93) Wappler F, Fiego M, Antz M, et al. Hemodynamic and metabolic alterations in response to graded exercise in a patient susceptible to malignant hyperthermia. Anesthesiology 2000; 92: 268-72.

94) Wappler F, Fiege M, Steinfath M. Evidence for susceptibility to malignant hyperthermia in patients with exercise-induced rhabdomyolysis. Anesthesiology 2001; 94: 95-100.

95) Lopez JR, Rojas B, Gonzalez MA, et al. Myoplasmic Ca^{2+} concentration during exertional rhabdomyolusis. Lancet 1995; 345: 424-5.

96) Kojima Y, Oku S, Takahashi K, et al. Susceptibility to malignant hyperthermia manifested as delayed return of increased serum creatine kinase activity and episodic rhabdomyolysis after exercise. Anesthesiology 1997D; 87: 1565-7.

97) 新谷周三, 村瀬 弘, 山本雅彦ほか. 発端者が, 運動負荷後, 高CK血症を呈し, skinned muscle fiberにcaffeine感受性亢進を認めた一家系. 臨床神経学 1988; 28: 928-36.

98) Lingaraju N, Rosenberg H. Unexplained increases in serum creatine kinase level: Its relation to malignant hyperthermia susceptibility. Anesth Analg 1991; 72: 702-5.

99) Weglinski MR, Wedel DJ, Engel AG. Malignant hyperthermia testing in patients with persistently increased serum creatine kinase levels. Anesth Analg 1997; 84: 1038-41.

100) Monsieurs KG, Van Broeckhoven C, Martin JJ, et al. Gly341Arg mutation indicating malignant hyperthermia susceptibility: specific cause of chronically elevated serum creatine kinase activity. J Neurol Sci 1998; 154: 62-5.

101) Amaranath L, Lavin TJ, Trusso RA, et al. Evaluation of creatinint phosphokinase screening as a predictor of malignant hyperthermia. Br J Anaesth 1983; 55: 531-3.

102) Passuke RT, Brownell AK. Serum creatine kinase level as a screening test for susceptibility to malignant hyperthermia. JAMA 1986; 255: 769-71.

103) Adnet P, Lestavel P, Krivosic-Horber R. Neuroleptic malignant hyperthermia. Br J Anaesth 2000; 85: 129-35.

104) Adnet P, Krivosic-Horber R, Adamantidis MM, et al. The association between the neuroleptic malignant syndrome and malignant hyperthermia. Acta Anaesthesiol Scand 1989; 33: 678-80.

105) Miyatake R, Iwahashi K, Matsushita M, et al. No association between the neuroleptic malignant syndrome and mutation in the RYR1 gene association malignant hyperthermia. J neurol Sci 1996; 143: 161-5.

106) 近江明文, 野口 将, 澄川 尚ほか. 全身麻酔覚醒時に発症した悪性高熱症と診断可能な一症例. 麻酔と蘇生 1997; 33(別): 47-50.

107) 高松 太, 太尾田正彦, 内藤慶隆ほか. 全身麻酔による横紋筋融解症を来たした高齢者の1症例. 麻酔 1996; 45: 1406-9.

108) 成松英智, 岩崎 寛, 山蔭道明ほか. 抜管操作刺激により発生した術後劇症悪性高熱症の1例. 麻酔と蘇生 1993; 29: 227-30.

109) 岡本健介, 平崎裕二, 薦田恭男ほか. 長時間手術後リバースを契機として急激な体温上昇をきたした2症例. 麻酔と蘇生 1996; 32: 59-63.

110) 南保友行, 川島康男, 目黒和子ほか. 筋弛緩薬拮抗直後に起こった悪性高熱の1症例. 麻酔 1978; 27: 640-6.

111) Wohlfeil ER, Woehlck HJ, McElroy ND. Malignant hyperthermia triggered coincidentally after reversal of neuromuscular blockade in a patient from the hmong people of Raos. Anesthesiology 1998; 88: 1667-8.

112) Kripke BJ, Blanck TJJ, Sizemore DA, et al. Association of post-anaesthetic huperthermia with abnormal muscle characteristics: a case report. Can Anaesth Soc J 1983; 30: 290-4.

113) 野田萬里, 比嘉和夫, 内藤博文ほか. 典型的悪性高熱症の1症例. 麻酔 1985; 36: 822-7.

114) Evans T, Parent CM, McGunigal MP. Atypical presentation of malignant hyperthermia. Anesthsiology 2002; 97: 507-8.

115) 廣井久彦, 有田英子, 花岡一雄. 二回の手術とも術後悪性高熱症と思われる発熱を呈した一症例. 麻酔と蘇生 1993; 29: 441-6.

116) Grinberg R, Edelist G, Gordon A, et al. Postoperative malignant hyperthermia episodes in patients who received "safe" anaesthetics. Can Anaesth Soc J 1983; 30: 273-6.

117) 藤江 透, 福崎 誠, 柴田 治ほか. 心停止に至った悪性高熱症の既往を有する患者の麻酔

経験―筋病理組織所見を中心に―. 麻酔と蘇生 1991; 27(別): 21-4.
118) Halsall PJ, Ellis FR. Does postoperative pyrexia indicate malignant hyperthermia susceptibility? Br J Anasth 1992; 68: 209-10.
119) 小口健史, 川村淳夫, 今井祐介ほか. 笑気-プロポフォール-フェンタニール麻酔中に悪性高熱症の発症が疑われた一症例. 麻酔と蘇生 1998; 34: 183.
120) Pollock N, Hodgest M, Sendall J. Prolonged malignant hyperhtermia in the absence of triggering agents. Anaesthesia and Intensive Care 1992; 20: 520-3.
121) Pellicci PM, Paget S, Tsairis P. Post-anesthetic myoglobinuria with acute renal failure (Normothermic malignant hyperthermia). J Bone Joint Surg 1983; 65A: 413-4.
122) Short JA, Cooper CMS. Suspected recurrence of malignant hyperthermia after post-extubation shivering in the intensive care unit, 18h after tonsillectomy. Br J Anaesth 1999; 82: 945-7.
123) Kemp DR, Choong LS. Malignant hyperthermia and the conscious patient. Aust N Z Surg 1988; 58: 423-7.
124) Motegi Y, Shirai M, Arai M, et al. Malignant hyperthermia during epidural anesthesia. J Clin Anesth 1996; 8: 157-60.
125) Carr AS, Lerman J, Cunliffe M, et al. Incidence of malignant hyperthermia reactions in 2,214 patients undergoing muscle biopsy. Can J Anaesth 1995; 42: 281-6.
126) Britt BA. Combined anesthetic- and stress-induced malignant hyperthermia in two offspring of malignant hyperthermic-susceptible parents. Anesth Analg 1988; 67: 393-9.
127) Fiege M, Wappler F, Weisshorn R, et al. Induction of malignant hyperthermia in susceptible swine by 3,4-methylenedioxymethamphetamine ("ecstasy"). Anesthesiology 2003; 99: 1132-6.
128) Crandall CG, Vongpatanasin W, Victor RG. Mechanism of cocaine-induced hyperthermia in humans. Ann Intern Med 2002; 136: 785-91.
129) Sato N, Brum JM, Mitsumoto H. Effect of cocaine on the contracture response to 1% halothane in patients undergoing diagnostic muscle biopsy for malignant hyperthermia. Can J Anaesth 1995; 42: 158-62.
130) Hollander AS, Olney RC, Blackett PR, et al. Fetal malignant hyperthermia-like syndrome with rhabdomyolysis complicating the presentation of diabetes mellitus in adolescent males. Pediatrics 2003; 111: 1447-52.

(向田 圭子, 弓削 孟文)

V

診　断

診 断

1 骨格筋検査

　悪性高熱症（MH）の病因は骨格筋細胞内のカルシウム調節障害による異常な代謝亢進状態である[1,2]。骨格筋を用いたMH素因（MH susceptible：MHS）の種々の診断法が考案され実施されてきた。世界中で広く，もっとも多数の症例に行われ，診断的価値が認められている検査法は骨格筋拘縮テストである。筋生検により摘出した骨格筋の束を用い，カフェインやハロタンにより拘縮を誘発する。MHS患者の骨格筋ではより低濃度で拘縮を起こす[3,4]ことから，MHSを診断できる。一方，本邦ではスキンドファイバーを用いカルシウム誘発カルシウム放出（Ca-induced Ca release：CICR）速度を測定し，速度の亢進があるかどうかでMHSを診断してきた。MHの病因は骨格筋リアノジン受容体（RYR1）の異常である[2,5]ことから考えると，CICR速度はRYR1のチャネル機能を検査する方法で，MHの病因を直接確認できる。MH患者では骨格筋小胞体（sarcoplasmic reticulum：SR）からのCICR速度が亢進している[6]。最近は，ヒト培養骨格筋細胞を用い，カフェインやハロタンで刺激して，培養骨格筋細胞内のカルシウム動態を観察し，診断する方法[7,8]が試みられている。この方法は，MHSの診断だけでなく，MHの病態の解明，さらにはMHSに使用可能な薬剤の検討などに応用されている。

筋束を用いた筋拘縮テスト

1 はじめに

　MHの原因が骨格筋の異常であることが明らかになった1970年代に，Kalowら[9]は骨格筋のカフェインに対する異常反応とハロタン存在下でのカフェインに対する異常反応を示した。さらにMH患者では筋束のカフェインに対する容量反応曲線が左方移動していることから，カフェインによるMHの骨格筋診断法を発表した[3,9]。一方，同時期にEllisら[4]はMH患者の骨格筋は臨床使用濃度のハロタンで拘縮を起こすことを発見し，これを利用してMHを診断できると報告した。これ以降，カフェインとハロタンを使用した筋束の拘縮テストによってMHSの診断が行われ，方法と診断基準の標準化が図られた[10]。しかし，筋拘縮テストの最初の発表から30年以上経過した現在でも統一されていない。北米MHグループによる北米法（caffeine-halothane contracture test：以下CHCT）[11]と

1. 骨格筋検査

表 1　IVCT と CHCT のプロトコールと診断基準の比較

	IVCT	CHCT
生検部位	大腿四頭筋群	大腿四頭筋群, 腹直筋
ハロタン投与法	0.5, 1, 2 (0.44mM) %と3分間毎で段階的に濃度を上昇	3%をボーラス投与, 10分間
カフェインの投与法	0.5, 1, 1.5, 2, 3, 4, 32mMと段階的に濃度を上昇	0.5, 1, 2, 4, 8, 32mMと段階的に濃度を上昇
テストの施行回数	おのおの2回ずつ	おのおの3回ずつ
診断基準		
ハロタン	2mN以上の拘縮（2mNの拘縮閾値が2%以下）	7mN以上の拘縮（初期には2〜7mNでMHS）
カフェイン	2mM以下の濃度で2mN以上の拘縮（2mNの拘縮閾値が2mM以下）	2mM以下の濃度で3mN以上の拘縮（初期では2mN以上の拘縮）
オプショナルテスト	リアノジン, 4CmCによるテスト	CSC (caffeine specific concentration) 1gの拘縮が起こるカフェイン濃度が4mM未満 2mMのカフェイン拘縮が最大拘縮の7%以上 HCSC (halothane-caffeine specific concentration) 1%ハロタン10分間投与後カフェインを加え1mM以下の濃度で1g以上の拘縮

ヨーロッパMHグループによる方法（in vitro contracture test：以下IVCT)[12]とに大別される。それぞれの方法については標準化され，診断基準が作成されている（表1）。さらに，それぞれの方法について，sensitivityとspecificityが報告されている[13)14]。テストの診断率（精度）を向上させる目的として，さまざまな薬剤による筋拘縮テストが試された。その中でリアノジン[15]と4CmC（4-chloro-m-cresol)[16]は評価がある程度確認された。最近では遺伝子診断との整合性の検討が行われ（後述），遺伝子診断と骨格筋拘縮テストとを組み合わせたMHS診断が提案されている[17]。

2 方　法

a. 筋生検

　筋生検は，局所麻酔あるいは伝達麻酔，場合によってはMHを誘発しない全身麻酔によって行われる。ダントロレンは使用しない。生検時の注意として，骨格筋への直接の局所麻酔の浸潤と電気メスの使用は避け，筋肉を損傷する可能性のある手技は行わない。拘縮テストに使用する筋肉はIVCTでは大腿四頭筋群[12]，CHCTでは大腿四頭筋あるいは腹直筋[11]である。筋肉の部位による診断の差については差があるという報告と差がない報告がある。Meltonら[10]によると，腹直筋はカフェインに対して拘縮を起こしにくく，ハロタンに対しては起こしやすい。咬筋と大腿広筋については，損傷のない筋束ではカフェインやハロタンによる拘縮に差はなかったと報告された[18]。カフェインテストとハ

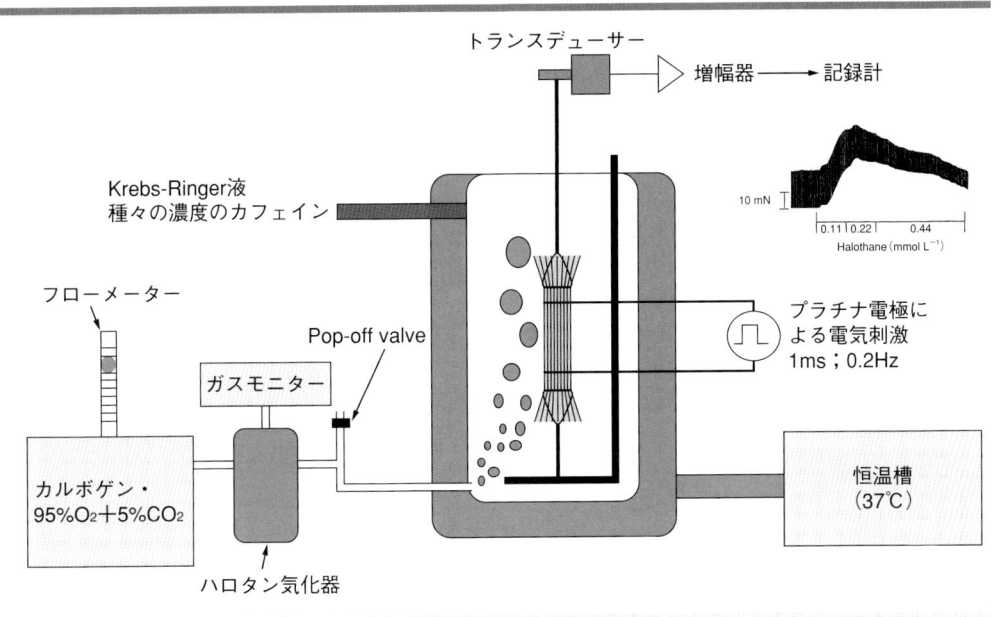

図1 筋拘縮テストの装置の略図

ロタンテストをそれぞれ，CHCTでは3回，IVCTでは2回行うため，検査に必要な筋肉量は1〜2gと多い。

b. 測定方法（図1）

　筋生検により摘出された筋肉はカルボゲンで通気された37℃のKrebs-Ringer液に浸して，長さ15〜25mm，幅2〜5mmの筋束にカットして2個の白金電極で筋腹をはさむ。一端を固定し，他端はトランスデューサーに接続して張力を測定する。0.2Hzの電気刺激により発生する単収縮の大きさが10mN以上のものを診断に使用する。単収縮の振幅とベースラインが安定するまで，Krebs-Ringer液で15〜60分間待機する。この後，ハロタンを気化器からこのシステムに導入する。CHCTでは3%（0.66M）のハロタンを10分間投与するボーラス投与法が用いられている。IVCTではハロタンは0.11M（0.5%）から3分間ごとに0.11M，0.22M，0.44Mと段階的に濃度を増加させて，何mNの拘縮が発生するかを観察する。新しい筋束をセットしてカフェインを投与する。カフェインは両方法とも低濃度から段階的に高濃度へと投与し，何mNの拘縮がどのカフェイン濃度で生じたかを記録する。これらのテストをCHCTでは3回ずつ，IVCTでは2回ずつ，筋生検後5時間以内に終了する。時間制限について，Binaら[19]は筋生検後23〜25℃で張力を保ったまま保存すると，22〜24時間後でもCHCTの正しい診断が可能であることを報告した。摘出筋束の輸送も可能となり，患者の利便性も向上し，さらに他施設との比較も可能となる。ハロタンとカフェインテスト以外に補助的なテストがある。IVCTでは動的テストで，これは，最初に10〜20mNの静止張力をかける方法とは異なり，筋束を一定のサイクルで引っ張る方法である。ハロタンテストは動的方法の方がMHS患者ではより拘縮が大きく，より優れているという報告[20)21)]もある。しかし，MHN（MH-negative：MH陰性）とMHSの診断には差がないため，静的テストだけでよいとされた[22]。CHCTの補助

診断法としては，caffeine specific concentration (CSC) がある。これはカフェインの用量反応曲線を描いて10mN (1g) の拘縮を起こす濃度を求め，これが4mM未満で陽性とする。また，0.22mM (1%) のハロタンを10分間作用させた後に同様にカフェインの用量反応曲線を求め，10mN (1g) 拘縮に必要なカフェイン濃度から診断する方法 (halothane-caffeine specific concentration：HCSC) もある。HCSCの1mM未満で陽性とし[22]，このテストのみに陽性である型をKタイプとした[23]。しかし，HCSCの異常はMHNの12%に認められるためEllisら[24]はその存在を否定している。その他の診断基準で2mMカフェインのベースラインの張力が，最大拘縮の7%以上であるときを陽性と判定する方法もある。

3 診断基準と信頼性

診断基準はIVCTとCHCTでは異なる（表1）。IVCTでは2mM以下のカフェインあるいは0.44M (2%) 以下のハロタンで2mN (0.2g) 以上の拘縮が起これば病的であると判断する。カフェインとハロタンの両方でこの基準を満たすとMHS，両方でこの基準を満たさないときはMHN，カフェインあるいはハロタンだけで病的な拘縮が認められた場合はMHE (MH equivocal) と診断される。MHEは臨床的にはMHSとして対処される。また，CHCTではカフェイン2mM以下で3mN (0.3g) 以上の拘縮，あるいは3%ハロタンで2〜7mN (0.2〜0.7g) の拘縮があれば病的であると診断された。診断の基準値はMHが致死的疾患であることを考慮し，偽陰性をできるだけ少なくするように設定されたため，偽陽性はある程度は生じうる。この検査法のsensitivityとspecificityの検討では，何を真のMHとするかが問題となる。臨床症状からMHらしさを判断する方法であるclinical grading scale (CGS)[25] のスコアが50ポイント以上（ランク6）を真のMHとし，CHCTとIVCTのsensitivityとspecificityが算出された。IVCTではCGSからMHと判定された105名と低リスク202名で検討し，MHEをMHSとみなすとsensitivityは99.0%で，specificityは93.6%であった[13]。一方，CHCTでは，診断基準を3%ハロタンで5mN (0.5g) 以上，あるいは2mMカフェインで3mN (0.3g) 以上の拘縮が生じればMHSとすると，もっとも高いsensitivityとなり97%で，一方，specificityは78%であった[14]。IVCTの再現性については，4組の一卵性双生児にIVCTを行い，診断はすべて一致したことで確認された[26]。

4 診断方法による結果の比較

a. IVCTとCHCTの比較

IVCTとCHCTによる診断結果が，同一固体で一致するかどうかという検討は，まずハロタンテストについて行われた。MHブタで比較すると，IVCTでは1/10で偽陰性，1/4で偽陽性，一方，CHCTでは偽陽性および偽陰性はなかった。しかし，MHブタの筋束のおのおのでは，CHCTでは30%で正常，IVCTでは10%が正常であった。診断的には両者とも同等であるとした[27]。Ordingら[28] は，ヒトでCHCTとIVCTのハロタンテストにつ

いて比較した。ハロタンでは，単独投与による方が，段階的投与より拘縮が大きかった。MHSの診断は両方法とも一致していたが，MHNの診断は25％で不一致であったことから，両方法の診断の一致率は78～88％であるとした。Islanderら[29]は，156名の患者と17名の正常コントロールで両方法（カフェインとハロタンテスト）を比較した。診断の一致率は87％で，診断基準に近い値で判定されたものが不一致であった。一方，北米MHグループの検討によると，84名の患者のうちIVCTでMHEと診断された23名を除外すると61名中60名で診断は一致した。両方法の一致率は84～100％であり，リアノジン拘縮テストを追加すれば診断は確実になると報告[30]した。両方法の不一致例は10％程度存在し，拘縮の小さい筋束やハロタンかカフェインにしか反応しないものが不一致の可能性がある。また，ハロタンテストの方法の差が診断の不一致の一因となっていると考えられる。

b. 施設間での比較

IVCTは筋生検から5時間以内に検査を終了させるという時間制限から，同一検体を多施設でテストして結果を比較することは困難であった。デンマークとスウェーデンは距離的に近いため，この2施設間で検体を輸送してIVCTの結果について比較検討された。診断が一致したのは対象となった患者43名のうち56％であった。診断が一致しなかったのは，ほとんど拘縮が小さいものであった[31]。Islanderら[32]は838名もの患者で，IVCTによる診断結果を施設間で比較検討した。筋拘縮が大きいものでは再現性はよかったが，5mN未満ではテストの再現性は半分以下であった。筋肉そのものの反応性やviabilityが問題である。

5 他の診断方法との比較

a. 偽陽性・偽陰性

骨格筋拘縮テストでMHNと診断された場合には，麻酔でMHを誘発する麻酔薬を使用してもMHを発症しないはずである。この点に関して，Ordingら[33]の追跡調査によると，IVCTでMHNと診断された35名のMHNのうち13名に26回，MHを誘発する麻酔薬で麻酔が行われたが，MH反応は起こらなかった。MHNと診断された133名の患者と彼らの子供104名の調査では，7名のMHNと7名のMHNの子供が17回のMHを誘発する麻酔薬で麻酔を受けていたが，MH症状は認められなかった[34]。Allenら[35]は，42名のMHNの患者について麻酔記録を詳細に検討した結果，16名が23回のMH誘発薬による全身麻酔を経験したが，MH反応やMH症状もなく安全に麻酔が行われていたと報告した。しかし，これらの検討はいずれも統計学的に信頼できる結果を導くにはMHNの症例数が少ない。MHNと診断されたにもかかわらず，MHを発症した報告がある。Isaacsら[36]は，IVCTでMHNと診断した171名のうち4名で臨床上MH反応を起こしたことから偽陰性率を2.3％とであると報告した。Wedelら[23]は，全身麻酔中にMH症状が認められた4名の小児において，標準的なCHCTではMHNであったが，追加的な検査であるHCSCにおいて異常値であったことを報告した。これら偽陰性の症例8名のうち5名は10歳未満の小児で

あることから，小児では成人に比べ骨格筋拘縮テストの結果の信頼性が低いことが示唆された。偽陽性についてはIVCT法では低リスク群202名中MHSが3名，MHEが10名であった[13]。また，正常コントロール60名のうち5名でMHEと診断された報告[37]もある。一方，CHCTでもspecificityが78％であった[14]ことから，約20％の偽陽性はあると予想される。MHを疑う症状のひとつに持続的な高CK血症がある。特発性高CK血症患者49名においてCHCTおよび組織学的検査を行ったところ，24名はMHSであったが，CK値の上昇程度とMHSの頻度あるいは組織学的検査で有意な相関はなかった[38]。

b. 組織学的検査

83名のIVCTを行った患者（MHS 23名，MHE 9名，MHN 51名）で組織学的な検索を行った。その結果，筋線維の肥大あるいは萎縮，内在核，ミオフィブリルの壊死の4つの病変はMHSやMHEに認められる頻度が高かった。この4病変すべて認められたのはMHSの35％のみで，3病変が認められたのはMHSの57％，MHEの33％，MHNの4％であり，MHSとMHEではMHNと組織学的検査で差があった報告[39]された。しかし，その後の報告によると，440名にIVCTと組織学的（形態学，組織化学，免疫組織学）検索を行った結果，組織学的検索はMHの診断に有用でなく，MH状態の定義もできなかった。しかしながら，病理組織学的検索は潜在的なミオパチーを発見するには有用な検査であった[40]。最近，臨床的にはなにも症状がないMHSの20％以上でcoreの存在が確認された[41]。

c. 遺伝子診断

第19染色体上にあるRYR1遺伝子は，MHと関連するアミノ酸変異を伴う点変異は60カ所以上報告され，点変異が集中している3つの"hot spot"領域[17]がある。変異部位の差によりRYRの1チャネル機能に差があることが予想され，筋拘縮テストに影響があると考えられる。1990年以降，遺伝子検索と筋拘縮テストが比較検討され，一致したという報告も不一致であったという報告も散見される。RYR1の遺伝子変異Arg614Cysが認められたMHS 10家系136名の検討では，遺伝子変異とIVCTの結果が完全に一致した。これらの家系では侵襲的なIVCTの検査ではなく遺伝子検索でMHの素因診断が可能となった[42]。また，Quaneら[43]はRYR1のArg614Leuの新しい変異を見つけ，この変異の方が，以前から報告されていた同部位のArg614Cysの変異よりIVCT検査ではより拘縮が強い傾向があることを報告した。Lynchら[44]によると，発端者の両親がともにMHSである家系で，RYR1のCys35Argの新しい変異を発見し，IVCTのカフェインテストではホモ接合体の方がヘテロ接合体より感受性が強かったが，ハロタンテストではこの差は認められなかった。ManningらはRYR1の遺伝子変異Arg2163Cys，Arg2163His，Val2168Met，Thr2206Metを発見し，これらの変異とIVCTの結果について解析した。カフェインの閾値と張力はよく相関していたが，ハロタンの閾値とは関連が認められなかった[45]。一方，遺伝子変異とIVCTの不一致症例として，Phillipsら[46][47]はCHCTでMHNであったが遺伝子変異が認められた症例や筋拘縮テストでMHSであったが変異がなかった症例を報告した。Fortunatoら[48]はArg614Cysの変異があってもIVCTでMHNと診断された症例を，

Fagerlundら[49]はC1840Tの変異が認められた2家系のなかでMHSと遺伝子変異の連鎖が一致しない例を報告した。2003年にRobinsonら[50]はMHの遺伝子診断のプロトコール（ヨーロッパMHグループ）に使用されている15カ所の遺伝子変異について500名以上で検索した。IVCTの結果と遺伝子型の不一致は10家系あり，5家系で変異＋であったがIVCTでMHN，5家系では変異－でIVCTではMHSであった。IVCTやCHCTの結果とRYR1遺伝子変異の有無についてはかなりの症例で一致しているが，筋拘縮テストそのものにも偽陽性があるうえに，MHは単一な遺伝子変異による疾患ではないため，不一致例はある。

6 他の刺激薬を使用する方法

　従来の筋拘縮テストの信頼性や診断率の向上のために，カフェインやハロタン以外に拘縮を誘発する薬剤を使用したテストが考案され，評価された。主なものにリアノジンと4-chloro-m-cresol（4CmC）がある。

a. リアノジン

　リアノジンは植物アルカロイドでSRのカルシウム放出チャネルと結合し，カルシウム放出チャネルを開口状態にするため，骨格筋細胞内へのカルシウム放出が増加して筋強直を起こす[51]。リアノジンがMHブタでは正常ブタに比べ，骨格筋のカルシウム放出チャネルへの親和性が増加していることが示された[52]。ヒトにおいてもMHS患者の筋束はリアノジンで拘縮を起こすことが報告[53]された。以後，リアノジンを使用した拘縮テストを行い，その投与方法と診断に使用するパラメーターの検討がなされた[54]〜[56]。リアノジン拘縮テストはリアノジン1 μMをボーラスでM投与する方法がMHSとMHNの判別に良いこと，MHEと診断される症例が少なくなることが示された[55][56]。Hopkinsら[21]は遺伝子解析のために，真のMHSの判定する統計学的モデルを各種の拘縮テストから作成した。リアノジン拘縮テストは，拘縮のon set時間（OT）がもっとも良い変数であり，診断にもっとも相関しているテストであることと報告した。ヨーロッパMHグループではリアノジン拘縮テストに関して，多施設の結果を比較して，診断基準を設定しようと比較検討を行った。しかし，同一施設でのMHSとMHNの診断には問題がないが，施設間での値についてはばらつきがMHNで特に大きく，統一した診断基準を作成できなかった[57]。その後もそれぞれの施設でリアノジン拘縮テストが行われ，OTや2mN拘縮までの時間がMHSとMHNの判別に有用であるという結果[15]，筋束のviabilityや患者の年齢がリアノジンテストの結果に影響がある可能性[58]が報告された。また，Bendahanら[59]はハロタンやカフェインとリアノジンを組み合わせ，MHSとMHNの判別により良いテストの開発を行った。しかし，結局のところ，ハロタンやカフェインでよく拘縮を起こすものはリアノジンでも拘縮を起こしやすく，刺激薬の薬理学的作用の差というよりは個々筋束の薬理学的刺激に対する反応の差であると考察された[60]。

b. 4CmC

4CmCは保存剤で，ある種の薬剤に添加されているために，静脈内に投与されることがある。この4CmCがSRからのカルシウム放出を増加させることが発見されてから，骨格筋拘縮テストに対する効果に関心が寄せられた[61]。4CmCによるリアノジンチャネルの活性化作用のEC50は約100 μMで，EC50がmMのカフェインに比べ，その作用は強力である[62]。Tegazzinら[63]はMHS患者の骨格筋では4CmC 25〜50 μMで拘縮が生じたと報告した。4CmCを25〜200 μM付加すると，MHSはMHNやMHEに比べ感受性が高かったが，MHNとMHEは同程度であった[64]。Ordingら[65]によると，4CmCの閾値について23のMHN筋では100 μM以上であったが，15のMHS筋では75 μMで，振幅は2mMのカフェインと同程度で，75 μMの4CmCテストの精度は100％であった。2000年に，4CmCのIVCTについて，ヨーロッパMHグループは共同研究を行った。6施設202名の結果の解析から，閾値は75 μMで，カフェインの2mMに比べ1/25の濃度であり，検査の的中率についてもハロタンより高く，カフェインと同程度であった[66]。その後もヨーロッパでは4CmCについて多施設で研究が行われた。11の施設で325名における75 μMの4CmCを加えたときの拘縮あるいは張力の増強を60分間観察した。4CmCによるIVCTのsensitivityは96.1％，specificityは99.0％と算出され，43名のMHEの中で4CmCに対して反応したのは16名であった[66]。4CmCが含まれている薬剤としてヘパリンがあり，この濃度はIVCTで拘縮を起こす程度であるが，臨床上の使用では血清濃度はその1/15以下で，MHS患者にも安全に使用できる[67]。

c. その他

Snoeckら[68]はセボフルランをIVCTに使用したが，ハロタンよりより拘縮の程度が少なかったと報告した。フォスフォジエステラーゼIIIの阻害薬であるenoximoneは用量依存性に骨格筋拘縮を誘発することからIVCT診断に利用できる可能性が示唆された[68]〜[70]。Gerbershagenら[71][72]はブタとヒトの研究からSRからのCICRを誘発する4-chloro-3-ethylphenolは累積的に投与すると，MHSとMHNの分類に利用できる可能性を示した。逆に，5-HT$_2$受容体の拮抗薬であるリタンセリンは，MHS患者の骨格筋でIVCTにおけるハロタン拘縮を抑制したことが報告[73]された。

スキンドファイバーを使用した診断法

スキンドファイバーとは拡散障害となっている細胞膜について，その形態は維持されているが膜機能が破壊された筋線維である。作成方法により機械的スキンドファイバーと化学的スキンドファイバーがある。CICR速度の測定には，界面活性剤サポニンによる化学的スキンドファイバーが用いられている。このスキンドファイバーはSRや収縮蛋白の機能は保たれているが，細胞膜の選択的透過性は破壊されている[74]。スキンドファイバーを浸す溶液の条件を変えることが，結局，骨格筋細胞内の環境を変えることになる。スキ

図2 CICR速度

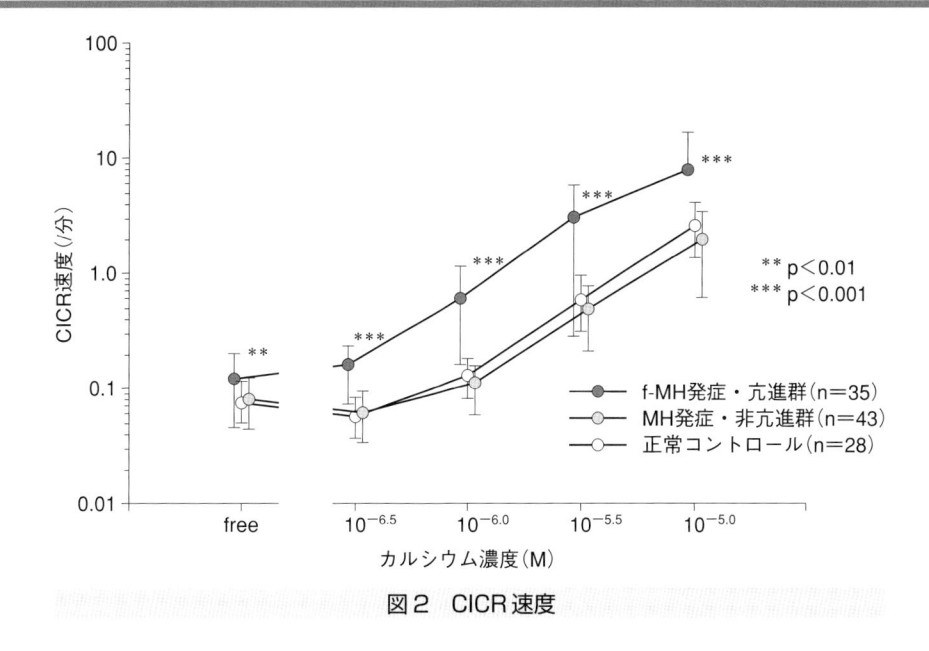

ンドファイバーを利用した収縮検査には，カフェイン/ハロタン感受性（拘縮）テスト，収縮蛋白のカフェイン感受性テスト，SR膜へのカルシウム取り込み速度，CICR速度[6)75)]（後述，悪性高熱症の病因の本態）などがある。これらは同様の実験装置（図2）で検査できる

1 CICR速度

SRからのカルシウムによるCICR速度を半定量的に測定する方法である。1983年にEndoら[6)]が劇症型MH（f-MH）患者でCICR機構の亢進を報告した。それ以後，本邦ではCICRテストがMH素因の診断法として行われてきた[76)〜78)]。骨格筋細胞内のカルシウム濃度が増加するとそれによってSRからのカルシウム放出速度が増大する現象（CICR）があり，これがMH患者では亢進している（図2）。

a. 方　法

1) 筋生検

原則的には骨格筋であればどこでもよいが，筋線維の太いものの方が，張力を得ることが容易であるため，大腿四頭筋群か上腕二頭筋や三頭筋から摘出されることが多い。開腹術と同時に筋生検を希望する患者では，腹直筋で検査は十分可能である。筋生検時の麻酔は，何を使用しても検査結果に影響はない。ダントロレンを使用している症例でも問題はない。筋生検時に筋肉を損傷しないように摘出する。筋生検後は4℃で冷蔵保存し，48時間以内に検査を終了する。

2) スキンドファイバーの作成

摘出した骨格筋を実体顕微鏡下に細かい筋束として，30分間室温で50 μg/mlサポニン

1．骨格筋検査

表2　溶液の組成

	Mg^{2+} (mM)	MgATP (mM)	Ca^{2+} (M)	EGTA (mM)	PIPES (mM)	others (mM)
溶液1（relaxing solution）	1.5	3.5	0	2	20	
溶液2（loading solution）	1.5	3.5	$10^{-6.7}$	10	20	
溶液3（relaxing solution）	1.5	3.5	0	10	20	
溶液4（ATP free solution）	1.5	0	0	2	20	
溶液5（ATP, Mg free solution）	0	0	0	2	20	
溶液6（releasing solution）	0	0	X	10	20	
溶液7（stop solution）	10	0	0	10	20	procaine 10
溶液8（pre-assay solution）	1.5	3.5	0	0.1	20	procaine 5
溶液9（assay solution）	0.1	1	0	0.1	20	caffeine 50

EGTA: ethylene glycol-bis（β-amino ethyl ether）-N, N, N', N', -tetraacetic acid
PIPES: piperazine-N, N'-bis (2-ethanesulfonic acid)
X = free, $10^{-6.5}$, 10^{-6}, $10^{-5.5}$, 10^{-5}
pHは20℃で7.0になるようにKOHで調整。
イオン強度はK-methanesulfonateの濃度を調整して2.0Mとした。

を溶かした溶液1（表2）に浸して，スキンドファイバーを作成する。このスキンドファイバーから，実体顕微鏡下に筋線維2～5本を長さ2～3mm切り出し，モノフィラメントの絹糸でタングステン線に固定する（図2）。切り出された筋線維を，10%増の長さになるように張力をかけ固定する。タングステン線の1本に取り付けられているトランスデューサーで等尺性張力を測定する。

3）測定方法[75]（図3，図4，表2）
まず測定を始める前に，溶液9（表2）でSRからカルシウムをすべて放出させる。
①溶液2（ATPと$10^{-6.7}$M Ca^{2+}が存在する）に2分間浸して一定量のカルシウムをSRに取り込ませる。その直後に溶液3で取り込みを停止させる。
②溶液4と5でCa^{2+}のSRへの再取り込みを防ぐためにATPを除去し，さらにCa^{2+}放出を抑制するMg^{2+}を除去する。
③溶液6（5種のCa^{2+}濃度（free，$10^{-6.5}$, $10^{-6.0}$, $10^{-5.5}$, $10^{-5.0}$M））にt分（0.1～6分）浸してCa^{2+}を放出させる（この溶液にはATPがないため，張力は発生しない）。この直後は，溶液7でSRからのCa^{2+}の放出をとめる。
④溶液1，ついで溶液8に浸しATPを再び加え，最後に溶液9にしてカフェイン刺激してSRに残っているCa^{2+}をすべて放出させる。放出されたCa^{2+}とATPにより収縮蛋白が作動して張力が発生する。この張力をトランスデューサーで検出して，時間張力曲線の積分値がSRに残っていたカルシウム量に相当する。まず③のCa^{2+}放出過程を省略してこの一連の過程を行って，この積分値（S0）をSRに取り込んだCa^{2+}量とする。あるCa^{2+}濃度でCa^{2+}を放出させて得られた値（St）はSRに残ったCa^{2+}量であるから，取り込んだCa^{2+}量から残ったCa^{2+}量を引くとCa^{2+}放出過程で放出されたCa^{2+}量となる。t（Ca^{2+}放出時間）はStがS0の30～70%となるようにする。Sとtの関係は指数関数的であることが確かめられている[75]。したがって，あるCa^{2+}濃

V. 診 断

筋生検の手術

骨格筋摘出
サポニンによりスキンドファイバーを作成

筋線維を数本切り出して固定

タングステン線
トランスデューサー
溶液
恒温槽 20℃

記録計
増幅器
トランスデューサー

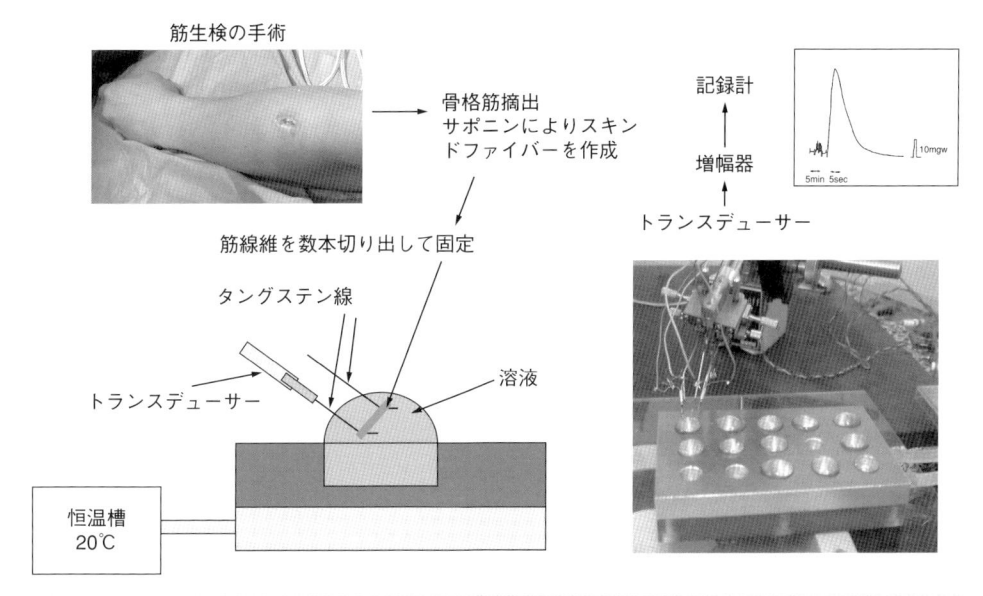

図3　CICRテストの略図

①ATP存在下に一定量のCa²⁺をSRに取り込ませる
②ATPとCa²⁺を取り除く
③ATPのないCa²⁺溶液にt分間浸しSRからCa²⁺を放出させる

Ca²⁺ポンプ（ATP要）
細胞膜（膜機能はない）
SR膜（膜機能はある）
Ca²⁺放出チャネル

④カフェインによりSRに残っていたCa²⁺をすべて放出させる

時間張力曲線
A：①→②→④
B：①→②→③→④

AとBの差から③で放出されたカルシウム量が求まる。放出溶液に浸された時間tから放出速度を計算。

放出されたカルシウムにより収縮蛋白が作動して張力が発生する。この時間張力曲線の積分値がSRに残っていたカルシウム量に相当。

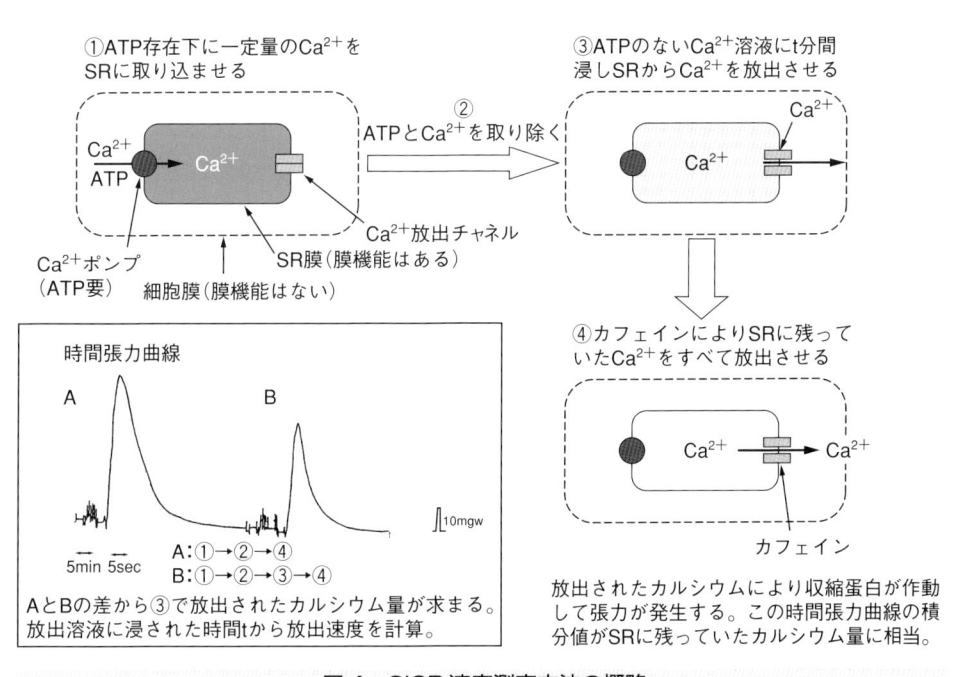

図4　CICR速度測定方法の概略

度でのCa^{2+}放出速度rはr＝－(lnSt/S0)/tで算出できる。

b. 診　断

　カルシウム放出速度の亢進の有無についての診断方法は，CICRテストを行った施設で異なっている。広島大学麻酔蘇生学教室では，予定手術患者28名から得られたCICR速度の平均値＋2×標準偏差値までをCICR速度の正常値とした[79]。Ca^{2+}放出溶液のCa^{2+}濃

度が$10^{-6.5}$, 10^{-6}, $10^{-5.5}$MのいずれかひとつでもCICR速度が正常値以上であれば亢進あり（陽性）と判定した[79]。東京大学薬理学教室では，83名のCICR速度を測定した患者の値についてクラスター分析を行い，非亢進群，亢進群，著明亢進群の3つのグループに分けた[76]。東邦大学医学部麻酔科学第一講座でも同様な方法で分類して，CICR速度亢進があるかどうかの診断を行った。施設間での比較は，検体を輸送して数例で行った。求められた放出速度の値そのものは異なっていたが，診断結果は同じであった。同一施設での検査の再現性の検討は系統だって行われていない。患者の希望により数年後に再検査を行った3例では，CICR速度は前回とほぼ同じであった。

c. 結　果

広島大学大学院麻酔蘇生学教室では，1986年以降2005年8月までに365例に計368回のCICR速度の測定を行った（表3）。亢進率は臨床診断によるf-MHで76.9％，a-MH（亜型MH）で21.7％であった。東京大学薬理学教室や東邦大学麻酔学講座の検討結果[76)77]も同じように，臨床的にf-MHであっても20〜40％ではCICR速度は正常であった。MHの家族歴ではCICR速度の亢進率は23.8％であった（表3）。この中でf-MHの家族歴があるものは39名で亢進18名（46.1％）で，この39名のうち2親等以内がMHの発端者であったのは30名で，亢進16名（53.3％）となった。その他，CICR速度の亢進が認められたのは，術後発症のMHに1例，高CK血症4例，労作性熱中症1例，筋疾患（central core病）1例であった。

d. 筋ファイバータイプでの差異

スキンドファイバーを利用したカフェイン感受性検査ではファイバータイプ1と2ではカフェインによる感受性が異なる。CICR速度も正常者ではタイプ2ファイバーの方が有

表3　CICR速度測定を行った理由別の亢進率（1986.7〜2005.8）

	CICR速度			
	亢進	非亢進	計	亢進率(%)
悪性高熱症劇症型（f-MH）	40	12	52	76.9
悪性高熱症亜型（a-MH）	15	54	69	21.7
術後MH	1	38	39	2.6
MHの家族歴	25	49	74	33.8
高CPK血症	4	53	57	7.0
熱中症，その家族歴	1	7	8	12.5
筋疾患，その家族歴	1	15	16	6.3
悪性症候群	0	10	10	0
原因不明の高熱	0	9	9	0
横紋筋融解症	0	8	8	0
その他	0	15	15	0
不明	0	8	8	0
総計	87	278	365	23.8

意に速いが，タイプ2ファイバーでも正常者では，CICR速度の亢進群より遅くMHSの診断には影響はないと報告[80]された．

e. CICRに影響する薬剤

カフェインには強力なCICR速度の促進作用がある．キサンチン誘導体であるテオフィリンもCICR促進作用がある．ハロタンはMHブタでも正常ブタでも同様にCICR促進作用が認められる[75]．揮発性吸入麻酔薬のCICR促進作用はハロタンがもっとも強く，イソフルラン＞エンフルラン＞セボフルランであった[81]．アミド型局所麻酔薬（リドカイン）は臨床使用濃度（10 μM）ではCICR速度に影響を与えないが，10mMではCICR速度を促進した[82]．また，リドカインなどに防腐剤として含まれているパラオキシ安息香酸メチルがCICR速度を亢進させたと報告[83]された．CICRの抑制作用はダントロレン，プロカイン，mMのマグネシウム，テトカイン，ルテニウムレッドに認められている．ダントロレンのCICR速度抑制作用は温度依存性で，20℃では影響はなく，37℃で認められた[84]．CICR速度に対して温度やpHの影響も大きく，温度が高くなるとCICR速度は速くなり[85]，pHは高くなるほどCICR速度は促進された[86]．最近報告されたブピバカインのCICR機構に関する作用は，ブピバカインの異性体S体ではCICR速度を促進させるが，R体では抑制する[87]．クロルプロマジンやアムリノンは用量依存性にCICR速度を亢進させたが，臨床使用濃度では影響は認められなかった[88)89]．カルモジュリンはカルシウム濃度が3 μM未満の濃度ではCICR速度を促進させるが，カルシウム濃度が3 μM以上ではCICR機構を抑制する[90]．

f. 他の診断方法との比較

1）筋拘縮テスト

CICRとの比較では，CICR速度の亢進があれば全例IVCTは陽性，CICR速度の亢進がない症例でもIVCTが陽性の症例が認められた（表4）[91]．この結果は，CICR速度は骨格筋SRのカルシウム放出機能だけを，筋拘縮テストは骨格筋SR以外の他部位の異常も検知できる検査であることに矛盾しない．また，筋拘縮テストとCICRテストの不一致症例として，運動後の高CK血症の回復が遅延した患者の報告によると，IVCTでもCHCTでもMHSと診断されたがCICR速度は正常であった．組織学的検査では軽度のミオパチー以外所見はなかった．^{31}P-MRS（後述）検査では上腕において運動後にpHの著明な低下と回復の遅延，phosphocreatineの低下が認められた[92]．こういった症例ではCICR機能は正常でも，骨格筋のその他の部位に異常があると考えられる．筋拘縮テストでは生検後5時間以内に終了という時間的制約が厳しく，必要な生検筋肉量も多い．一方，CICRテストでは利点としては，必要な生検筋肉量は少量であること，かつ生検後48時間以内と時間に余裕がある．また，MHの病因の本態であると考えられている骨格筋細胞のSRのカルシウム放出機能を直接検査できることである．しかし，このため，臨床症状からはf-MHと診断されてもCICR速度が正常であることがあり，筋拘縮テストに比べると診断のsensitivityは低い．さらに数本のスキンドファイバーから張力を得ることは，手技的に熟練が必要であり，検査に数時間かかることである（表5）．

1. 骨格筋検査

表4 筋拘縮テストとCICRテストの結果の比較

Case NO.	Age.	Sex	Causes of biopsy	NAMHG Caff(g)	NAMHG 3%Halo(g)	EMHG Caf.(mM)	EMHG Halo(%)	NAMHG分類	EMHG分類	CICR
1.	37	M	f-MH	1.4	1.4	0.5	0.5	MH pos	MHS	accel.
2.	31	M	f-MH	1.4	4.2	1	1	MH pos	MHS	accel.
3.	20	M	f-MH	0.3	0.9	2	3	MH pos	MHEc	accel.
4.	20	F	a-MH	0	0.3	>4	0.5	MH pos	MHEh	accel.
5.	23	M	post operative MH	0	−0.2	>4	>3	MH neg	MHN	non-accel.
6.	12	F	post operative MH	0	0	3	>3	MH neg	MHN	non-accel.
7.	47	M	a-MH	0	0	3	>3	MH neg	MHN	non-accel.
8.	30	F	a-MH	−0.2	−0.1	>4	>3	MH neg	MHN	non-accel.
9.	28	M	high CKemia	0.4	1.2	2	1	MH pos	MHS	non-accel.
10.	52	M	high CKemia	0	0.3	3	2	MH neg	MHEh	non-accel.
11.	59	F	high CKemia	0	0	4	>3	MH neg	MHN	non-accel.
12.	21	F	high CKemia a	−0.5	0	3	3	MH neg	MHN	non-accel.
13.	58	M	high CKemia a	0	−0.2	>3	>3	MH neg	MHN	non-accel.
14.	41	M	rhabdomyolysis	0	0.2	3	2	MH pos	MHEh	non-accel.
15.	19	M	N MS	0.2	0.3	2	2	MH pos	MHS	non-accel.
16.	69	F	Mother of Case 1	0.3	0.2	−	−	MH pos		non-accel.
17.	47	F	Control	0	−0.1	>4	>3	MH neg	MHN	non-accel.
18.	31	F	Control	0.1	0	>3	>3	MH neg	MHN	non-accel.
19.	52	F	Control	0	−0.1	4	>3	MH neg	MHN	non-accel.
20.	76	M	Control	0.1	0	>4	>3	MH neg	MHN	non-accel.
21.	68	M	Control	−0.1	0	>4	>3	MH neg	MHN	non-accel.

MHEc：カフェインだけ陽性，MHEh：ハロタンだけ陽性
accel.：亢進，non-accel：非亢進

(Oku S, Mukaida K, Nosaka S, et al. Comparison of the in vitro caffeine-halothane contracture test with the Ca-induced Ca release rate test in patients suspected of having malignant hyperthermia susceptibility. J Anesth 2000; 14: 6-13 より引用)

2）病理組織学的検査

組織学的検索ではMHに特異的な所見はないといわれていた[40]。しかし，市原ら[93]は骨格筋線維にコア構造が認められたのはCICR亢進症例だけであると報告した。

3）臨床診断

本邦では盛生ら[94]の臨床診断基準により，体温を指標とし，劇症型（f-MH）と亜型（a-MH）に分類している。CICR速度の亢進率は劇症型で76.9％，亜型で21.2％であり

表5 筋拘縮テストとCICRテストの比較

	筋拘縮テスト	CICRテスト
筋肉	筋束	スキンファイバー
部位	大腿四頭筋, 腹直筋	特に指定はない
筋線維による差	閾値 type 1 < type 2	CICR速度 type 2 > type 1
生検筋肉量	35×15×15mm程度	12×5×3mm程度
検査可能な時間	生検後5時間以内	生検後48時間以内
検査温度	37℃	20℃
溶液	Krebs-Ringer液	13種類の溶液 (溶液のpHやCa^{2+}濃度が影響)
測定装置など	簡単な装置	熟練した手技が必要
検査時間	5時間以内に終了	8時間以上かかる
Sensitivityとspecificity	sensitivityが高い	specificityが高い

(表3), f-MHでもCICR速度が正常であった症例が約25%あった。欧米と同様にCGSランク6を真のMHとしてCICRテストのsensitivityとspecificityを求めると, sensitivityは82.4%で, specificityは100%であった。市原ら[77]による東邦大学のCICRテストの結果と臨床診断基準との比較でも, 劇症MHでもCICR速度の亢進がない症例があった。Kawanaら[76]の検討によると, 40℃以上の体温, あるいは15分間に0.5℃以上の体温上昇があった症例でもCICR速度が亢進していない症例があり, MHの臨床症状のうちCICR速度と相関していた症状は高熱とアシドーシスであった。Kawamotoら[96]は146名のCICRテストを行った患者の臨床データによる多変量解析を行い, 8つのパラメーターを入力するとCICR速度の亢進を予測するソフトを開発した。前原ら[97]がこのソフトによりCICR速度の異常を予測し, 実際のCICRテストの結果と比較した。そのソフトのsensitivityは80%, specificityは56%であった。

4) 遺伝子診断

RYR1にアミノ酸変異を伴う遺伝子変異があれば, RYR1のカルシウム放出機能に異常があると考えられることから, ほとんどの場合ではCICR速度の亢進がある患者ではRYR1の遺伝子変異が見つかると推測される。しかし, 本邦では遺伝子検索は遅れていた。CICR速度と連鎖が認められた家系が報告[98]され, その後Arg2434Hisの変異が見つかった家系が報告[99]された。また, CICR速度の著明亢進群でRYR1のC末端部位での新しい変異が発見され, この変異がMHの病因となることが確認された[100]。

2 カルシウムの取り込み

CICR測定と同じスキンファイバーを使用し, カフェイン刺激によりカルシウムをすべて放出させてから実験を開始する。カルシウム濃度が$10^{-7.5}$, $10^{-6.7}$, $10^{-6.0}$Mの溶液にt分間浸した後, カルシウムの取り込みをとめて, カフェインを含む溶液でSRにあるカルシウムを放出させ, このときの時間張力曲線の面積がSRにとりこんだカルシウム量

とする。$10^{-6.7}$ Mの溶液に2分間作用させた時を1としてその相対値で表す。取り込み量-時間曲線より取り込み初速度を算出する。取り込み速度が遅いと，結果的に骨格筋細胞内のカルシウム濃度は上昇し，MH様症状を起こすと推察される。取り込み速度が遅い疾患にBrody病がある。またこの速度を抑制する薬剤にクロルプロマジン[88]，ブピバカインのS体とR体[87]がある。

3 収縮蛋白のカルシウム感受性

スキンドファイバーを使用するが，細胞膜だけでなくSR膜の機能も破壊され，収縮蛋白だけの機能が温存されたスキンドファイバーを作成する。このためにサポニンの濃度を200 μg/mlとする。ATPを含む種々のカルシウム濃度の溶液に浸し，張力を発生させ，カルシウム濃度が10^{-5}Mのときの張力を1として，他のカルシウム濃度の張力を相対値で表す。カルシウム濃度-張力曲線を描いて，そのシフトの有無を検討する。曲線が左にシフトしているということは，より低濃度のカルシウムで収縮が起こることを意味する。

4 カフェイン/ハロタン感受性（拘縮）テスト

CICRテストと同じスキンドファイバーを用いる。SRにカルシウムを取り込ませた後，カルシウムを洗浄して，ATPを含む溶液にハロタンを低濃度から加えていく。筋収縮が発生する最小濃度を閾値とする[101]。カフェインやハロタンを投与する点では筋束を用いる筋拘縮テストに類似するが，スキンドファイバーを用いる点はCICRテストと同じである。MH患者[101]やMHブタ[102]では閾値の低下が認められた。長谷川ら[103]の研究によると除神経後の骨格筋ではカフェイン感受性の増加が認められた。Ohkoshiら[104]はBecker型筋ジストロフィーの患者に臨床上MH症状（咬筋強直，38.7℃の高体温，CK値107,000 IU/l）がみられ，CICR速度は正常であったが，タイプ1ファイバーだけカフェイン感受性の増加が認められたと報告した。このテストで陽性（閾値が低下）ということは，CICR速度の亢進，あるいはSRへのカルシウムの取り込み速度の低下，収縮蛋白のカルシウム感受性亢進のどれかがあるということである。CICR速度亢進は閾値の低下の十分条件であって，必要条件ではないことに注意が必要である。カフェイン感受性は正常なヒトでファイバーのタイプで閾値に有意差があり，タイプ1はタイプ2にくらべカフェイン閾値が小さい[105]。MHS患者でも同様にタイプ1ファイバーの方がタイプ2に比べ有意にカフェインの閾値が小さかった[106]。筋肉の種類による差の検討もされ，咬筋は大腿直筋に比べ，同じタイプ1ファイバーでも有意にカフェインの閾値が低く[107]，同様にハロタン感受性の閾値も，咬筋のタイプ1で有意に低濃度であった[108]。

ヒト骨格筋培養細胞を利用した診断法

より少ない骨格筋から診断できる侵襲の低い検査として期待され，開発されている方

法である．実際にヒトから摘出した骨格筋から衛星細胞を培養し，これを分化させたmyotubes（筋管細胞）細胞を利用して，RYR1の刺激薬（カフェイン，ハロタン，4CmCなど）に対する細胞内のカルシウム動態から診断を行う方法が主となっている．遺伝子検索により発見されたRYR1遺伝子の点変異を導入した細胞〔COS-7細胞，HEK-293細胞，1B5 myotubes（RYRが欠損）〕のカルシウム動態の変動から，その変異がMHの原因であることを証明し，細胞機能についても検討した報告[109]〜[112]があるが，これは正確には骨格筋検査ではない．

1 ヒト骨格筋培養細胞のカルシウム動態

1998年にCensierら[113]がはじめてMHSのヒトの骨格筋から細胞を培養した．このヒト骨格筋培養細胞はMHSではMHNに比べ，半分のハロタン濃度で細胞内のカルシウム濃度が上昇することを示した．さらにMHSとMHNの細胞の静止時カルシウム濃度には差は認められなかった．Brinkmeierら[114]はヒト培養骨格筋細胞myotubesのカルシウム動態について報告した．RYR1のGly2435Argの変異が認められたMHSから培養したmyotubesはMHNのmyotubesと比べると，安静時のカルシウム濃度に差はなかったが，リアノジン刺激による最大カルシウム上昇までの反応時間が短縮していた．Girardら[115]は，54名の患者から培養した骨格筋細胞のハロタン刺激によるカルシウム濃度の上昇を検討したところ，MHS＞MHE＞MHNであった．遺伝子の変異部位の違いによる培養骨格筋細胞内のハロタン刺激によるカルシウム濃度上昇には差がなかった．Snoeckら[7]はIVCTでMHSと以前に診断された6名から針生検により骨格筋を採取して培養を行った．MHS患者のmyotubesのカルシウム濃度はハロタン濃度依存性に上昇し，0.44mM以上のハロタン濃度ではコントロール群とオーバーラップはなかった．Wehnerら[116]はRYR1遺伝子にThr2206Metの変異があるMHS患者の骨格筋からmyptubesを培養し，カルシウム濃度を測定した．4CmCとカフェインのEC50は有意な低下が認められたため，この点変異がMHの病因であると結論した．Wehnerらは，その後RYR1遺伝子のエクソン44の点変異（Ala2350Thr, Arg2355Trp, Gly2375Ala）について，4CmC，カフェインとハロタンに対するmyotubesのカルシウム動態を検討した．これら3つの刺激薬に対して感受性が低下あり，EC50は1.7〜4倍低かった．安静時のカルシウム濃度についてはArg2355Trp以外は有意に上昇していた[8]．生検筋から衛星細胞を分離し培養する方法は報告者によって異なっている．ほとんどの場合はトリプシンやコラーゲナーゼといった酵素と培地としてはDMENが使用されている．広島大学麻酔・蘇生学教室で行っている簡単な方法は，培養シャーレに骨格筋砕片を貼り付けて，静かに10％FBS加DMEN-F12培地を注ぐと，その周囲から衛星細胞が増殖してくる．しかし，線維芽細胞などの骨格筋以外の細胞も増殖してくるために，これを防ぎ，骨格筋細胞だけを培養することが課題である．さらに，高齢患者から摘出した骨格筋での培養は難しい．骨格筋細胞は分化した段階ではじめてRYRが出現する[117]ため，myotubesに分化していない培養細胞で測定すると異なった結果になる可能性がある．実際にカルシウム濃度を測定しているわけではないため，細胞内の変動の観察には問題はないが，カルシウム濃度の他施設の結果

1. 骨格筋検査

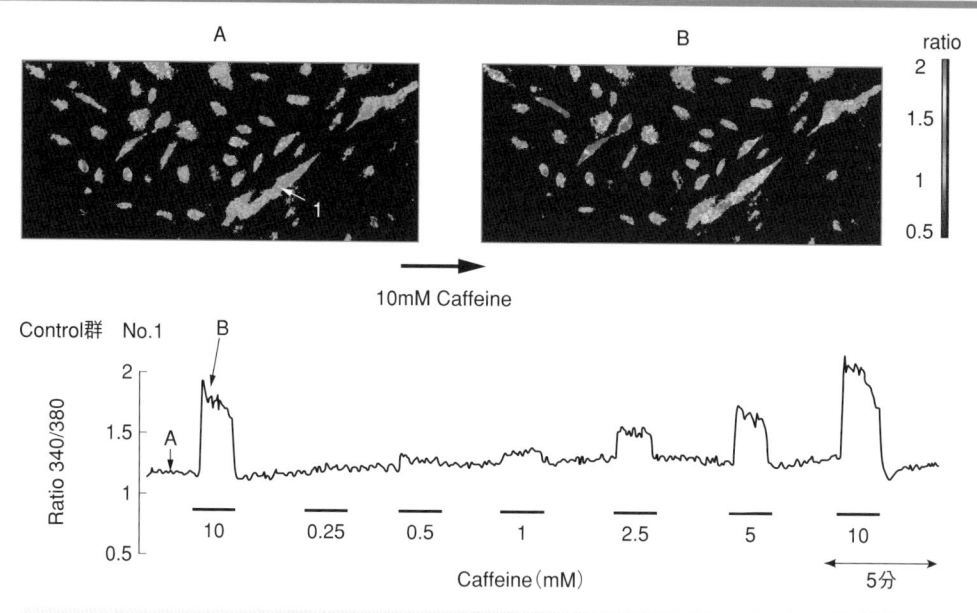

図5 MyotubesのCaffeine刺激による反応

と比較検討には，キャリブレーション方法を考慮する必要がある．図5に蛍光指示薬はfura-2/AM，励起波長は340nmと380nmで，ratio340/380の測定と画像処理・解析は浜松ホトニクスのアクアコスモを用い，myotubesのカフェイン刺激による反応を示した．カフェイン10mMの刺激でrarioが上昇（黄～赤）する．カフェイン濃度を低濃度から高濃度まで変化させてそのrario上昇を測定する（図5）．カフェインの用量反応曲線からEC50を算出する．

培養ヒト骨格筋細胞を使用した診断法は生検筋肉量が少量，検体の輸送も可能であるといった利点があるが，遺伝子変異の部位によってRYR1の機能に差がある[109)～112)]．RYR1遺伝子だけでも変異箇所が60以上もあるため，その一つ一つの機能についての検討は遺伝子導入した細胞で行われると考えられるが，遺伝子変異部位によりEC50に差があること，さらには実際に培養されたmyotubesと遺伝子導入された細胞では反応が異なる可能性もあり，閾値の検討は難しいと推察される．

2 Myotubesからのプロトン放出

ヒトの培養骨格筋細胞（myotubes）を使用し，細胞の代謝の指標としてプロトン放出を測定することによって，MHSとMHNを区別する方法を検討した．4-CmCの種々の濃度で測定された反応は，MHNから培養された細胞に比べMHSから培養された細胞でかなり大きかった．これはIVCTの結果によく一致していた[118)]．培養骨格筋myotubesの代謝の増加は，おそらく細胞内のカルシウム濃度の増加によるものであり，プロトンの放出をみることでモニターできる．この方法はより侵襲の少ないMHの検査として将来使用可能な方法である．

その他

1 ³¹P-MRS（³¹P磁気共鳴分光法：31phosphorus magnetic resonance spectroscopy）

　非侵襲的な方法のひとつであり，骨格筋を含む他の組織中のpH，ATP，無機リン（pi）やクレアチンリン酸（PCr）の濃度を生体で測定する方法である．MHSを対象として，いくつかの研究が行われてその異常が報告されている．初期の報告では安静時のPi/PCrの高値が報告された[119)〜121)]が，逆に安静時の異常は認められなかった[122)〜124)]という報告もある．MHS骨格筋の異常は，運動中あるいは運動後に見られる初期のpHの低下（アシドーシス）とPCrの損失からの回復の遅延である[122)〜124)]．pHは低下の要因は，PCrの低下からの回復の遅延であると考えられている．³¹P-MRSを使用した最近の報告では，有酸素下と駆血による虚血下で運動負荷を行い，19のMRのパラメーターを設定して，これからMRSスコアを計算した．そのスコアによってMHSとMHNを診断すると，そのsensitivityとspecificityはともに100％であった[124)]．しかし，このprospectiveな検討は症例数が10例と少ないため，まだ診断法として有用かどうかの判断は困難である．Textorら[125)]は運動負荷の代わりにカフェインを20mM筋肉内に注射して，その筋肉のPi/PCrとPi/γ-ATPを測定した．MHSとMHN間では差はなかったが，カフェイン注射後にMHSではこれらの値が有意に上昇していた．MHS患者には潜在的なミオパチーが認められることが多く，これが，ミトコンドリアの機能異常に関連しているのかどうかはわかっていない．³¹P-MRS検査でMHSに認められた変化は他のミオパチーでも認められることがある．³¹P-MRSの検査はMHSの本態である骨格筋のカルシウム調節障害を，間接的に運動負荷による骨格筋内のエネルギー代謝の面から検出しようとする方法であることから，結果の解釈に難しい面があり，統一された診断方法としてはまだ確立されてない．

2 In vivoでの骨格筋の代謝の測定

　ヒトの大腿直筋に80mMのカフェインを500 μl注入して，その部位のP_{CO_2}を測定すると，一過性にP_{CO_2}が増加する[126)]．その最大値はIVCTでMHSと診断され，遺伝子異常が確定した患者が有意に高かった．この方法によると，筋生検よりもはるかに低侵襲で確実なMHの素因が診断できると報告された．筋生検より生体反応に近く，またMHの本態である骨格筋の代謝亢進を時下に確認できるため，有望な方法と考えられるが，以降，この方法に関する研究論文は報告されていない．

　インスリン刺激による骨格筋でのエネルギーのターンオーバーがMHS患者では高いことが示され[127)]，新しい診断法となる可能性がある．

MH関連疾患と骨格筋検査

　　MH関連疾患患者でも，MH発症の可能性を検討するために骨格筋検査が行われてきた。運動誘発性横紋筋融解症について12名でIVCTを行った結果，MHSが10名，MHEが1名，MHNが1名であり，組織学的検索では筋疾患は認められなかった[128]。また，労作性熱中症の45名にIVCT検査を行った結果，MHSが11名，MHEが8名，MHNが26名で，組織学的検索では特徴的な所見はなかった[129]。悪性症候群（neuroleptic malignant syndrome：NMS）は7名中5名でハロタンにより拘縮を起こしたという報告[130]もあるが，Adnetら[131]によると8名のNMSのIVCTは正常であった。NMSの病因は中枢神経であり，MHと異なっていることから骨格筋拘縮テストは正常であると考えられる。骨格筋拘縮テストでMHSと診断された神経筋疾患には，Duchenne型とBecker型筋ジストロフィー，先天性筋強直症，筋強直性ジストロフィー，その他神経原性筋疾患がある[132]～[134]。しかし，筋疾患患者（特に筋ジストロフィー）の筋束は損傷されていることが多く，刺激薬剤投与前の単収縮において振幅が小さいものは，IVCTにとって適切ではない[135]。こういった要因がIVCT specificityを低下させていると考えられている[135]。MHと同様にRYR1遺伝子の異常であるcentral core病（CCD）ではIVCTの結果はMHSであった[129][136]。CICRテストでもCCDは陽性（CICR速度の亢進）であった。Takagiらによると，スキンドファイバーを使用したハロタンとカフェインによる感受性テストでは，筋ジストロフィー（Duchenne型あるいはBecker型）11名中，5名でMHS，3名でMHEであった[137]。

骨格筋検査の適応

　　欧米では遺伝子検索のプロトコールが発表されており，MHを発症した患者やその家族，MH関連疾患では，遺伝子検索をまず受ける。ヨーロッパでは2001年にUrwylerら[138]，北米MHグループは2002年にSeiら[139]が，それぞれMH遺伝子診断のガイドラインを作成した。骨格筋拘縮テストでMHSと診断された患者の遺伝子検査による診断率は，ヨーロッパでは27.0％[140]，北米では23％[141]であった。侵襲的な筋生検の前に採血で可能な遺伝子検索（変異の頻度の高い部位の検索）を行い，変異が見つからなかった患者に筋生検を行うように勧められている。5歳以下（20kg以下）の小児では，筋拘縮テストのための筋生検は，筋肉の欠損が大きくなるため，対象外である。検査が必要な場合は両親に筋拘縮テストを行い，どちらかがMHSと診断されるとその子供も暫定的にMHSと診断される。IVCTを受けた6歳以上14歳までの小児24名についての副作用調査によると，筋収縮や運動に異常はなかった[142]。

　　本邦ではMHの遺伝子検索についてプロトコールはなく，CICR検査で陽性であった患者に遺伝子検索を行い，種々の変異が発見されているところである。本邦における遺伝子検索のプロトコールができれば，欧米と同様に遺伝子検索をまず行うことが望ましい。しかし，本邦では現在のところ，MHの素因診断はCICRテストしかない。MHの家族歴

がある患者に関してのCICRテストは，MHを実際に発症した発端者から検査を行うことが望ましい。この患者で陽性であれば，その家系のMHS診断はCICRテストで行える。一方，MHを発症した患者でCICRが正常であれば，CICRテストで検出できない骨格筋の異常によりMHを発症したと考えられるため，その家系ではMHS診断のためにCICRテストを行う意味はなくなる。臨床上MHの家族歴がある患者で，手術が予定されている場合，あるいは発端者が死亡している場合には，CICRテストの適応となる。筋拘縮テストと同様に，幼小児（特に乳幼児）では，この検査のために全身麻酔が必要となること，摘出する筋肉量は成人と同量必要であることを，筋線維が細くて技術的にも困難で検査可能な張力が得られないことがあることを考慮すると勧められない。さらに筋疾患で筋線維が壊れたもの（デュシャン型筋ジストロフィーなど）も測定に必要な張力が得られないことがある。一般的に骨格筋検査は，CK値が10,000 IU/l以上の横紋筋融解症やMH劇症型を発症後では2～3カ月経ってから筋生検を行う。MH関連疾患のうち運動誘発性横紋筋融解症，労作性熱中症，家族性特発性高CK血症などは，筋生検の適応となる。同時に筋の組織学的な検索も行い，他の筋疾患の鑑別や，骨格筋細胞内のcoreのチェックを行うことが望ましい。

本邦での骨格筋テストの実際

現在のところMHの骨格筋拘縮テストを行っている施設はなく，CICRテストは広島大学大学院麻酔蘇生学研究室だけである。筋生検は患者の居住地の病院で行い必要な骨格筋（長さ12 mm，幅5 mm，厚さ3 mm程度）を摘出して，あらかじめ届けられた筋弛緩液に浸し，冷蔵で広島大学まで輸送（宅配便利用）して検査を行うことができる。広島から遠い地域や天候によっては輸送が不可能なこともあるが，筋生検の翌日に広島大学麻酔蘇生学研究室に到着すれば検査可能である。検査の費用は輸送による検査では，宅配便の費用（1,000円程度）と筋生検（小手術）の費用（筋生検を行った病院への支払い）となる。しかし，広島大学病院で筋生検とCICR検査を行うと，輸送によるトラブルのリスクはないが，高度先進医療が適応され検査費用は高額で16～17万円（同門会費で10万円の補助がある）となる。

おわりに

骨格筋検査は，筋拘縮テストもCICRテストも筋生検が必要であり，侵襲的検査である。筋拘縮テストでは生検筋肉量も多く，生検後5時間以内に検査を終了するという時間制限が問題である。北米では12，ヨーロッパでは22の骨格筋拘縮テストを行っているセンターがあるが，この時間的制限があるために患者はこれらのセンターまで遠くても受診しなくてはならない。またコストも高く，USでは約6,000ドルかかるといわれている[143]。CICRテストの問題点は，本邦では広島大学麻酔蘇生学研究室でしか行われていないことである。また，筋拘縮テストに比べsensitivityが低いことが挙げられる。たとえCICRテストで異常がなくても，MHSを否定できない。どちらの検査方法でも陽性と正常の中間

の反応を示す検体が存在する。臨床的には陽性と判定するが，遺伝子検索の面からはこういった検体から真のMHを分ける必要がある。さらに骨格筋細胞内のカルシウムレベルが上昇しているミオパチー，特に筋ジストロフィーの診断結果も問題となる。また，低侵襲の培養骨格筋細胞によるMHSの診断はまだ開発途上である。この方法は摘出筋肉が針生検で可能なくらいの少量，輸送も可能，培養により細胞を増殖，さらにはいったん凍結することもできるといった利点がある。しかし，培養して増殖させ分化をさせmyotubesまで育てるまでに，最短で1カ月程度かかること，培養細胞の分化の程度により細胞の性質が異なる可能性があること，さらには培養に必要な培地やFBSや成長因子などに費用がかかるうえに，骨格筋細胞内のカルシウム動態の測定機器は高額である。将来的には遺伝子検査でMHの診断が可能になると予想されるが，現状では臨床診断でも遺伝子検査でも100％の診断は困難であることから，MHSの診断に骨格筋検査が必要である。

■参考文献

1) Hopkins PM. Malignant hyperthermia: advances in clinical management and diagnosis. Br J Anaesthesia 2000; 85: 118-28.
2) Wappler F. Malignant hyperthemia. Eur J Anaesth 2001; 18: 632-52.
3) Kalow W, Britt BA, Richter A. The caffeine test of isolated human muscle in relation to malignant hyperthermia. Can Anaesth Soc J 1977; 24: 678-94.
4) Ellis F, Harriman DGF, Keaney NP, et al. Halothane induced muscle contracture as a cause of hyperpurexia. Br J Anaesth 1971; 56: 721-4.
5) Sei Y, Sambuughin NN, Davis EJ, et al. Malignant hyperthermia in North America - genetic screening of the three hot spots in type I ryanodine receptor gene. Anesthesiology 2004; 101: 824-30.
6) Endo M, Yagi S, Ishizuka T, et al. Changes in the Ca-induced Ca release mechanism in the sarcoplasmic reticulum of the muscle from a patient with malignant hyperthermia. Biomed Res 1983; 4: 83-92.
7) Snoeck MM, Oosterhof A, Tangerman A, et al. Halothane-induced calcium release in cultured human skeletal muscle cells from a family susceptible to malignant hyperthermia with an unidentified mutation in chromosome 19. Anesthesiology 2002; 97: 272-4.
8) Wehner M, Rueffer H, Koenig F, et al. Functional characterization of malignant hyperthermia-associated RyR1 mutations in exon 44, using the human myotube model. Neuromuscul Disord 2004; 14: 429-37.
9) Kalow W, Britt BA, Terreau ME, et al. Metabolic error of muscle metabolism after recovery from malignant hyperthermia. Lancet 1970; 2: 895-8.
10) Melton AT, Martucci RW, Kien ND, et al. Malignant hyperthermia-standardization of contrasture testing protocol. Anesth Analg 1989; 69: 437-43.
11) Larach MG. Standardization of the caffeine halothane muscle contracture test. North American Malignant Hyperthermia Group. Anesth Analg 1989; 69: 511-55.
12) The European Malignant Hyperpyrexia Group. A protocol for the investigation of malignant hyperpyrexia (MH) susceptibility. Br J Anaesth 1984; 56: 1267-9.
13) Ording H, Brancadoro V, Cozzolino S, et al. In vitro contracture test for diagnosis of malignant hyperthermia following the protocol of the European MH Group: results of testing patients surviving fulminant MH and unrelated low-risk subjects. The European Malignant

Hyperthermia Group. Acta Anaesthesiol Scand 1997; 41: 955-66.
14) Allen GC, Larach MG, Kunselman AR, et al. The sensitivity and specificity of the caffeine-halothane contracture test: a report from the North American Malignant Hyperthermia Registry. The North American Malignant Hyperthermia Registry of MHAUS Anesthesiology 1998; 88: 579-88.
15) Weisshorn R, Wappler F, Fiege M, et al. Ryanodine contracture threshold times for diagnosis of malignant hyperthermia susceptibility: an experimental approach from a single laboratory. J Clin Anesth 2004; 16: 353-7.
16) Wappler F, Anetseder M, Baur CP, et al. Multicentre evaluation of in vitro contracture testing with bolus administration of 4-chloro-m-cresol for diagnosis of malignant hyperthermia susceptibility. Eur J Anaesthesiol 2003; 20: 528-36.
17) Ritman RS, Rosenberg H. Malignant hyperthermia: update on susceptibility testing. JAMA 2005; 293: 2918-24.
18) Melton AT, Antognini JF, Gronert GA. Caffeine- or halothane-induced contracture of masseter muscle are similar to thpes of vastus muscle in normal humans. Acta Anaesthesiol Scand 1999; 43: 764-9.
19) Bina S, Holman S, Muldoon SM. Extending the skeletal muscle viability period in the malignant hyperthermia test. Anesth Analg 2003; 96: 153-8.
20) Ranklev E, Fletcher R, Blomquist S. Static v. dynamic tests in the in vitro diagnosis of malignant hyperthermia susceptibility. Br J Anaesth 1986; 58: 646-8.
21) Hopkins PM, Ellis FR, Halsall PJ, et al. An analysis of the predictive probability of the in vitro contracture test for detedmining malignant hyperthermia susceptibility. Anesth Analg 1997; 84: 648-56.
22) Ording H, Skovgaard LT. In vitro diagnosis of susceptibility to malignant hyperthermia: comparison between dynamic and static halothane and caffeine tests. Acta Anaesthsiol Scand 1987; 31: 458-61.
23) Wedel DJ, Nelson TE. Malignant hyperthermia–diagnostic dilemma: false-negative contracture responses with halothane and caffeine alone. Anesth Analg 1994; 78: 787-92.
24) Ellis FR, Halsall PJ, Hopkins PM. Is the "K-type" caffeine-halothane responder susceptible to malignant hyperthermia? Br J Anaesth 1992; 69: 468-70.
25) Larach MG, Localio AR, Allen GC, et al. A clinical grading scale to predict malignant hyeprthermia susceptibility. Anesthesiology 1994; 80: 771-9.
26) IslAnder G, Twetmann ER. Results of in vitro contracture tests for the diagnosis of malignant hyperthermia susceptibility in monozygote twins. Acta Anaesthesiol Scand 1997; 41: 731-5.
27) Fletcer JE, Conti PA, Rosenberg H. Comparison of North American and European malignant hyperthermia group halothane contracture testing protocols in swine. Acta Anaesthesiol Scand 1991; 35: 483-7.
28) Ording H, Bendixen D. Sources of variability in halothane and caffeine contracture tests for susceptibility to malignant hyperthermia. Eur J Anaesthesiol 1992; 9: 367-76.
29) Islander G, Twetman ER. Comparison between the European and North American protocols for diagnosis of malignant hyperthermia susceptibility in humans. Anesth Analg 1999; 88: 1155-60.
30) Fletcher JE, Conti PA, Rosenberg H. Comparison of North American and European malignant hyperthermia group halothane contracture testing protocols in swine. Acta Anaesthesiol Scand 1991; 35: 483-7.
31) Ording H, Islander G, Bendixen D, et al. Between-center variability of results of the in vitro contracture test for malignant hyperthermia susceptibility. Anesth Analg 2000; 91: 452-7.
32) Islander G, Ording H, Bendixen D, et al. Reproducibility of in vitro contracture test results in

patients tested for malignant hyperthermia susceptibility. Acta Anaesthesiol Scand 2002; 46: 1144-9.

33) Ording H, Hedengran AM, Skovgaared LT. Evaluation of 119 anaesthetics received after investigation for susceptibility to malignant hyperthermia. Acta Anaesthesiol Scand 1991; 35: 711-6.

34) Islander G, Ranklev-Twetman E. Evaluation of anaesthesias in malignant hyperthermia negative patients. Acta Anaesthesiol Scand 1995; 39: 819-21.

35) Allen GC, Rosenberg H, Flrtcher JE. Safety of general anesthesia in patients previously tested negative for malignant hyperthermia susceptibility. Anesthesiology 1990; 72: 619-22.

36) Isaacs H, Badenhorst. False-negative results with muscle caffeine halothane contracture testing for malignant hyperthermia. Anesthesiology 1993; 79: 5-9.

37) Islander G, Bendixen D, Ranklev-Twetman E, et al. Results of in vitro contracture testing of both parents of malignant hyperthermia susceptible probands. Acta Anaesthesiol Scand 1996; 40: 579-84.

38) Weglinski MR, Wedel DJ, Engel AG. Malignant hyperthermia testing inpatients with persistently increased serum creatine kinase levels. Anesth Analg 1997; 84: 1038-41.

39) Mezin P, Payen JF, Bosson JL, et al. Histological support for the difference between malignant hyperthermia susceptible (MHS), equivocal (MHE) and negative (MHN) muscle biopsies. Br J Anaesth 1997; 79: 327-31.

40) Breuning F, Wappler F, Hagel Christian, et al. Histomorphologic examination of skeletal muscle preparation does not differentiated between malignant hyperthermia-susceptible and -normal patients. Anesthesiology 2004; 100: 789-94.

41) Monnier N, Kozak-Ribens G, Krivosic-Horver R, et al. Correlations between genotype and pharmacological, histological, functional, and clinical phenotypes in malignant hyperthermia susceptibility. Hum Mutat 2005; 26: 413-25.

42) Rueffert H, Olthoff D, Deutrich C, et al. Determination of a positive malignant hyperthermia (MH) disposition without the in vitro contracture test in families carrying the RYR1 Arg514Cys mutation. Clin Genet 2001; 60: 114-24.

43) Quane KA, Ording H, Keating KE, et al. Detection of novel mutation at amino acid position 614 in the ryanodine receptor in malignant hyperthermia. Br J Anaesth 1997; 79: 332-7.

44) Lynch PJ, Krivosic-Horber R, Reyford H, et al. Identification of heterozygous and homozygous individuals with the novel RYR1 mutation Cus 35 Arg in a large kindred. Anesthesiology 1997; 86: 620-6.

45) Manning BM, Quane KA, Ording H, et al. Identification of novel mutations in the ryanodine-receptor gene (RYR1) in malignant hyperthermia: genotype-phenotype correlation. Am J Hum Genet 1998; 62: 599-609.

46) Brandt A, Schleithoff L, Jurkat-Rott K, et al. Screening of the ryanodine receptor gene in 105 malignant hyperthermia families: novel mutations and concordance with the in vitro contracture test. Hum Mol Genet 1999; 8: 2055-62.

47) Phillips MS, Khanna VK, De Leon S, et al. The substitution of Arg for Gly2433 in the human skeletal muscle ryanodine receptor is associated with malignant hyperthermia. Hum Mol Genet 1994; 3: 2181-6.

48) Fortunato G, Carsana A, Tinto N, et al. A case of discordance between genotype and phenotype in a malignant hyperthermia family. Eur J Hum Genet 1999; 7: 415-20.

49) Fagerlund TH, Ording H, Bendixen D, et al. Discordance between malignant hyperthermia susceptibility and RYR1 mutation C1849T in two Scandinavian MH families exhibiting this mutation. Clin Genet 1997; 52: 416-21.

50) Robinson RL, Anetseder MJ, Brancadoro V, et al. Recent advances in the diagnosis of malig-

nant hyperthermia susceptibility: how confident can we be of genetic testing? Eur J Hum Genet 2003; 11: 342-8.
51) Rousseau E, Smith JS, Meissner G. Ryanodine modifies conductamce and gating behavior of single Ca^{2+} release channel. Am J Physiol 1987; 253: C364-8.
52) Mickelson JR, Gallant EM, Littere LA, et al. Abnormal sarcoplasmic reticulum ryanodine receptor in malignant hyperthermia. J Biol Chem 1988; 263: 9310-5.
53) Hopkins PM, Ellis FR, Halsall PJ. Ryanodine contracture: a potentially specific in vitro diagnostic test for malignant hyperthermia. Br J Anaesth 1991; 66: 611-3.
54) Wappler F, Roewer N, Lenzen C, et al. High-purity ryanodine and 9,21-dehydroryanodine for in vitro diagnosis of malignant hyperthermia in man. Br J Anaesth 1994; 72: 240-2.
55) Wappler F, Roewer N, Kochling A, et al. In vitro diagnosis of malignant hyperthermia susceptibility wiyh ryanodine-induced contracture in human skeletal muscles. Anesth Analg 1996; 82: 1230-6.
56) Hartung E, Koob M, Anetseder M, et al. Malignant hyperthermia (MH) diagnosis: a comparison between the halothane- caffeine- and the ryanodine-contracture test results in MH susceptible, normal and control muscle. Acta Anaesthesiol Scand 1996; 40: 437-44.
57) Hopkins PM, Hartung E, Wappler F. The multicentre evaluation of ryanodine contracture testing in malignant hyperthermia. European Malignant Hyperthermia Group. Br J Anaesth 1998; 80: 389-94.
58) Reuter DA, Anetseder M, Muller R, et al. The ryanodine contracture test may help diagnose susceptibility to malignant hyperthermia. Can J Anesth 2003; 50: 643-8.
59) Bendahan D, Guis S, Kozak-Ribbens G, et al. Comparative analysis of in vitro contracture tests with ryanodine and a combination of ryanodine with either halothane or caffeine: a comparative investigation in malignant hyperthermia. Acta Anaesthesiol Scand 2004; 48: 1019-27.
60) Ginz HF, Girard T, Censier K, et al. Similar susceptibility to halothane, caffeine and ryanodine in vitro reflects pharmacogenetic variability of malignant hyperthermia. Eur J Anaesthesiology 2004; 21: 151-7.
61) Zorzato F, Scutari E, Tegazzin V, et al. Chlorocresol: an activator of ryanodine receptor-mediated Ca^{2+} release. Mol Pharmacol 1993; 44: 1192-201.
62) Herrmann-Frank A, Richter M, Sarkozi S, et al. 4-Chloro-m-cresol, a potent and specific activator of the skeletal muscle ryanodine receptor. Biochim Biophys Acta 1996; 1289: 31-40.
63) Tegazzin V, Scutari E, Tieves S, et al. Chlorocresol, an additive to commercial succinylcholine, induces contracture of human malignant hyperthermia-susceptible muscles via activation of the ryanodine receptor Ca^{2+} channel. Anesthesiology 1996; 84: 1380-5.
64) Gilly H, Musat I, Fricker R, et al. Classification of malignant hyperthermia equivocal patients by 4-chloro-m-cresol. Anesth Analg 1997; 85: 149-54.
65) Ording H, Glahen K, Gardi T, et al. 4-chloro-m-cresol test—a possible supplementsry test for diagnosis of malignant hyperthermia susceptibility. Acta Anaesthesiol Scand 1997; 41: 967-72.
66) Baur CP, Bellon L, Felleiter P, et al. A multicenter study of 4-chloro-m-cresol for diagnosing malignant hyperthermia susceptibility. Anesth Analg 2000; 90: 200-5.
67) Aneteder M, Ritter L, Horbashek H, et al. The impact of 4-chloro-m-cresol in heparin formulas on malignant hyperthermia: in vitro and in vivo. Acta Anaesthesiol Scand 2000; 44: 338-42.
68) Snoeck MM, Gielen MJM, Tangerman A, et al. Contracture in skeletal muscle of malignant hyperthremia susceptible patients after in vitro exposure to sevoflurane. Acta Anaesthesiol Scand 2000; 44: 334-7.
69) Fiege M, Wappler F, Scholz J, et al. Effects of the phosphdiesterase-III inhibitor enoximone on skeletal muscle specimens from malignant hyperthermia susceptible patients. J Clin Anesth 2000; 12: 123-8.

70) Fiege M, Wappler F, Weisshorn R, et al. In vitro and in vivo effects of the phosphodiesterase-III inhibitor enoximone on malignant hyperthermia-susceptible swine. Anesthesiology 2003; 98: 944-9.

71) Gerbershagen MU, Wappler M, Fiege R, et al. In vitro effects of 4-chloro-3-ethylphenol in skeletal muscle preparations from malignant hyperthermia susceptible and normal swine. Eur J Anaesthesiol 2002; 19: 135-40.

72) Gerbershagen MU, Fiege R, Weisshorn R, et al. Cumulative and bolus in vitro contracture testing with 4-chloro-3-ethylphenol in malignant hyperthermia positive and negative human skeletal muscles. Anesth Analg 2005; 101: 710-4.

73) Wappler F, Scolz J, Fiege M, et al. %-HT2 receptor antagonist-mediated inhibition of halothane-induced contracture in skeletal muscle specimens from malignant hyperthermia susceptible patients. Naunyn-Schmiedeberg's Arch Pharmaol 1999; 360: 376-81.

74) Endo M, Iino M. Specific perforation of muscle cell membrane with preserved SR function by saponin treatment. J Muscle Res Cell Motil 1980; 1: 89-100.

75) Ohta T, Endo M, Nakano T, et al. Ca-induced Ca release in malignant hyperthermia-susceptible pig skeletal muscle. Am J Physiol 1989; 256: C358-67.

76) Kawana Y, Iino M, Horiuchi K, et al. Acceleration in calcium-induced calcium release in the biopsied muscle fibers from patients with malignant hyperthermia. Biomed Res 1992; 13: 287-97.

77) 市原靖子, 佐々木順司, 佐多　謙ほか. 東邦大学における筋生検テストの集計. 麻酔と蘇生 1997; 33(別): 87-9.

78) 向田圭子. 悪性高熱症. 臨床麻酔 2005; (増): 369-80.

79) 高橋雅子. ヒト骨格筋小胞体からのCa^{2+}-induced Ca^{2+} release速度の正常値の検討. 麻酔と蘇生 1990; 26: 325-30.

80) 市原靖子, 前原康宏, 菊地博達. 悪性高熱症—最近の進展—. 臨床麻酔 2002; 26: 743-7.

81) Matsui K, Fujioka Y, Kikuchi H, et al. Effects of several volatile anesthetics on the Ca^{2+}-related functions of skinned skeletal muscle fibers from the guinea pig. Hiroshima J Med Sci 1991; 40: 9-13.

82) 藤岡泰博, 松井一幸, 向田圭子ほか. 局所麻酔薬のCa^{2+}-induced Ca^{2+} releaseに与える影響. 麻酔と蘇生 1988; 24(別): 19-23.

83) 長澤実佳. モルモット骨格筋を用いたスキンドファイバーに及ぼすパラオキシ安息香酸メチルの影響. 麻酔 2000; 49: 369-75.

84) Ohta T, Endo M. Inhibition of calcium-induced calcium release by dantorolene at mammalian body temperature. Proc Japan Acad 1986; 62: 329-32.

85) 市原靖子. Ca induced Ca release（CICR）速度における温度の影響. 麻酔 1998; 47: 281-5.

86) Williams JH, Ward CW. Reduced Ca^{2+}-induced Ca^{2+} release from skeletal muscle sarcoplasmic reticulum at low pH. Can J Physiol Pharmacol 1992; 70: 926-30.

87) Ibara M CA, Ichihara Y, Hikita M, et al. Effect of bupivacaine enantiomers on Ca^{2+} release from sarcoplasmic reticulum in skeletal muscle. Eur J Pharmacol 2005; 512: 77-83.

88) 吉田和正. モルモット骨格筋を用いたスキンドファイバーに及ぼすクロルプロマジンの影響. 麻酔 2000; 49: 484-90.

89) 佐々木順司. モルモット骨格筋スキンドファイバーに及ぼすアムリノンの影響. 麻酔 1999; 48: 18-26.

90) Ikemoto T, Iino M, Endo M. Enhancing effect of calmodulin on Ca(2+)-induced Ca^{2+} release in the sarcoplasmic reticulum of rabbit skeletal muscle fibres. J Physiol 1995; 487: 573-82.

91) Oku S, Mukaida K, Nosaka S, et al. Comparison of the in vitro caffeine-halothane contracture test with the Ca-induced Ca release rate test in patients suspected of having malignant hyperthermia susceptibility. J Anesth 2000; 14: 6-13.

92) Kojima Y, Oku S, Takahashi K, et al. Susceptibility to malignant hyperthermia manifested as delayed return of increased serum creatine kinase activity and episodic rhabdomyolysis after exercise. Anesthesiology 1997; 87: 1565-7.

93) 市原靖子, 佐々木順司, 吉田和正ほか. 110症例のCa induced Ca release（CICR）速度と形態学の検討. J Anesth 2002; 16(sup): 279.

94) 盛生倫夫, 菊地博達, 弓削孟文ほか. 悪性高熱症診断基準の見直し. 麻酔と蘇生 1988; 80: 771-9.

95) Takaya T, Ito K, Takiguchi M, et al. Malignant hyperthermia with normal calcium-induced calcium release rate of sarcoplasmic reticulum in skeletalmuscle. J anesth 2002; 19: 70-1.

96) Kawamoto M, Mukaida K, Maehara Y, et al. Prediction of accerelated Ca-induced Ca release rate by clinical findings in malignant hyperthermia susceptible subjects. In Vivo 2001; 15: 45-8.

97) 前原康宏, 市原靖子, 佐々木順司ほか. 悪性高熱症を疑った症例でのCICR速度亢進予測ソフト（CICRperd）の評価. 日臨麻会誌 2002; 22: 287-91.

98) Maehara Y, Mukaida K, Hiyama E, et al. Genetic analysis with calcium-induced calcium release test in Japanese malignant hyperthermia susceptible families. Hiroshima J Med Sci 1999; 48: 9-15.

99) 市原靖子, 佐々木順司, 菊地博達ほか. 日本で初めてリアノジン受容体遺伝子の点変異を確認した悪性高熱症患者の父子症例. 麻酔 2000; 49: 404-6.

100) Oyamada H, Oguchi K, Saitoh N, et al. Novel mutations in C-terminal channel region of the ryanodine receptor in malignant hyperthermia patients. Jpn J Pharmacol 2002; 88: 159-66.

101) 高木昭夫, 春原経彦, 埜中征哉. Skinned fiber法によるハロタンまたはカフェイン感受性テスト. 麻酔と蘇生 1980; 16(別): 183-7.

102) 荒木 誠, 高木昭夫, 藤田武久ほか. 悪性高熱感受性ブタ骨格筋のカフェイン拘縮およびダントロレンの影響. 麻酔と蘇生 1985; 21(別): 121-8.

103) 長谷川愼一, 内田寿美子, 松井一幸ほか. 除神経後の骨格筋のカフェイン感受性. 麻酔と蘇生 1993; 29(別): 25-8.

104) Ohkoshi N, Yoshizawa T, Mizusawa H, et al. Malignant hyperthermia in a patients with Becker muscular dystrophy: dystrophin analysis and caffeine contracture study. Neuromuscul Disord 1995; 5: 53-8.

105) Misumoto H, Deboer GE, Bunge G, et al. Fiber-type specific caffeine sensitivities in normal human skinned muscle fibers. Anesthesiology 1990; 72: 50-4.

106) Adnet PJ, Bromberg NL, Haudecoeur G, et al. Fiber-type caffeine sensitivities in skinned muscle fibers from humans susceptible to malignant hyperthermia. Anesthesiology 1993; 78: 168-77.

107) Adnet PJ, Reyford H, Tavernier BM, et al. In vitro human masseter muscle hypersensitivity: a possible explanation for increase in masseter tone. J Appl Physiol 1996; 80: 1547-53.

108) Reyford H, Adnet PJ, Tavernier B, et al. Halothane induces calcium release from human skinned masseter muscle fibers. Anesthesiology 1999; 90: 1019-25.

109) Tong J, McCarthy TV, MacLennan DH. Measurement of resting cytosolic Ca^{2+} concentrations and Ca^{2+} store size in HEK-293 cells transfected with malignant hyperthermia or central core disease mutant Ca^{2+} release channels. J Biol Chem 1999; 274: 693-702.

110) Robert T, Avilla G. Distinct effects on Ca^{2+} handling caused by malignant hyperthermia and central core disease mutations in RyR1. Biophys J 2004; 87: 3193-204.

111) Brini M, Manni S, Pierobon N, et al. Ca^{2+} signaling in HEK-293 and skeletal muscle cells expressing recombinant ryanodine receptors harboring malignant hyperthermia and central core disease mutations. J Biol Chem 2005; 280: 15380-9.

112) Yong T, Ta TA, Pessah IN, et al. Functional defects in six ryanodine receptor isoform-1 (RyR1) mutations associated with malignant hyperthermia and their impact on skeletal excita-

tion-contraction coupling. J Biol Chem 2003; 278: 25722-30.
113) Censier K, Urwyler A, Zorzato F, et al. Intracellular calcium homeostasis in human primary muscle cells from malignant hyperthermia-susceptible and normal individuals. J Clin Invest 1998; 101:1233-42.
114) Brinkmeier H, Kramer J, Kramer R, et al. Malignant hyperthermia causing Gly2435Arg mutaion of the ryanodine receptor facilitates ryanodine-induced calcium release in myotubes. Br J Anaesth 1999; 83: 855-61.
115) Girard T, Treves S, Cencier K, et al. Recent advances in the diagnosis of malignant hyperthermia susceptibility: how confident can we be of genetic testing? Eur J Hum Genet 2003; 11: 342-8.
116) Wehner M, Rueffert H, Koenig F, et al. Increased sensitivity to 4-chloro-m-cresol and caffeine in primary myotubes from malignant hyperthermia susceptible individuals carrying the ryanodine receptor 1 Thr2206Met (C6617T) mutation. Clin Genet 2002; 62: 135-46.
117) Liberona JR, Caviedes P, Tascon S, et al. Expression of ion channels during differentiation of a human skeletal muscle cell line. J Muscle Res Cell Motil 1997; 18: 587-98.
118) Klinger W, Baur C, Georgieff M, et al. Detection of proton release from cultured human myotubes to identify malignant hyperthermia susceptibility. Anesthesiology 2002; 97: 1059-66.
119) Oligin J, Argov Z, Rosenberg H, et al. Non-invasive evaluation of malignant hyperthermia susceptibility with phosphorus nuclear magnetic resonance spectroscopy. Anesthesiology 1988; 68: 507-13.
120) Olgin J, Rosenberg H, Allen G, et al. A blinded comparison of noninvasive, in vivo phosphorus nuclear magnetic resonance spectroscopy and the in vitro halothane/caffeine contracture test in the evaluation of malignant hyperthermia susceptibility. Anesth Analg 1991; 72: 36-47.
121) Payen JF, Bosson JL, Bourdon JL, et al. Improved noninvasive diagnostic testing for malignant hyperthermia susceptibility from a combination of metabolites determined in vivo with 31P-magnetic resonance spectroscopy. Anesthesiology 1993; 78: 848-55.
122) Webster DW, Thompson RT, Gravelle DR. Metabolic response to exercise in malignant hyperthermia-sensitive patients measured by 31P magnetic resonance spectroscopy. Magn Reson Med 1990; 15: 81-9.
123) Monsieurs K, Heytens L, Kloeck C, et al. Slower recovery of muscle phosphocreatine in malignant hyperthermia-susceptible individuals assessed by 31P-MR spectroscopy. J Neurol 1997; 244: 651-6.
124) Bendahan D, Kozak-Ribbens G, Rodet L, et al. 31Phosphorus magnetic resonance spectroscopy characterization of muscular metabolic anomalies in patients with malignant hyperthermia. Anesthesiology 1998; 88: 96-107.
125) Textor Z, Beer M, Anetseder M, et al. Caffeine impairs intramuscular energy balance in patients susceptible to malignant hyperthermia. Muscle Nerve 2003; 28: 353-8.
126) Anetseder M, Heger M, Mullar CR, et al. Diagnosis of susceptibility to malignant hyperthermia by use of a metabolic test. Lancet 2002; 359: 1579-80.
127) Freymond D, Deriaz O, Frascarolo P, et al. In vivo whole-body resting energy expenditure and insulin action in human malignant hyperthermia. Anesthesiology 2000; 93: 39-47.
128) Wappler F, Fiege M, Stein M, et al. Evidence for susceptibility to malignant hyperthermia in patients with exercise-induced rhabdomyolysis. Anesthesiology 2001; 94: 95-100.
129) Figarella-Branger D, Kozak-Ribbens G, Rodet L, et al. Pathological findings in 165 patients explored for malignant hyperthermia susceptibility. Neuromuscul Disord 1993; 3: 553-6.
130) Caroff SN, Rosenberg H, Fletcher JE, et al. Malignant hyperthermia susceptibility in neuroleptic malignant syndrome. Anesthesiology 1987; 67: 20-5.
131) Adnet PJ, Krivosic-Horber RM, Adamantidis MM, et al. The association between the neu-

roleptic malignant syndrome and malignant hyperthermia. Acta Anaesthesiol Scand 1989; 33: 676-80.
132) Heiman-Patterson TD, Rosenberg H, Fletcherb JE, et al. Halothane-caffeine contracture testing in neuromuscular diseases. Muscle Nerve 1988; 11: 453-7.
133) Heytens L, Martin JJ, Van de Kelft E, et al. In vitro contracture tests in patients with various neuromuscular diseases. Br J Anaesth 1992; 68: 72-5.
134) Lehmann-Horn F, Iaizzo PA. Are myotonias and periodic paralyses associated with susceptibility to malignant hyperthermia? Br J Anaesth 1990; 65: 692-7.
135) Adnet PJ, Krivosic-Horber RM, Krivosic I, et al. Viability criterion of muscle bundles used in the in vitro contracture test in patients with neuromuscular diseases. Br J Anaesth 1994; 72: 93-7.
136) Frank JP, Harati Y, Butler IJ, et al. Central core disease and malignant hyperthermia syndrome. Ann Neurol 1980; 7: 11-7.
137) 高木昭夫. Duchenne型筋ジストロフィーの悪性高熱: Clinical grading scaleとin vitroカフェイン拘縮による検討. 臨床神経学 2000; 40: 423-7.
138) Urwyler A, Deufel T, McCarthy T, et al. Guidelines for molecular genetic detection of susceptibility to malignant hyperthermia. Br J Anaesth 2001; 86: 283-7.
139) Sei Y, Sambuughin N, Muldoon SM. Malignant hyperthermia genetic testing in North America working group meeting. Anesthesiology 2004; 100: 464-5.
140) Robinson RL, Anetseder MJ, Brancadoro V, et al. Recent advance in the diagnosis of malignant hyperthermia susceptibility: How confident can we be of genetic testing? Eur J Mum Genet 2003; 11: 342-8.
141) Sei Y, Sambuughin NN, Davis EJ, et al. Malignant hyperthermia in North America—genetic screening of the three hot spots in type I ryanodine receptor gene. Anesthesiology 2004; 101: 824-30.
142) Ummenhofer W, Roesslein R, Sutter PM, et al. Muscle biopsy for malignant hyperthermia screening in children. Eur J Pediatr Surg 1997; 7: 259-62.
143) Rosenberg H, Antognin JF, Mudloon S. Testing for malignant hyperthermia. Anesthesiology 2002; 96: 232-7.

（向田　圭子，弓削　孟文）

診断 2 形態学

歴史的背景

　1960年，オーストラリアの内科医Denboroughによる家族性に発症する麻酔死の報告[1]以来，悪性高熱症は全身麻酔（誘発薬）に関連し，体温が異常に上昇する予後不良な病態であるとの認識が広まっていった．悪性高熱症発症後，拘縮さらに筋肉の壊死が起こったりすることから悪性高熱症は中枢神経系障害，運動神経系障害あるいは筋疾患のいずれではないかと考えられた．Satnik[2]の巧妙な研究により，原因部位が骨格筋であることが明らかになった．その後，Harrimanら[3,4]により悪性高熱症の患者の特徴的な病理像についての論文が発表された．病理学上筋線維の肥大，内在核，虫食い像，コア構造がある患者が悪性高熱症である確率が高いため，これらの特徴を持つものを"malignant hyperthermia（MH）myopathy"と名付けられた．その後もさまざまな筋疾患と悪性高熱症の関連は種々の論文に発表され続けた．後述のセントラル病についても，かねてより密接な関連があると考えられていたが，その後，遺伝子解析などによりリアノジン受容体部分の遺伝子変異であることが発表され[5,6]，より明確となった．しかし現在では悪性高熱症特有の病理像というものはないと考えられている．

悪性高熱症素因者の筋病理

　悪性高熱症は揮発性吸入麻酔薬などの誘発因子が引き金となって骨格筋の機能異常によって起こる多彩な病態の症候群であり，種々の筋疾患に合併することが知られている．多くの場合，因果関係は明確ではない．同様に筋病理像にも特徴は見られない．
　Leeds悪性高熱症検査Unitで行った悪性高熱症素因者（242名）とそうでない者（296名）の筋病理を比較した研究[7]では，コア構造を有する者は悪性高熱症素因者である可能性が非常に高いことが示された．その他の所見として，筋線維の直径が悪性高熱症素因者の方が若干太いが，筋線維の大小不同，ファイバー（筋線維）タイプの構成，内在核の存在の頻度はほとんど差異がないと報告している．
　Mezinら[8]は，MH-susceptible（MHS）23名，MH-equivocal（MHE）9名，MH-nor-

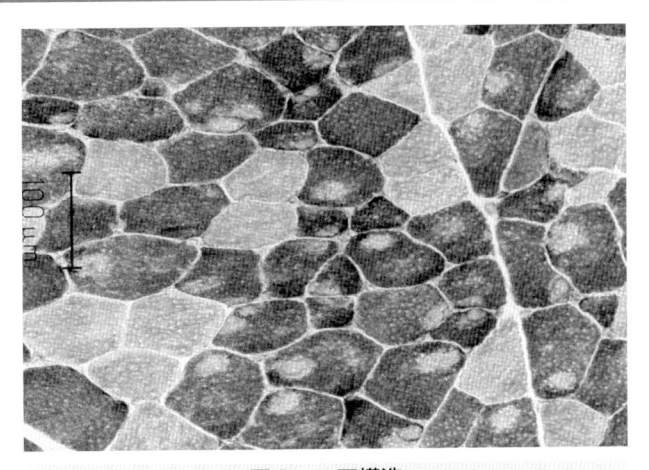

図1 コア構造
筋線維の中央に果物の芯のような色が抜けた丸い構造が認められる（自験例，国立精神・神経センター疾病第一部にて標本作製）。

mal（MHN）21名について筋病理を比較した。その結果，筋線維の肥大・萎縮，内在核，壊死線維は有意にMHSに存在するというものであった。MHS 132名，MHE 65名，MHN 243名について筋病理を比較したvon Breunigら[9]は，タイプ1ファイバー（筋線維）優位の所見はMHNで有意に多く，内在核の所見はMHEで有意に多く見られたとしている。しかしタイプ1ファイバー優位がよく見られる疾患は先天性非進行性ミオパチー（セントラルコア病，ネマリンミオパチー，ミオチュブラーミオパチー，先天性筋線維タイプ不均等症）である[10]。これらの疾患はMHSである確率が高く予測される結果と相反する所見となっている。

著者らは国立精神・神経センター疾病第一部との共同研究（1996年5月～2003年12月）により，悪性高熱症が疑われた174名の患者から採取した筋肉の一部で形態学的な検索を行った。84例にCICR（calcium-induced Calcium release，カルシウムによるカルシウム遊離）速度の異常亢進（≒MHS），90例にCICR速度の非亢進（≒MHN）症例が認められた。CICR速度の異常亢進患者のうちコア（図1）あるいはマルチコア構造（図2）は16例に認められた。90例の非亢進患者においても1例にコア構造が認められた。これらの結果より，前述の論文[6]でも示唆されたように，コアあるいはマルチコア構造を有する患者は悪性高熱症素因者である可能性が非常に高いことが示唆された。その他，intermyofibrillar networkの乱れ（図3）が認められたのは84例のCICR速度異常亢進患者のうち30例，90例のCICR速度の非亢進患者のうち28例と両者間に有意差はなかった。他の研究でも取り上げられている筋線維径の大小不同の著明，タイプ2B線維の萎縮，内在核の増多，タイプ2C線維の存在とCICR速度との間に関連は認められなかった。

以上の形態学的研究の共通した所見として，コアあるいはマルチコア構造を有する患者は悪性高熱症素因者である可能性が高いこと，その他の所見として悪性高熱症特有の特徴はないことである。

2. 形態学

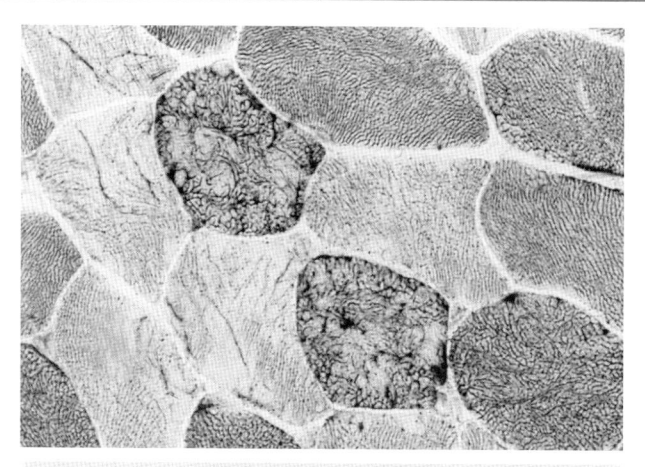

図2 マルチコア構造
筋線維の中央に1つではなく数個の小さなコアが存在する（自験例，国立精神・神経センター疾病第一部にて標本作製）。

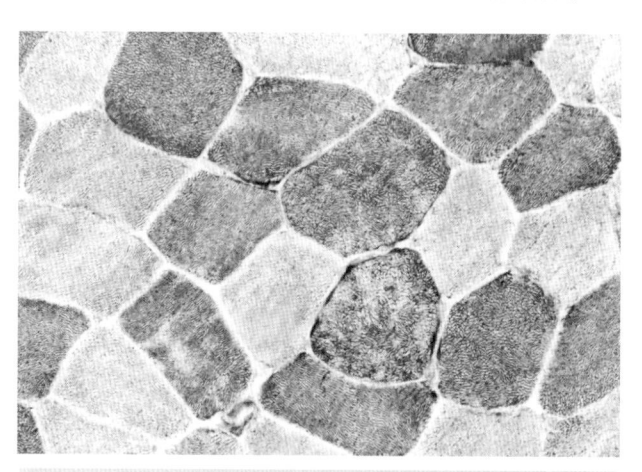

図3 Intermyofibrillar network の乱れ
（筋原線維間の乱れ：虫食い像）
コアのように丸くはないが不規則な色が抜けた部分が存在する。慢性に経過する筋ジストロフィーや，神経原性筋疾患，内分泌性筋疾患で見られる（自験例，国立精神・神経センター疾病第一部にて標本作製）。

悪性高熱症と主な筋疾患[10]

1 先天性非進行性ミオパチー

臨床像（乳児期からの発育・発達の遅れ，きゃしゃな体つき，細長い顔，高口蓋，胸郭異常など）と病理像に共通点があり，病歴，遺伝，理学的所見からのみでは鑑別はほぼ不可能である。

a. セントラルコア病

　セントラルコア病と悪性高熱症との関連や合併は数多く報告されている。悪性高熱症を発症したセントラルコア病の最初の報告[11]は1973年である。疾患としてはセントラルコア病はShyら[12]により1956年に初めて報告され，常染色体優性遺伝疾患である。筋形態学上タイプ2線維欠損があり，生検筋を酸化酵素染色（NADH-TR）で染めるとすべての線維は濃染するタイプ1線維で，その中心にコアがある。コアの数と症状の重症度は比例しない[13]。一方，遺伝子解析では1990年にMcCarthyら[14]によりアイルランドの悪性高熱症の一家でヒトクロモゾーム19q12-13.2に異常が認められたことが発表され，同年にMacLennanら[15]が悪性高熱症患者にはリアノジン受容体領域遺伝子ヒトクロモゾーム19q13.1に突然変異があることを報告した。現在，悪性高熱症は6つの遺伝子座が同定されており，そのうち疾患責任遺伝子が同定されているのはヒトクロモゾーム19q13.1に連鎖するMHS1と，1q32に連鎖するMHS5の2つである。一方，セントラルコア病の遺伝子座がMHS1（19q13.1-リアノジン受容体）と同一であることが，1993年にZhangら[5)6]により証明された。以後，セントラルコア病ではリアノジン受容体領域に十数カ所の点変異が報告されている。セントラルコア病の変異はリアノジン受容体遺伝子の膜貫通領域に多いのに対し，悪性高熱症はフット構造の部分に変異が多い。著者らの研究でもCICR速度の異常亢進者84例中6例がセントラルコア病と診断された。このうち筋力低下などの自覚症状を有するものはいなかった。

　一方，セントラルコア病患者が必ずしも悪性高熱症を合併しないことは文献的に示されている[16)～18]。著者らの研究でも，コア構造が認められてもCICR速度の正常な患者もいたことより，セントラルコア病は必ずしも悪性高熱症とは限らないと考えられた。

　一般にセントラルコア病と悪性高熱症の関連は他の筋疾患よりも非常に密接である。臨床上は"セントラルコア病患者＝悪性高熱症"と仮定し，麻酔管理をすることが患者にとって安全なものであろう。

b. マルチコア病

　本症は1971年Engleら[19]により提唱された疾患で，セントラルコア病とは臨床的には類似するが筋病理所見を異にする疾患である。

　コア構造が筋線維の中央に1個ではなく複数個存在し，臨床的にもセントラルコア病と共通している場合に，本疾患と診断される。セントラルコア病とはほぼ同一の疾患と考えられており，常染色体優性遺伝である。悪性高熱症を合併している頻度が非常に高いが[20]，セントラルコア病と同様に本症でも全身麻酔時悪性高熱症を発症しなかった症例報告もある[21]。しかし，本疾患も悪性高熱症の素因を有すると考えるべきであろう。

c. ネマリンミオパチー

　乳児重症型は孤発発症例が多く，おそらく常染色体劣性遺伝をとると思われる。生下時より重篤な筋力低下などで多くは1歳までに死亡する。

　良性先天型は先天性非進行性ミオパチーの中でもっとも多く，先天性非進行性ミオパ

表1 遺伝形式	
X連鎖劣性	重症型(Duchenne) 軽症型(Becker) Emery-Dreifuss型
常染色体劣性	肢体型 先天型(福山型,非福山型) 遠位型(三好)
常染色体優性	顔面肩甲上腕型 肢体型(まれ) 眼咽頭型

チーに共通な臨床症状を呈する。ほとんどの場合,常染色体優性遺伝をとる。今までに悪性高熱症との合併の報告はない[22]。

2 進行性筋ジストロフィー症

"骨格筋の変性,壊死を主病変とし,臨床的には進行性の筋力低下をみる遺伝性の疾患である"と定義される。主に遺伝形式により分類される(表1)。

a. Duchenne型筋ジストロフィー

進行性筋ジストロフィー症の中でもっとも頻度が高い。男児10万出生あたり13〜33人,人口10万人あたり1.9〜3.4人と言われている。X連鎖劣性遺伝であるため,ほとんど男児に発症する。ジストロフィンが筋細胞膜から欠如している。筋力低下が顕著で,3〜5歳頃歩行障害で発症する。筋組織が徐々に減り,結合組織と脂肪で置換される。20歳以降で呼吸不全ないし心不全で死亡することが多い。検査所見では血清CK値が正常値の数倍ないし数十倍に上昇する。

悪性高熱症との合併は多数の報告がある[23)〜25)]。これは細胞膜が脆弱なために細胞外カルシウムが細胞内に流入しやすいため,細胞内カルシウム濃度が異常に高まり,悪性高熱症を発症するのではないかと推察している。

b. Becker型筋ジストロフィー

Duchenne型筋ジストロフィーに比べ,症状が軽く進行が遅い。筋力低下は5〜10歳で気付くことが多いが,成人になっても気付かないこともある。血清CK値は上昇するが,Duchenne型よりは低値を示す。

麻酔上の問題点としては,サクシニルコリンや揮発性吸入麻酔薬を使用した際,横紋筋融解が原因で高カリウム血症を起こし,心停止を来すことがある。悪性高熱症を発症したとの報告もある[26]。著者らが測定したCICR速度異常亢進者の中にも,2名本症の患者がいた。悪性高熱症に準じた麻酔計画を立てるべきである。

c. 肢体型筋ジストロフィー

ジストロフィンの発見からジストロフィン結合蛋白の発見へと研究が進み，肢体型筋ジストロフィーは遺伝子変異欠損蛋白に従って複雑に分類されてきた。常染色体優性遺伝のものをLGMD1，常染色体劣性遺伝のものをLGMD2とし，遺伝子座が明らかになった順にA，B，C，D，Eと分類されている。常染色体劣性遺伝をとるものは，大多数進行が緩やかであるが，サルコグリカノパチー（LGMD2C-F）のように急速な進行をとるものがある。本症も著者らが測定したCICR速度異常亢進者の中に2名（LGMD2AとLGMD2C-F），非亢進者の中に1名（LGMD2B）の患者がいた。他の筋ジストロフィー症と同様，悪性高熱症に準じた麻酔計画を立てるべきであろう。

3 筋強直症候群

a. 筋緊張性ジストロフィー

常染色体優性遺伝で，人口10万人あたり4.9〜5.5人と言われており，神経筋疾患の中では比較的頻度が高い。本症の臨床症状は多彩で，骨格筋のみならず神経系，内分泌系，免疫系，循環器系の多くの臓器が侵される多系統疾患である。悪性高熱症報告例もある[27]。著者らが検査した中にもCICR速度異常亢進となった患者がいたことより，悪性高熱症に準じた麻酔計画を立てるべきであろう。

b. 先天性パラミオトニー

本症は浸透率の高い常染色体優性遺伝形式をとり，小児期から始まるミオトニー（寒冷で増悪，暖めることで軽減），気温に関係なく全身の弛緩性麻痺を繰り返す。筋力低下はない。本症患者で悪性高熱症発症の報告がある[28]。

c. Schwartz-Jampel syndrome（筋緊張性異栄養症）

非常にまれな疾患でSchwartzら[29]により1962年に報告され，以来本邦ではまだ数例の報告しかない。筋強直，顔面および眼異常，骨格変形を主徴とする常染色体劣性遺伝である。筋強直のため二次的に小さい平坦な顔，小さい口，後屈制限となり，挿管困難が予測される[30)31]。本症の患者で全身麻酔時悪性高熱症を発症したとの報告がある[32)33]。この疾患の麻酔中の発熱は悪性高熱症（麻酔薬）とは別の代謝亢進により起こるとしているものもある[34]。

4 その他

● King-Denborough syndrome

本症はKingら[35]により初めて報告された先天性筋疾患である。男児に多く停留睾丸，脊柱側彎，小額症，頬骨形成不全，耳介低位，眼瞼下垂，低身長などを合併する[36]。悪性高熱症を合併する頻度が非常に高い[37)38]。

追補

　セントラルコア病と悪性高熱症は関連深い疾患とされているが，セントラルコア病患者が必ずしも悪性高熱症を合併するとは限らないことはすでに報告されている[16)～18)]。

　日本人においても2006年国立精神・神経センター疾病第一部のWuら[39)]によりセントラルコア病患者25名のリアノジン受容体遺伝子における変異が明らかにされた。これまでの諸外国からの報告ではセントラルコア病のリアノジン受容体遺伝子の変異は47～67％であったが，Wuらの報告では日本人のセントラルコア病28名のうち25名（93％）にリアノジン受容体遺伝子の変異があるとしている。そのうち悪性高熱症（CICR速度異常亢進）を合併したセントラルコア病患者8名全員がリアノジン受容体遺伝子の膜貫通領域以外（フット構造の部分）に変異を有していた。一方，その他の17名のセントラルコア病患者（悪性高熱症の素因は不明）はすべて膜貫通領域に変異があった。膜貫通領域の変異は悪性高熱症と関連がないというのではなく，今までの膜貫通領域の変異における悪性高熱症患者の報告[40)]を合わせ考えると，膜貫通領域においてはセントラルコア病と悪性高熱症は違うものであることが示唆された[41)]。また，セントラルコア病の臨床症状（筋力低下など）が膜貫通領域の変異の患者では中等度から重症であったのに対し，その他の領域の患者ではないかあっても軽症であった。しかし，悪性高熱症の原因としてリアノジン受容体が深く関与していることより，臨床上は"セントラルコア病患者＝悪性高熱症"と仮定し，麻酔管理をすることが患者にとって安全なものであろう。

■参考文献

1) Denborough MA, Lovell RRH. Anaesthetic deaths in a family. Lancet 1960; 276: 45.
2) Satnik JH. Hyperthermia under anesthesia with muscle flaccidity. Anesthesiology 1969; 30: 472-4.
3) Harriman DG, Sumner DW, Ellis FR. Malignant hyperpyrexia myopathy. Q J Med 1973; 42: 639-64.
4) Harriman DG. Malignant hyperthermia myopathy—a critical review. Br J Anaesth 1988; 60: 309-16.
5) Zhang Y, Chen HS, Khanna VK, et al. A mutation in the human ryanodine receptor gene associated with central core disease. Nat Genet 1993; 5: 46-50.
6) Quane KA, Healy JM, Keating KE, et al. Mutations in the ryanodine receptor gene in central core disease and malignant hyperthermia. Nat Genet 1993; 5: 51-5.
7) Harnden P. Skeletal muscle morphology. Philip M Hopkins Richard Ellis, editor. Hyperthermic and hypermetabolic disorders. Cambridge: Cambridge University Press; 1996. p.174-83.
8) Mezin P, Payen JF, Bosson JL, et al. Histological support for the difference between malignant hyperthermia susceptible (MHS), equivocal (MHE) and negative (MHN) muscle biopsies. Br J Anaesth 1997; 79: 327-31.
9) von Breunig F, Wappler F, Hagel C, et al. Histomorphologic examination of skeletal muscle preparations does not differentiate between malignant hyperthermia-susceptible and -normal patients. Anesthesiology 2004; 100 :789-94.

10) 埜中征哉. 臨床のための筋病理. 第3版. 東京: 日本醫事新報社; 1999. p.42-106.
11) Denborough MA, Dennett X, Anderson RM. Central-core disease and malignant hyperpyrexia. Br Med J 1973; 5848: 272-3.
12) Shy GM, Magee KR. A new congenital non-progressive myopathy. Brain 1956; 79: 610-21.
13) Hayashi K, Miller RG, Brownell AKW. Central core disease: ultrastructure of the sarcoplasmic reticulum and t-tubules. Muscle Nerve 1989; 12: 95-102.
14) McCarthy TV, Healy JM, Heffron JJ, et al. Localization of the malignant hyperthermia susceptibility locus to human chromosome 19q12-13.2. Nature 1990; 343: 562-4.
15) MacLennan DH, Duff C, Zorzato F, et al. Ryanodine receptor gene is a candidate for predisposition to malignant hyperthermia. Nature 1990; 343: 559-61.
16) Lynch PJ, Tong J, Lehane M, et al. A mutation in the transmembrane/luminal domain of the ryanodine receptor is associated with abnormal Ca^{2+} release channel function and severe central core disease. Proc Natl Acad Sci USA 1999; 96: 4164-9.
17) Curran JL, Hall WJ, Halsall PJ, et al. Segregation of malignant hyperthermia, central core disease and chromosome 19 markers. Br J Anaesth 1999; 83: 217-22.
18) Shepherd S, Ellis F, Halsall J, et al. RYR1 mutations in UK central core disease patients: more than just the C-terminal transmembrane region of the RYR1 gene. J Med Genet 2004; 41: e33.
19) Engel AG, Gomez MR, Groover RV. Multicore disease. A recently recognized congenital myopathy associated with multifocal degeneration of muscle fibers. Mayo Clin Proc 1971; 46: 666-81.
20) Osada H, Masuda K, Seki K, et al. Multi-minicore disease with susceptibility to malignant hyperthermia in pregnancy. Gynecol Obstet Invest 2004; 58: 32-5.
21) Gordon CP, Litz S. Multicore myopathy in a patient with anhidrotic ectodermal dysplasia. Can J Anaesth 1992; 39: 966-8.
22) Stackhouse R, Chelmow D, Dattel BJ. Anesthetic complications in a pregnant patient with nemaline myopathy. Anesth Analg 1994; 79: 1195-7.
23) Oka S, Igarashi Y, Takagi A, et al. Malignant hyperpyrexia and Duchenne muscular dystrophy: A case report. Can Anaesth Soc J 1982; 29: 627-9.
24) Kelfer HM, Singer WD, Reynolds RN. Malignant hyperthermia in a child with Duchenne muscular dystrophy. Pediatrics 1983; 71: 118-9.
25) Brownell AK, Paasuke RT, Elash A, et al. Malignant hyperthermia in Duchenne muscular dystrophy. Anesthesiology 1983; 58: 180-2.
26) 水沢英洋, 大越教夫, 吉沢利弘ほか. 悪性高熱を呈したBecker型筋ジストロフィー症例. 厚生省精神・神経疾患研究4年度研究報告書. 筋ジストロフィー及び関連疾患の成因と治療法開発に関する研究. 1993: p.42-5.
27) Houvenaeghel M, Achilli-Cornesse E, Jullian-Papouin H, et al. Oral dantrolene in a parturient with myotonic dystrophy and susceptibility to malignant hyperthermia. Ann Fr Anesth Reanim 1988; 7: 408-11.
28) Russell SH, Hirsch NP. Anaesthesia and myotonia. Br J Anaesth 1994; 72: 210-6.
29) Schwartz O, Jampel RS. Congenital blepharophimosis associated with a unique generalized myopathy. Arch Ophthalmol 1962; 68: 52-7.
30) 池谷紀代子, 斎藤加代子. Schwartz-Jampel syndrome (筋緊張性異栄養症). 診断と治療 1998; 86suppl: 143.
31) 平澤（有川）恵理. Schwartz-Jampel syndrome (軟骨異栄養性筋強直症). 日本臨牀別冊 2001 骨格筋症候群; 上巻: 126-9.
32) Seay AR, Ziter FA. Malignant hyperpyrexia in a patient with Schwartz-Jampel syndrome. J Pediatr 1978; 93: 83-4.
33) Rampton AJ, Kelly DA, Shanahan EC, et al. Occurrence of malignant hyperpyrexia in a patient

with osteogenesis imperfecta. Br J Anaesth 1984; 56: 1443-6.
34) Porsborg P, Astrup G, Bendixen D, et al. Osteogenesis imperfecta and malignant hyperthermia. Is there a relationship? Anaesthesia 1996; 51: 863-5.
35) King JO, Denborough MA. Anesthetic-induced malignant hyperpyrexia in children. J Pediatr 1973; 83: 37-40.
36) Denborough M. Malignant hyperthermia. Lancet 1998; 352: 1131-6.
37) McPherson EW, Taylor CA Jr. The King syndrome: malignant hyperthermia, myopathy, and multiple anomalies. Am J Med Genet 1981; 8: 159-65.
38) Isaacs H, Badenhorst ME. Dominantly inherited malignant hyperthermia (MH) in the King-Denborough syndrome. Muscle Nerve 1992; 15: 740-2.
39) Wu S, Ibarra MCA, Christine MMV, et al. Central core disease is due to RYR1 mutations in more than 90% of patients. Brain 2006; (in press)
40) Ibarra MCA, Wu S, Murayama K, et al. Malignant hyperthermia in Japan: mutation screening of the entire RYR1 gene coding region by direct sequencing. Anesthesiology 2006; (in press)
41) Monnier N, Kozak-Ribbens G, Krivosic-Horber R, et al. Correlations between genotype and pharmacological, histological, functional, and clinical phenotypes in malignant hyperthermia susceptibility. Human Mutation 2005; 26: 413-25.

(市原　靖子)

診 断

3 遺伝子解析の可能性

はじめに

　悪性高熱症（malignant hyperthemia：MH）は，骨格筋のカルシウム調節の異常により起こる，常染色体優性遺伝の薬理遺伝学的疾患である。揮発性麻酔薬，脱分極性筋弛緩薬などをトリガーにして筋小胞体からカルシウムイオン（Ca^{2+}）が放出されることにより骨格筋の異常収縮が起こり，代謝亢進（発熱，高乳酸血症，アシドーシス，高二酸化炭素血症，低酸素血症）となり，血液凝固異常，横紋筋融解を引き起こす疾患である。腎不全，高カリウム血症を来し，適切な治療を行わないと死に至る[1]。発作直後の骨格筋では，病理学的に間質浮腫，硝子化，断裂筋線維などの急性期壊死像が観察されるが[2]，発作間欠期では大多数の例は軽度の筋線維の大小不同をみるだけで，特異的な異常を認めない（図1）。

　治療は，第一に麻酔薬投与の中止であり，体温冷却，代謝異常の是正に加えて，唯一の特異的治療薬であるダントロレンナトリウムの経静脈的投与を行う。

　MHでは致死率が高いにもかかわらず，麻酔薬を投与されなければ発症しないため，素因者を検出して，誘因となる麻酔を避けることが重要である。欧米では生検筋のカフェインおよびハロタンに対する感受性を，欧州では in vitro 収縮試験（IVCT），北米ではカ

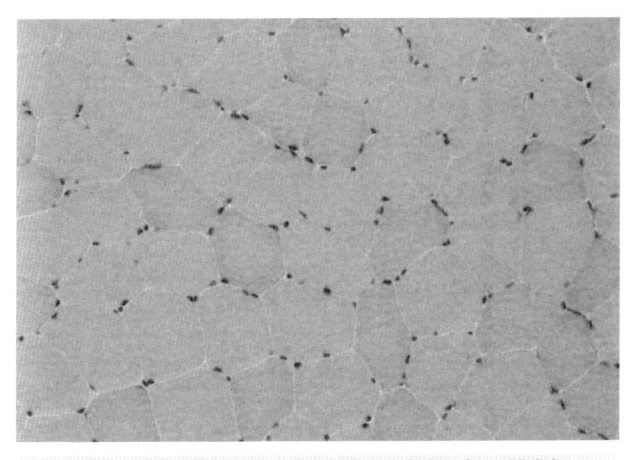

図1　MH患者の発作間欠期の骨格筋（HE染色）
軽度の大小不同をみるだけで，特異的な異常は認めない。

フェイン・ハロタン拘縮試験（CHCT）を用いて測定し，素因者を検出している．本邦では生検筋を化学処理し，スキンドファイバーを作製し，カルシウム誘発性カルシウム遊離速度測定検査（Ca^{2+}-induced Ca^{2+} release：CICR）が施行されている．これらの方法で異常を呈した例をMH素因（MH susceptibility：MHS）と診断する．欧州の方法でカフェインないしハロタンいずれかのみに異常反応を認めた例は，疑診例（MH equivocal：MHE）と診断される．

いずれにせよ，現状では確定診断に筋生検が必要である．そのため，非侵襲的な確定診断法として遺伝子診断の可能性が欧米を中心に検討されている．

遺伝子変異の発見

悪性高熱症は1962年に，Denboroughら[3]が，全身麻酔を受けた血縁者38名中11名が高熱を来し死亡した一家系を報告したのが最初である．悪性高熱症の原因遺伝子座は，1979年にまず悪性高熱ブタ（porcine stress syndrome）での連鎖解析により，ブタ第6番染色体上にあることが明らかにされた[4]．その後，ヒトでの連鎖解析により第19染色体（19q13.1）上に遺伝子座があることが明らかにされた[5]．さらに1991年にブタの骨格筋小胞体にあるCa^{2+}放出チャネルであるリアノジン受容体遺伝子（*RYR1*）に，Arg614Cys変異が発見された[6]．同年，ヒトでも同じアミノ酸変異が見つかり[7]，その後多くの遺伝子変異が報告されている．これまでに少なくとも6種類の異なるMHS遺伝子座があることが報告されており，MHS1〜6と名付けられている．MHS1は*RYR1*であり，MHSの約70〜90％を占めている．その他の遺伝子座は，17q11.2-q24（MHS2），7q11.23-q21.1（MHS3），3q13.1（MHS4），1q32（MHS5），5p（MHS6）であり，このうちMHS5は*CACNA1S*であることが明らかにされている．この遺伝子は電位型Ca^{2+}チャネルであるdihidropyridine受容体のαサブユニットをコードしている．dihidropyridine受容体は*RYR1*と結合しCa^{2+}調節に関与しており，北米ではMHSの約1％で同遺伝子の変異が認められる[8]．

セントラルコア病と悪性高熱症

*RYR1*はセントラルコア病（central core disease：CCD）の原因遺伝子でもある．CCDは主に常染色体優性遺伝形式をとる筋疾患で，臨床的には，典型例は乳児期よりfloppy infantで，筋緊張の低下，運動発達の遅れを呈する．また脊柱の変形が早期からみられ，特発性側弯症の診断で手術の際筋生検を行い本疾患と判明することもある．組織学的にNADH-TRなどの酸化酵素染色でタイプ1線維の中心の染色性を欠いたコア構造を認める[9]（図2）．

1990年に連鎖解析によりCCDの19q13への連鎖が明らかにされた[10]．MH患者の中ではCCDの頻度が高いことから，*RYR1*が重要な候補遺伝子となり，実際に*RYR1*変異が見

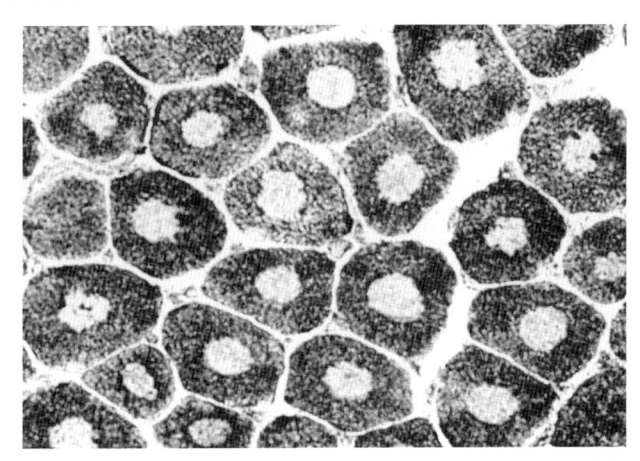

図2 CCD患者の骨格筋（NADH染色）
ほとんどすべての筋線維にコア構造を認める。

出された[11]。

しかし，同じ*RYR1*変異を有していても，CCDとMHSを合併する例もあれば，MHSのみの例もあるなど，遺伝子型と表現型の関係は必ずしも一定していない。またすべてのCCD例が必ずしもMHSではなく，逆にMH患者でコア構造を認めることはむしろまれである。加えて，CCDと診断された例のすべてがIVCTやCICRを計測しているわけではなく，また逆にMHと診断された例のすべてで組織学的観察を行っているわけではないことから，MHとCCDの正確な合併の頻度を知ることは困難である。

リアノジン受容体の構造と機能

骨格筋のRYRには3つの分子種が同定され，骨格筋で主として発現する分子種は1型（*RYR1*：骨格筋型）であるが，脳でも少量の発現が認められる。2型（RYR2：心筋型）は心筋で主に発現するが，平滑筋や脳にも発現が認められる。3型（RYR3：脳型）は脳のcDNAライブラリーからクローニングされた分子であるが，リンパ球などの非興奮性細胞や胚芽期の骨格筋にも発現が認められる。

*RYR1*は分子量が560kDaの巨大な蛋白質で，筋小胞体膜上では4量体を形成している。N-末端側の80％は細胞質内にあり，フット構造を構成している。この部位にはdihidropyridine受容体，FKBP12，calmodulin，triadinなどのカルシウム調節に関わる多くの蛋白質とのリガンド結合部位が存在している。C-末端側の残り20％は膜貫通領域を構成している。

ヒトの*RYR1*は106のエクソンからなりそのうち2つのエクソンはalternative splicingを受ける。cDNAの全長は160kbに及び，5,038のアミノ酸をコードしている[12]。このように巨大な*RYR1*の変異を見つけるのは非常に困難な作業であるが，近年の遺伝子解析技術の向上により，*RYR1*変異の報告は徐々に増えている。

遺伝子変異の hot spot

MHSにおける*RYR1*の変異には3つのhot spotが報告されている。最初に同定された変異Arg614Cys近傍のN-末端領域[13]，中央領域[14]，CCDで変異報告が多いC-末端領域の3つである[15]。しかし，hot spot以外の領域にも多く遺伝子変異は存在していることが近年報告されている（図3）[16]。

遺伝子変異の頻度

*RYR1*変異の種類は多岐に渡り，これまでに100種類以上報告されている。この中には，一家系でしか報告されていない変異も多い。遺伝子変異の頻度は人種間で異なっている。例えばGly341Argの頻度は欧州では約10％であるが，北米ではまれである[17]。Arg614Cysの頻度は欧州では約9％であるが，北米では4％である。逆にArg2454Hisの頻度は北米では約4％であるが，欧州では1％未満である（表1）。

日本人における*RYR1*の変異は，2000年に市原らによりArg2434Hisが報告されたのを最初として[18]，現在までにC-末端領域にLeu4838Valが報告されているのみである[19]。

遺伝子型と表現型との関連性

*RYR1*の遺伝子型と表現型は必ずしも一定しない。例えば，IVCT陽性で変異が見つからなかった例[20]や，*RYR1*のArg614Cysの変異があるにもかかわらず，MHSではなかった例[21]がある。遺伝子型と表現型との関係が完全には一致しない理由については，*RYR1*のhot spot以外の変異を見逃している可能性，他の遺伝子（dyhidropyridine受容体遺伝子など）の変異が影響を及ぼしている可能性，*RYR1*変異自体がそれぞれに異なる特性を持つ可能性などが考えられている。

最近の変異機能解析によれば，機能的には*RYR1*変異はhyper-responsive変異とleaky変異と，uncoupled変異に分類できるといわれている。

Hyper-responsive変異とは，カフェインやハロタンに対する感受性が亢進しており，Ca^{2+}チャネルが開口しやすくなる変異である。このタイプの変異は，ほぼすべてのMH

表1　人種による遺伝子変異の頻度差

*RYR1*の変異	欧州	北米
Gly341Arg	10％	＜1％
Arg614Cys	9％	4％
Arg2454His	＜1％	4％

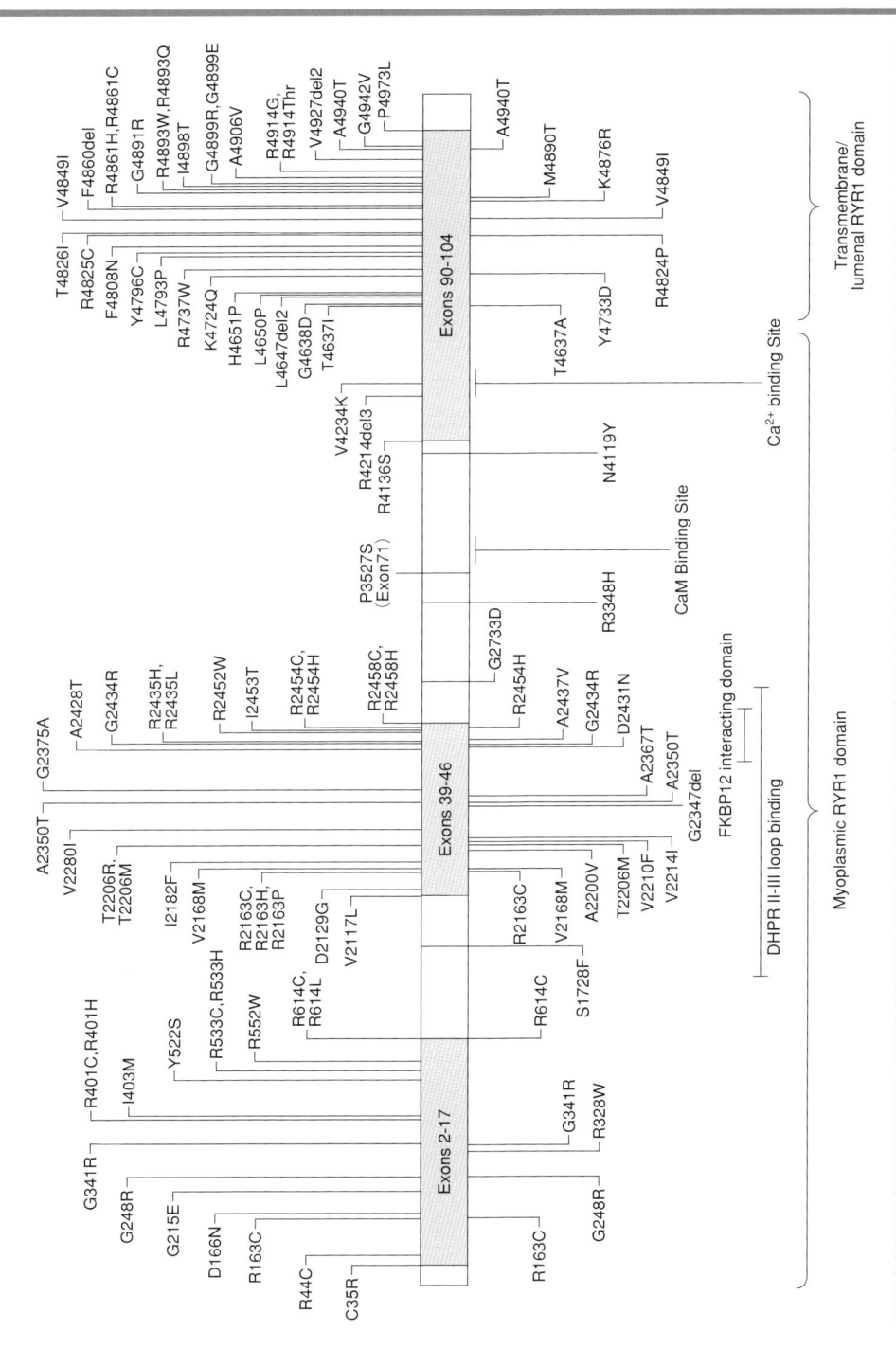

図3 北米におけるMHS患者とCCD患者のすべてのRYR1翻訳領域の変異

hot spot（網掛）以外にも多く変異の存在を認める．

(Sambuughin N, Holley H, Muldoon S, et al. Screening of the entire ryanodine receptor type 1 coding region for sequence variants associated with malignant hyperthermia susceptibility in the north American population. Anesthesiology 2005; 102: 515-21 より引用)

患者と少数のCCD患者で認められる．この変異を持つ細胞においては，野生型や異なる変異を持つ細胞に比べて，低いカフェインまたはハロタン濃度においてもCa^{2+}放出が起こることが報告されている．これはMH/CCDのN-末端領域と中央領域に変異がある場合に多く見られる[22]．

Leaky変異とは，常にCa^{2+}チャネルが活性化されて開口しており，筋小胞体でのCa^{2+}

の貯蔵が少なくなる変異である。大部分のCCDの患者はこのタイプの変異を有する[15]。HEX-293細胞にCCDの代表的変異Ile4898Thrを導入し，正常型と変異型とが1：1に表現されるようにすると，カフェイン，ハロタンに対する感受性は正常ながら，Ca^{2+}の放出量が正常の67％に減少しており，細胞外のCa^{2+}濃度は増加していた。また，この変異をもつチャネルは正常よりも少ないCa^{2+}濃度で活性化される[23]。これらは常にCa^{2+}チャネルがleakしているために起こると考えられる。

Uncoupled変異では，刺激に対してCa^{2+}チャネルが開口しない。これもCCDの筋力低下の原因であると考えられ，興奮-収縮脱共役 "excitation-contraction uncoupling" と呼ばれる[24]。最近，MHでも同様の異常がみられたという報告もある。

MHの家系での連鎖解析では50％以上が*RYR1*に連鎖しているが，筋生検をしてIVCTで陽性であった者の22〜25％にしか*RYR1*の変異は見つからない。この結果の不一致は巨大な*RYR1*のなかで変異を見出すことがいかに難しいかということを物語っている。

IVCTとCICRとの関係

欧米ではIVCTがMHSの診断に用いられているが，日本ではCICRが用いられている。IVCTとCICRの結果は必ずしも一致しないので注意が必要である。Okuら[25]によれば，MHとMHSの患者21名と，5名のコントロールの生検筋を用いて，CICRとIVCTの両検査を施行したところ，IVCTの結果とCICRの結果が完全に一致したのは13例のみで，その内訳は4例でCICR，IVCTの両検査で陽性，9例で両検査が陰性であった。興味深いことに，3例はヨーロッパのプロトコールではMHEと診断されたがアメリカのプロトコールではIVCTは正常，かつCICRも正常であった。術前に高CK血症を呈した1例は，CICRは正常であったのに対し，アメリカとヨーロッパのプロトコールによるIVCTではMHSと診断されていた。欧州と北米のIVCTとCHCTでは，投与する試薬の濃度など手順に若干の相違があるが，本邦のCICRと比べて感度は高いが特異性は低いと考えられる。一方，CICRは筋小胞体のCa^{2+}放出チャネルの異常検出を目的に開発された検査法であるため，感度は低いが特異性は高い。両者の違いはあるが，IVCTで陽性と出たものはCICRでも陽性であり，逆にIVCTで陰性と出たものはCICRでも陰性であった。

悪性高熱素因を来す遺伝子変異

ヨーロッパ悪性高熱症グループ（EMHG）では，見出された*RYR1*変異が多型ではなく病的変異と判定する基準を定めている。

まず，DNAの変異がアミノ酸変異を来し，タンパクの極性，構造に変化を来すものであること，少なくとも2家系から分離される変異であること，コントロール実験を行い，遺伝子多型（polymorphism）でないことである。さらに加えて，次のいずれかの変異機能解析を行うことを推奨している。

1 *In vitro*での解析

- 標準的には，rabbit *RYR1* cDNAに変異を発現させたものをHEX293細胞に導入し，変異機能解析を行う[23]。
- *RYR1*-ノックアウトマウス（dyspedic mouse）の筋芽細胞（myotube）に変異のあるcDNAを挿入して，変異機能解析を行う[26]

両者は，細胞と患者の筋肉を用いており，遺伝的背景も異なるため，両者の結果は完全に一致しない。

2 *RYR1*の生検組織を用いた解析（*ex vivo*）

- 遺伝子変異をもつ患者の筋芽細胞，筋小胞体顆粒（microsomal SR preparations），リンパ芽球を用いて，変異機能解析を行う[27)28)]。

筋小胞体顆粒に関しては，多くのコントロールサンプルがあるため除外できるが，筋芽細胞，リンパ芽球は個々の患者の組織由来であり，コントロールサンプルが少ないため遺伝学的背景を除外できない。したがって，同じ変異を持つ異なる2家系の患者を用いて検査することを推奨している。

いずれの検査でも，細胞外のCa^{2+}濃度や，筋小胞体内のCa^{2+}濃度，トリガーとなる物質に対するCa^{2+}の放出量，*RYR1*とCa^{2+}との結合量などを測定し，野生型との比較で異常値を示せば病的変異と考える。

欧米における遺伝子診断ガイドライン

EMHGでは，まずMHの疑いのある本人は筋生検を施行し，IVCTで患者であることを実証する。次に，既知の病的*RYR1*変異22個についてスクリーニングを行う。もし既知の変異が見つかれば，その患者の一親等の血縁者は同じ変異の有無をスクリーニングして，もし同じ変異があれば，IVCTを施行せずにMHSと診断する。また既知の変異が見つからなかった際には，MHSの診断のためには血縁者もIVCTが必要である。ある1つの施設で調査した結果によれば，発端者の血縁者の約50％でMHSが見つかるという[29]。

一方，2002年にEMHGのガイドラインをモデルとして，北米悪性高熱症グループも診断ガイドラインを確立した。北米では，ヨーロッパとは異なる17の*RYR1*の遺伝子変異のスクリーニングを最初に行うことを推奨している。EMHGと同様，家族内で同遺伝子変異が見つかった際にはCHCTは施行しない。どちらのガイドラインにおいても，最初のスクリーニングに用いる変異はhot spotに存在している。近年，hot spot以外の場所にも多く変異が見つかりつつあるため，将来的には，MHSの疑いがある患者は*RYR1*の全シークエンスのスクリーニングをする必要があると考えられる。

現在，日本ではMHSの診断は，全例筋生検を施行しCICRの測定を行っている。もし

日本人のMHS患者にも高頻度に認められる*RYR1*変異があれば，欧米と同様のガイドラインを確立することが可能である．われわれは日本人独自の変異スクリーニングセットを確立すべく，現在60人のMH患者の*RYR1*変異検索を進めている[30]．

遺伝子解析とIVCT/CICR

MHSの遺伝子解析は，変異と遺伝子の多様性のため，それだけでは感度が低いが，非常に有用であると考えられる．しかし，MHSの診断は分子遺伝学的には絶対的に確立されたものではない．それゆえに欧米では遺伝子変異が見つからなかった患者に対してもIVCTを施行している．Rosenbergら[31]は，遺伝子解析はすべての可能性のある患者，家族に行うべきではなく，IVCTの結果を補うものとして用いるべきだと主張している．

遺伝子変異の頻度はすでにドイツ，イタリア，北米，スイス，およびイギリスで報告があるが，日本を含めて他国からの報告はない．時間と費用の節約のために，1日も早い本邦での変異頻度の確立が待たれている．遺伝子解析，家族歴，IVCTもしくはCICRで陽性と判定された患者に遺伝子変異が見出されれば，家族の筋生検は避けつつ，非侵襲的な検査により，麻酔によるリスクを事前に防ぐことができる．しかし，Girardら[32]は，患者の安全のためには，MHSのガイドラインに従って，たとえ遺伝子解析の結果が陰性であっても筋生検を施行して，IVCTをすることが望ましいと主張している．

おわりに

現在のところ，MHSの診断にはIVCTもしくはCICRが行われる．*RYR1*の診断的スクリーニングはまだ初期段階である．すべてのエクソンでスクリーニングがなされない限りは，常にfalse negativeのリスクがあるからである．それゆえ，遺伝子解析だけでなく他の非侵襲的な検査方法の確立が期待されている．

■参考文献

1) 菊地博達, 盛生倫夫. 悪性高熱の定義とその分類. 麻酔と蘇生 1984; 20S: 157-64.
2) 高木昭夫. 悪性高熱・悪性症候群. 杉田秀夫, 小澤英二郎, 埜中征哉編. 新筋肉病学. 東京: 南江堂; 1995. p.789-95.
3) Denborough MA, Forster JF, Lovell RRH, et al. Anesthetic death in a family. Br J Anaesth 1962; 34: 395-6.
4) Andresen E, Jensen P. Close linkage established between the HAL locus for halothane sensitivity and the PHI (phosphohexose isomerase) locus in pigs of the Danish Landrace breed. Nord Vet Med 1977; 29: 502-4.
5) McCarthy TV, Healy JM, Heffron JJ, et al. Localization of the malignant hyperthermia susceptibility locus to human chromosome 19q12-13.2. Nature 1990; 343: 562-4.
6) Fujii J, Otsu K, Zorzato F, et al. Identification of a mutation in porcine ryanodine receptor associated with malignant hyperthermia. Science 1991; 253: 448-51.
7) Gillard EF, Otsu K, Fujii J, et al. A substitution of cysteine for arginine 614 in the ryanodine

receptor is potentially causative of human malignant hyperthermia. Genomics 1991; 11: 751-5.
8) Stewart SL, Hogan K, Rosenberg H, et al. Identification of the Arg1086His mutation in the alpha subunit of the voltage-dependent calcium channel (CACNA1S) in a North American family with malignant hyperthermia. Clin Genet 2001; 59: 178-84.
9) 埜中征哉. 臨床のための筋病理. 第3版. 東京: 日本医事新報社; 1999. p.97-9.
10) Haan EA, Freemantle CJ, McCure JA, et al. Assignment of the gene for central core disease to chromosome 19. Hum Genet 1990; 86: 187-90.
11) Quane KA, Healy JM, Keating KE, et al. Mutations in the ryanodine receptor gene in central core disease and malignant hyperthermia. Nat Genet 1993; 5: 51-5.
12) Phillips MS, Fujii J, Khanna VK, et al. The structural organization of the human skeletal muscle ryanodine receptor (RYR1) gene. Genomics 1996; 34: 24-41.
13) Quane KA, Keating KE, Healy JM, et al. Mutation screening of the RYR1 gene in malignant hyperthermia: detection of a novel Tyr to Ser mutation in a pedigree with associated central cores. Genomics 1994; 23: 236-9.
14) Keating KE, Quane KA, Manning BM, et al. Detection of a novel RYR1 mutation in four malignant hyperthermia pedigrees. Hum Mol Genet 1994; 3: 1855-8.
15) Lynch PJ, Tong J, Lehane M, et al. A mutation in the transmembrane/luminal domain of the ryanodine receptor is associated with abnormal Ca^{2+} release channel function and severe central core disease. Proc Natl Acad Sci USA 1999; 96: 4164-9.
16) Sambuughin N, Holley H, Muldoon S, et al. Screening of the entire ryanodine receptor type 1 coding region for sequence variants associated with malignant hyperthermia susceptibility in the north American population. Anesthesiology 2005; 102: 515-21.
17) Manning BM, Quane KA, Ording H, et al. Identification of novel mutations in the ryanodine-receptor gene (RYR1) in malignant hyperthermia: genotype-phenotype correlation. Am J Hum Genet 1998; 62: 599-609.
18) 市原靖子, 佐々木順司, 菊地博達ほか. 日本で初めてリアノジン受容体遺伝子の点変異を確認した悪性高熱症患者の父子症例. 麻酔 2000; 49: 404-6.
19) Oyamada H, Oguchi K, Saitoh N, et al. Novel mutations in C-terminal channel region of the ryanodine receptor in malignant hyperthermia patients. Jpn J Pharmacol 2002; 88: 159-66.
20) Fagerlund TH, Ording H, Bendixen D, et al. Discordance between malignant hyperthermia susceptibility and RYR1 mutation C1840T in two Scandinavian MH families exhibiting this mutation. Clin Genet 1997; 52: 416-21.
21) Fortunato G, Carsana A, Tinto N, et al. A case of discordance between genotype and phenotype in a malignant hyperthermia family. Eur J Hum Genet 1999; 7: 415-20.
22) Tong J, Oyamada H, Demaurex N, et al. Caffeine and halothane sensitivity of intracellular Ca^{2+} release is altered by 15 calcium release channel (ryanodine receptor) mutations associated with malignant hyperthermia and/or central core disease. J Biol Chem 1997; 272: 26332-9.
23) Brini M, Manni S, Pierobon N, et al. Ca^{2+} signaling in HEK-293 and skeletal muscle cells expressing recombinant ryanodine receptors harboring malignant hyperthermia and central core disease mutations. J Biol Chem 2005; 280: 15380-9.
24) Dirksen RT, Avila G. Altered ryanodine receptor function in central core disease: leaky or uncoupled Ca(2+) release channels? Trends Cardiovasc Med 2002; 12: 189-97.
25) Oku S, Mukaida K, Nosaka S, et al. Comparison of the in vitro caffeine-halothane contracture test with the Ca-induced Ca release rate test in patients suspected of having malignant hyperthermia susceptibility. J Anesth 2000; 14: 6-13.
26) Avila G, Dirksen RT. Functional effects of central core disease mutations in the cytoplasmic region of the skeletal muscle ryanodine receptor. J Gen Physiol 2001; 118: 277-90.

27) Richter M, Schleithoff L, Deufel T, et al. Functional characterization of a distinct ryanodine receptor mutation in human malignant hyperthermia-susceptible muscle. J Biol Chem 1997; 272: 5256-60.
28) Brinkmeier H, Kramer J, Kramer R, et al. Malignant hyperthermia causing Gly2435Arg mutation of the ryanodine receptor facilitates ryanodine-induced calcium release in myotubes. Br J Anaesth 1999; 83: 855-61.
29) Reuter DA, Anetseder M, Muller R, et al. The ryanodine contracture test may help diagnose susceptibility to malignant hyperthermia. Can J Anaesth 2003; 50: 643-8.
30) Carlos A, Ibarra M, Murayama K, et al. Malignant hyperthermia in Japan: genetic screening of the entire coding region in the type I ryanodine receptor (RYR1) gene. Presented at the 24th annual meeting of the European Malignant Hyperthermia Group. MAINZ. Germany. May 2005.
31) Rosenberg H, Antognini JF, Muldoon S. Testing for malignant hyperthermia. Anesthesiology 2002; 96: 232-7.
32) Girard T, Treves S, Voronkov E, et al. Molecular genetic testing for malignant hyperthermia susceptibility. Anesthesiology 2004; 100: 1076-80.

(Ibarra M. Carlos A., 岡田　麻里, 西野　一三)

診断 4　リンパ球を用いた診断法の可能性

はじめに

　本書におけるこれまでの解説から，1）悪性高熱症には遺伝要因が深く関与していること，2）その原因はリアノジン受容体の遺伝子多型にあることが推測されるが，いまだに遺伝子多型そのものからの診断はできないこと，3）素因者では刺激後のカルシウムの動態が異常であるが，現時点では侵襲性の高い筋肉生検材料を用いた検査が唯一有効な検査法であること，などが理解できる。

　遺伝要因を有するヒトが悪性高熱症を発症する可能性があるかどうかを，侵襲性の高い筋肉の生検に頼らずに，遺伝子検査のように簡便で，より精度が高い方法で予測することができれば，この疾患の病因・病態の解明，および予防に貢献できる。しかし，遺伝要因の完全な理解には，"カルシウム動態の異常"という表現型の連鎖解析が必須であるため，一人一人の筋肉細胞におけるカルシウム動態を正確に予測できるような新たな検査法の存在が必要となる。このための侵襲性の低い検査として，最近注目を浴びているのがリンパ球を用いた診断法である。

　本稿では最近の知見と今後の可能性について述べる。

リンパ球におけるカルシウムシグナル

　カルシウムは遺伝子の発現や蛋白質の修飾，エキソサイトーシス，エンドサイトーシス，細胞周期，運動性，増殖，分化など多様な細胞活性の制御に重要な役割を演じている[1]。免疫系においてもBリンパ球が主役を演じている液性免疫応答においてカルシウムシグナルが関与している[2]。B細胞抗原受容体（B cell receptor：BCR）に特異的な抗原が結合すると，Bリンパ球の増殖応答が誘導されるとともに抗原特異的な抗体の産生が誘導される。この際にBCRからのシグナルが伝達されるとともに，細胞内カルシウムの増加が認められる[3,4]。さらにBリンパ球活性化の間に認められる細胞内カルシウム濃度の上昇は，Bリンパ球表面に存在するCD19，CD21，CD22，CD40などからの二次シグナルによって調節されるとともに，BCRを介したシグナル伝達自体を修飾している[2,5,6]。最近，Bリンパ球におけるカルシウムシグナルの持続時間（一過性，あるいは持続性），お

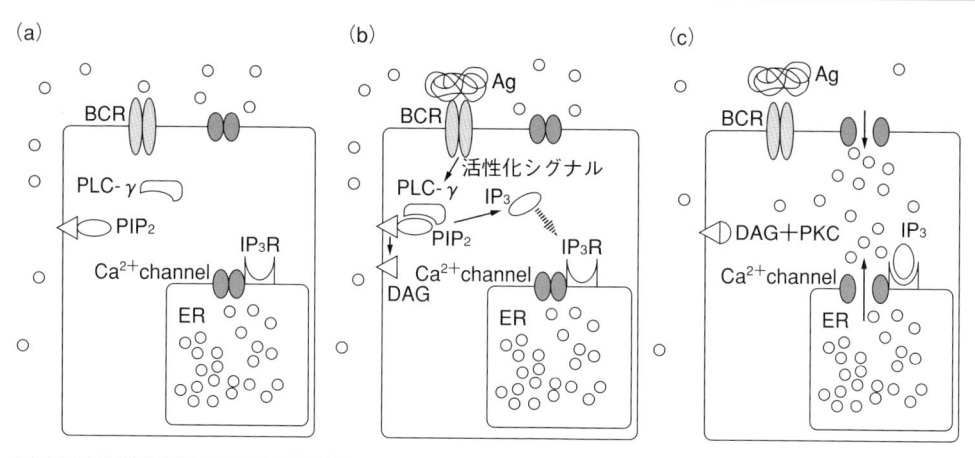

図1 Bリンパ球のカルシウム動態（IP$_3$受容体）

　Bリンパ球表面上にB細胞抗原受容体（B cell receptor：BCR）が存在し，ホスファチジルイノシトール二リン酸（phosphatidylinositol bisphosphate：PIP$_2$）が細胞膜の内層の構成要素として存在する。小胞体（endoplasmic reticulum：ER）膜表面にはイノシトール三リン酸受容体（inositol trisphosphate receptor：IP$_3$）のあるカルシウムチャネルが存在している。細胞質内にはホスホリパーゼC-γ（phospholipase C-γ：PLC-γ）が不活化の状態で存在している（a）。

　抗原（Antigen：Ag）がBCRに結合することによりBリンパ球内にシグナルが入り，PLC-γが活性化される。PLC-γはPIP$_2$を2つの部分に分解する。1つがイノシトール三リン酸（inositol trisphosphate：IP$_3$）であり，これは細胞膜から拡散していく。もう1つがジアシルグリセロール（diacylglycerol：DAG）であり，こちらは細胞膜にとどまる（b）。

　IP$_3$は小胞体膜表面のカルシウムチャネルに結合し，チャネルを開いてER内の貯蔵からカルシウムイオンを細胞質へ流入させる。ERからのカルシウムイオンが欠乏すると細胞膜のカルシウムチャネルが開き，カルシウムイオンが外部から流入してくる。DAGはプロテインキナーゼC（protein kinaseC：PKC）の活性化を起こす。これも，核へとつながるさまざまなシグナル伝達を引き起こすと考えられている（c）。

よびカルシウムシグナルの強さが，NF-κB（nuclear factor κB），c-Jun，NFAT（nuclear factor of activated T cell：活性化T細胞核因子）などの転写因子の活性化に重要であることが報告されている[7]。また，持続的カルシウムシグナルは，Bリンパ球の増殖応答，および抗体産生を亢進させることが報告されている[4]。

　これまでBリンパ球の細胞内カルシウムの調節機構は，そのほとんどがイノシトール三リン酸（inositol 1,4,5-trisphosphate：IP$_3$）を介した機序で説明されてきた（図1-a～c）。抗原がBCRに結合することにより細胞内カルシウムの二相性の増加が誘導される[8,9]。最初の細胞内カルシウムの急速な上昇は細胞内カルシウムストアからカルシウムが放出された結果として認められる。一方，これに引き続いて起こる持続性の細胞内カルシウム上昇は，細胞膜のチャネルからのカルシウムの流入によるものである。この機序は細胞外カルシウムを欠乏させることにより持続性の細胞内カルシウム上昇反応が消失するという実験結果によって証明されている[8,9]。他の非興奮性細胞と同様，BCRシグナルに引き続いて認められる細胞外カルシウムの細胞内流入は，細胞内IP$_3$感受性カルシウムストアが欠乏した結果と考えられている[10]。つまり，BCR刺激がIP$_3$産生を誘導し，カルシウムチャネルが開放され，IP$_3$感受性のカルシウムストアからのカルシウム放出が誘導されるのである（store-operated channel：SOC）[11,12]。しかしながら，IP$_3$の産生が必ずしもカルシウム放出量と相関するわけではないという報告がいくつかある[9,13]。つまり，BCR

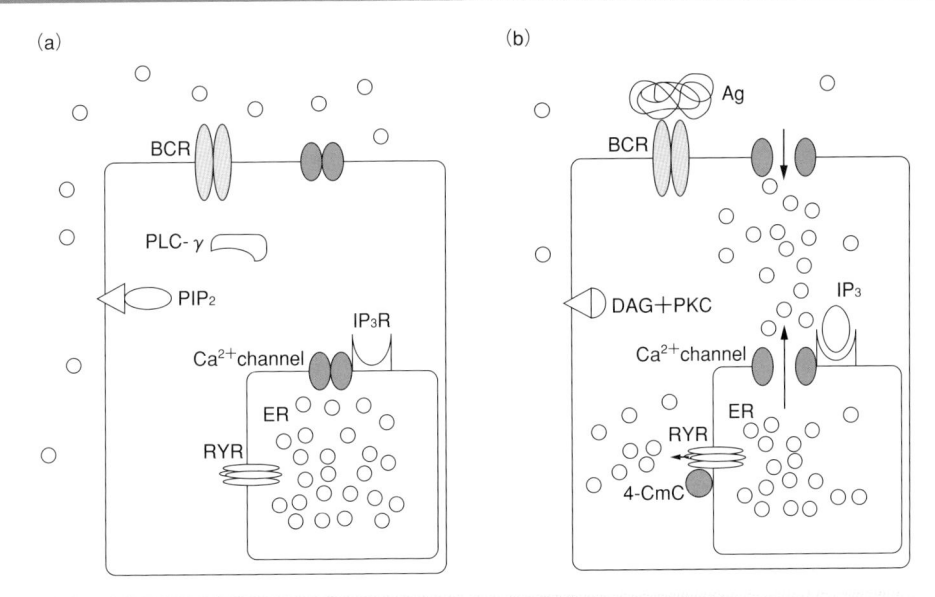

図2 Bリンパ球のカルシウム動態（RYR受容体）
小胞体（ER）膜にリアノジン受容体（RYR）が存在している（a）。
BCRに抗原が結合すると，PLC-γの活性化とそれに引き続くIP$_3$を介した機序によって細胞内カルシウム濃度の上昇が認められる。一方，リアノジン受容体に4-CmCやカフェインが結合することによって，リアノジン受容体自体がカルシウム放出チャネルとして作用し，細胞内カルシウム濃度の上昇を誘導する。これによりBCR刺激によるB細胞の活性化状態が修飾される（b）。

シグナルの下流にIP$_3$非感受性カルシウムストアが存在することを示唆している。

実際，ヒトBリンパ球には骨格筋の筋小胞体に存在する1型リアノジン受容体（ryanodine receptor type 1：RYR1）が発現し，これがBリンパ球のカルシウム放出チャネルとして機能することが報告されている。1999年にSeiら[14]は骨格筋におけるRYR1刺激物質として知られる4-クロロ-m-クレゾール（4-chloro-m-cresol：4-CmC）でBリンパ球を刺激して細胞内カルシウム濃度を測定した。その結果，4-CmCで刺激されたBリンパ球の細胞内カルシウム濃度の上昇が認められ，その大部分が細胞内のカルシウムストアからの放出によるものであることが明らかになった。さらにBCRを介したカルシウムの放出は4-CmC，およびリアノジンによって大きく影響を受けることが明らかとなった。つまり，RYR1はBリンパ球活性化の際にカルシウム放出チャネルとして作用し，IP$_3$受容体とRYR1の相互作用によって誘導される複合カルシウムシグナルによって，Bリンパ球活性が制御されているのである（図2-a, b）。

今後，RYR1とIP$_3$受容体の相互作用，およびこれに関係するシグナル伝達分子のクロストーク機構が解明されれば，Bリンパ球をはじめとする種々の免疫担当細胞に認められる多様な細胞活性の分子基盤が明らかになるかもしれない。

免疫担当細胞におけるリアノジンレセプターの発現

　細胞性免疫応答，および液性免疫応答の中心的な役割を果たしている免疫細胞の抗原受容体に外来抗原が結合すると，免疫担当細胞はこれを排除するために活性化される。この際に細胞内カルシウム濃度が上昇することから，カルシウムシグナルは免疫担当細胞の応答性を決定する重要な要因と考えられている[15)〜17)]。また，先にも述べたように免疫担当細胞においてリアノジン受容体がIP_3非感受性のカルシウムシグナルに関与し，細胞活性を制御していることが予測される[14)18)〜20)]。リアノジン受容体にはいくつかのサブタイプがあり，それぞれ異なる組織に分布していることが知られている。RYR1は骨格筋の筋小胞体，RYR2は心筋，RYR3は脳の特定の領域に発現する[21)〜25)]。これまでRYR1およびRYR2を介したシグナルの結果，筋小胞体からカルシウムが放出され，骨格筋と心筋線維の収縮が調節されていることが知られていた[21)〜23)]が，免疫担当細胞におけるリアノジン受容体サブタイプの発現，およびその機能についてはしばらくの間知られていなかった。

　2001年，Hosoiら[26)]は，種々の免疫担当細胞におけるリアノジン受容体サブタイプの発現とその機能解析を行い，機能的なRYR1がヒトBリンパ球に，RYR2が主にCD3陽性Tリンパ球に発現することを報告している。また，種々の造血系腫瘍細胞株においてリアノジン受容体サブタイプの発現が認められ，細胞内カルシウム濃度の制御に関与していることが明らかとなった（表1）。また，Hosoiらは，末梢血単核球（peripheral blood mononuclear cells：PBMCs）を種々のケモカイン，および分裂促進因子（mitogen）で

表1　末梢血単核球（Tリンパ球，Bリンパ球，および単球）と造血系腫瘍細胞株に対してのRYR発現

細胞の種類	検体数	RYRの陽性数（％）			
		RYR1	RYR2	RYR3	RYR1,2,3
末梢血単核球					
CD3⁺Tリンパ球	9	1(11.1%)	4(44.4%)	0	
CD19⁺Bリンパ球	9	5(55.5%)	2(22.2%)	0	
CD14⁺単球	9	1(11.1%)	0	0	
細胞株					
Tリンパ球系腫瘍株	36	2(5.6%)	3(8.3%)	2(5.6%)	1(2.8%)
Bリンパ球系腫瘍株	92	1(1.1%)	8(8.7%)	9(9.3%)	1(1.1%)
骨髄単球系腫瘍株	19	1(5.3%)	1(5.3%)	3(15.8%)	1(5.3%)
巨核球系腫瘍株	11	0	0	6(54.5%)	0
赤芽球系腫瘍株	3	0	1(33.3%)	1(33.3%)	0
非リンパ球性非骨髄球性細胞株	3	0	0	3(100%)	0

　RYR1は末梢CD19⁺Bリンパ球に高頻度（55.5％）に認められる。RYR2は主にCD3⁺Tリンパ球に発現が認められる。RYR3は末梢CD19⁺Bリンパ球，CD3⁺Tリンパ球，CD14⁺単球にほとんど発現が認められない。造血系腫瘍細胞株においては種々のサブタイプのリアノジン受容体の発現が認められる。

（Hosoi E, Nishizaki C, Gallagher KL, et al. Expression of the ryanodine receptor isoforms in immune cells. J Immunol 2001; 167: 4887-94 より引用）

刺激することによりリアノジン受容体の発現が誘導されることを示している（表2）。つまり，無刺激状態，あるいはサイトカインやケモカインなどの刺激を加えた種々の免疫担当細胞にリアノジン受容体サブタイプが発現し，これらを介したシグナルによって細胞内カルシウム濃度が制御されるとともに，免疫細胞に認められる多様な細胞活性の修飾に関与している可能性が示されたのである。

　生体内の各組織に存在し，自然免疫応答や獲得免疫応答の誘導だけでなく自己抗原に対する免疫寛容の成立に積極的に関与し，免疫制御の中心的な役割を果たしている樹状細胞（dendritic cells：DCs）のリアノジン受容体サブタイプの発現はどうなっているのだろうか。DCは，末梢血単球から容易に分化誘導することが可能である。末梢血単球にはリアノジン受容体サブタイプの発現はほとんど認められないようだが，これから誘導されるDCにリアノジン受容体が高頻度に発現すれば，RYR1の遺伝子変異に起因する悪性高熱症の診断に利用できるかもしれない。また，末梢血CD3陽性Tリンパ球も，抗原非特異的な活性化と増殖を誘導するphytohemagglutinin（PHA）にて刺激することにより，1～2週間で容易に株化が可能である。CD3陽性Tリンパ球にRYR1の発現はほとんど認められないが，何らかの刺激を加えることにより，RYR1が高頻度に発現すれば同様に診断に有効となるかもしれない。

表2　末梢血単核球におけるリアノジン受容体各サブタイプの遺伝子発現誘導

処理	RYR1	RYR2	RYR3
ケモカイン			
SDF-1α	+	+	−
SDF-1β	−	−	−
MIP-1α	−	+	−
RANTES	−	+	−
成長因子			
TGF-β	−	+	−
NGF	−	−	−
分裂促進因子			
Con A	−	+	−
PHA	+	+	−
LPS	−	−	−
受容体のクロスリンク			
抗CD3抗体+PMA	−	−	−
抗IgM抗体+PMA	−	+	−

　SDF-1α; stromal cell-derived factor 1α, SDF-1β; stromal cell-derived factor 1β, MIP-1α; macrophage-inflammatory protein-1α, RANTES; regulated upon activation, normal T expressed and secreted, TGF-β; transforming growth factor-β, NGF; nerve growth factor, Con A; concanavalin A, PHA; phytohemagglutinin, LPS; lipopolysaccharide, PMA; phorbol 12-myristate 13-acetate

　（Hosoi E, Nishizaki C, Gallagher KL, et al. Expression of the ryanodine receptor isoforms in immune cells. J Immunol 2001; 167: 4887-94より引用）

悪性高熱症素因者Bリンパ球におけるカルシウム動態の異常

　Bリンパ球におけるカルシウムシグナルは，細胞増殖や遺伝子発現，抗体産生などの多様な細胞活性に関与している。Bリンパ球にはRYR1の発現が認められるため，細胞内カルシウム濃度はIP_3受容体とRYR1によって制御されている。Bリンパ球は，インターロイキン1β（interleukin 1β：IL-1β），IL-6，TNF-α（tumor necrosis factor α）など種々のサイトカインに反応性を示し，多様なサイトカインを産生することが知られている[27]。しかし，サイトカイン産生が制御される詳細な機序は知られていない。IL-1βは，自然免疫機構において生体の炎症性反応のメディエーターであり，マクロファージや血管内皮細胞に作用して特定のサイトカインの合成・分泌を促進する。内因性発熱物質であるIL-1β産生の亢進により，急性期血漿蛋白の合成が誘導され，異化の亢進が進行する[28]。悪性高熱症でみられる臨床症状は，筋強直や代謝性アシドーシス，横紋筋融解，頻脈，体温上昇など，非常に可変的であり，患者によっては麻酔薬だけでなく運動やストレスが発症を誘発することが報告されている[29,30]。

　2001年にGirardら[31]は，悪性高熱症でみられる多様な症状は免疫システムを巻き込んだ結果生じるものであるかもしれないという概念に基づき，RYR1のリガンド刺激によってBリンパ球が産生するIL-1βとカルシウム放出との関係を調べた。EBウイルス（Epstein-Barr virus）を感染させることにより不死化した悪性高熱症素因者由来（RYR1V2168M変異陽性）のBリンパ球は，健常人由来のものよりも4-CmC刺激に対して感受性が高い。また，PBMCを4-CmC，あるいはカフェインで刺激すると悪性高熱症素因者由来のPBMCは，健常者のものより多くのIL-1βを産生することが明らかとなった。このIL-1βの産生量は，体温調節中枢を介して体温上昇させるのに十分な量であった。また，4-CmC，カフェインによるサイトカイン産生は悪性高熱症の臨床的治療薬であるダントロレン（dantrolene）によって抑制することができる。また，ヒトの筋細胞は，炎症の間，活性化した免疫細胞のように振る舞い，サイトカインを産生していることも報告[32]されている。したがって，悪性高熱症素因者個体において骨格筋からサイトカインが産生されることが予想される。以上より，RYR1刺激におけるカルシウム放出だけではなく，RYR1刺激Bリンパ球のIL-1β産生量を測定することで簡便に悪性高熱症を診断することが可能となるかもしれない。

リンパ球を用いた悪性高熱症の診断の可能性

　これまで悪性高熱症の診断には，筋生検，および遺伝子解析という2つの可能性が示唆されてきたが，Bリンパ球にRYR1が発現し，これがカルシウム放出チャネルとして機能することが報告された。これに伴い，RYR1とIP_3受容体の相互作用が，多様な免疫応答に関与していることが示唆されるとともに，リンパ球を用いた悪性高熱症の新たな診断法が注目されつつある。その後，種々の免疫担当細胞にリアノジン受容体サブタイプの

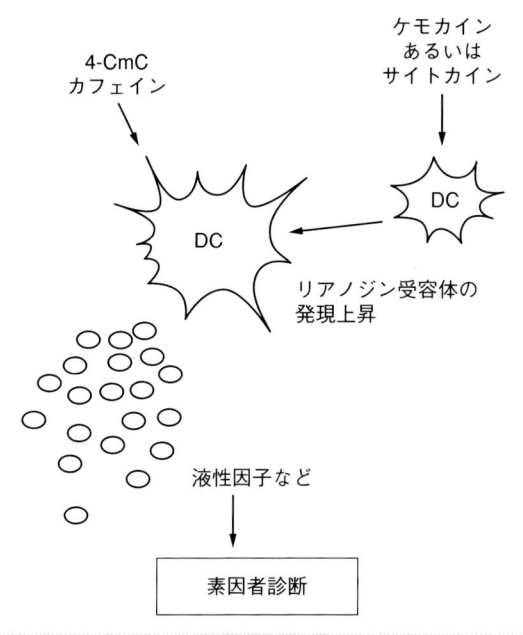

図3 リンパ球を用いた診断法の可能性
樹状細胞にサイトカインあるいはケモカインを添加することにより，リアノジン受容体が高頻度に発現すれば，4-CmCやカフェインによって刺激した樹状細胞の液性因子の産生を定量することによって悪性高熱症の診断が可能となる。

発現が確認され，これらのサイトカイン産生を指標に診断する方法の有用性がさらに浮上した．特に，免疫系の細胞は，特定の受容体を介したシグナルによって多様な遺伝子発現，および応答性を示すことから，特定のシグナルによって，各リアノジン受容体サブタイプの発現を誘導した後，RYRアゴニスト刺激後のサイトカインやケモカイン産生で，RYR1遺伝子の異常に起因する悪性高熱症の素因者を検出することが可能かもしれない（図3）．

特に免疫制御の中心的な役割を果たしているDCやBリンパ球と同様，多様な抗原受容体を発現し，抗原特異的な免疫応答の中心的な役割を果たしているTリンパ球は，多様なサイトカイン，ケモカイン産生を示すことから，リアノジン受容体のアゴニストに対する特異的な反応を示しうる．これらの免疫担当細胞が示すリアノジン受容体のアゴニストに対する応答性を体系化することにより，より信頼性が高く，簡便な診断法のクライテリアが構築されるものと考えている．

■参考文献
1) Berridge MJ. Elementary and global aspects of calcium signalling. J Physiol 1997; 499: 291-306.
2) Cambier JC, Pleiman CM, Clark MR. Signal transduction by the B cell antigen receptor and its coreceptors. Annu Rev Immunol 1994; 12: 457-86.
3) Baixeras E, Kroemer G, Cuende E, et al. Signal transduction pathways involved in B-cell induction. Immunol Rev 1993; 132: 5-47.

4) Yamada H, June CH, Finkelman F, et al. Persistent calcium elevation correlates with the induction of surface immunoglobulin-mediated B cell DNA synthesis. J Exp Med 1993; 177: 1613-21.
5) Peaker CJ. Transmembrane signalling by the B-cell antigen receptor. Curr Opin Immunol 1994; 6: 359-63.
6) Tedder TF, Zhou L-J, Engel P. The CD19/CD21 signal transduction complex of B lymphocytes. Immunol Today 1994; 15: 437-42.
7) Dolmetsch RE, Lewis RS, Goodnow CC, et al. Differential activation of transcription factors induced by Ca^{2+} response amplitude and duration. Nature 1997; 386: 759-60.
8) Bijsterbosch MK, Rigley KP, Klaus GGB. Cross-linking of surface immunoglobulin on B lymphocytes induces both intracellular Ca^{2+} release and Ca^{2+} influx: analysis with indo-1. Biochem Biophys Res Commun 1986; 137: 500-6.
9) Roifman CM, Mills GB, Stewart D, et al. Response of human B cells to different anti-immunoglobulin isotypes: absence of a correlation between early activation events and cell proliferation. Eur J Immunol 1987; 17: 1737-42.
10) Putney JW. Capacitative calcium entry revisited. Cell Calcium 1990; 11: 611-24.
11) Scharenberg AM, Kinet JP. PtdIns-3,4,5-P3: a regulatory nexus between tyrosine kinases and sustained calcium signals. Cell 1998; 94: 5-8.
12) Zweifach A, Lewis RS. Mitogen-regulated Ca^{2+} current of T lymphocytes is activated by depletion of intracellular Ca^{2+} stores. Proc Natl Acad Sci USA 1993; 90: 6295-9.
13) Padeh S, Levitzki A, Gazit A, et al. Activation of phospholipase C in human B cells is dependent on tyrosine phosphorylation. J Clin Invest 1991; 87: 1114-8.
14) Sei Y, Gallagher KL, Basile AS. Skeletal muscle type ryanodine receptor is involved in calcium signaling in human B lymphocytes. J Biol Chem 1999; 274: 5995-6002.
15) Gardner P. Calcium and T lymphocyte activation. Cell 1989; 59: 15-20.
16) Gelfand EW, MacDougall SL, Cheung RK, et al. Independent regulation of Ca^{2+} entry and release from internal stores in activated B cells. J Exp Med 1989; 170: 315-20.
17) Ledbetter JA, Gentry LE, June CH, et al. Stimulation of T cells through the CD3/T-cell receptor complex: role of cytoplasmic calcium, protein kinase C translocation, and phosphorylation of pp60c-src in the activation pathway. Mol Cell Biol 1987; 7: 650-6.
18) Bourguignon LYW, Chu A, Brandt NR. Ryanodine receptorankyrin interaction regulates internal Ca^{2+} release in mouse T-lymphoma cells. J Biol Chem 1995; 270: 17917-22.
19) Guse AH, da Silva CP, Berg I, et al. Regulation of calcium signalling in T lymphocytes by the second messenger cyclic ADP-ribose. Nature 1999; 398: 70-3.
20) Hakamata Y, Nishimura S, Nakai J, et al. Involvement of the brain type of ryanodine receptor in T-cell proliferation. FEBS Lett 1994; 352: 206-10.
21) Otsu K, Willard HF, Khanna VK, et al. Molecular cloning of cDNA encoding the Ca^{2+} release channel (ryanodine receptor) of rabbit cardiac muscle sarcoplasmic reticulum. J Biol Chem 1990; 265: 13472-83.
22) Takeshima H, Nishimura S, Matsumoto T, et al. Primary structure and expression from complementary DNA of skeletal muscle ryanodine receptor. Nature 1989; 339: 439-45.
23) Zorzato F, Fujii J, Otsu K, et al. Molecular cloning of cDNA encoding human and rabbit forms of the Ca^{2+} release channel (ryanodine receptor) of skeletal muscle sarcoplasmic reticulum. J Biol Chem 1990; 265: 2244-56.
24) Hakamata Y, Nakai J, Takeshima H, et al. Primary structure and distribution of a novel ryanodine receptor/calcium release channel from rabbit brain. FEBS Lett 1992; 312: 229-35.
25) Takeshima H, Nishimura S, Nishi M, et al. A brain-specific transcript from the 3'-terminal region of the skeletal muscle ryanodine receptor gene. FEBS Lett 1993; 322: 105-10.

26) Hosoi E, Nishizaki C, Gallagher KL, et al. Expression of the ryanodine receptor isoforms in immune cells. J Immunol 2001; 167: 4887-94.
27) Roitt I, Brostoff J, Male D. Immunology. In: Mosby S, editor. Times mirror international publisher. 4th ed. Hong Kong: Mosby Company; 1996. p.169-71.
28) Gelfand JA, Dinarello CA. Fever and hyperthermia. In: Braunwald E, Fauci AS, Kasper DL, et al, editors. Harrison's principles of internal medicine. 15th ed. New York: McGraw-Hill Inc.; 2001. p.90-4.
29) Denborough M. Malignant hyperthermia. Lancet 1998; 354: 1785-6.
30) Wappler F, Fiege M, Steinfath M, et al. Evidence for susceptibility to malignant hyperthermia in patients with exercise-induced rhabdomyolysis. Anesthesiology 2001; 94: 95-100.
31) Girard T, Cavagna D, Padovan E, et al. B-lymphocytes from malignant hyperthermia-susceptible patients have an increased sensitivity to skeletal muscle ryanodine receptor activators. J Biol Chem 2001; 276: 48077-82.
32) De Rossi M, Bernasconi P, Baggi F, et al. Cytokines and chemokines are both expressed by human myoblasts: possible relevance for the immune pathogenesis of muscle inflammation. Int Immunol 2000; 12: 1329-35.

(成田　弥生，植村　靖史，松下　　祥)

VI

治 療
―急性期，素因者の麻酔―

治療法

　悪性高熱症は1960年に初めて発見されて以来，さまざまな研究がなされてきた。悪性高熱症の認識の高まりとともに精密なモニタリングとダントロレンの導入により確実に死亡率は低下した。しかし，1991年以降でも死亡率は17.5％と高い[1]。最高体温と予後の関係では最高体温が高い症例ほど明らかに死亡率が高いとされている[2]。悪性高熱症の治療の原則は早期発見・早期診断・早期治療である。悪性高熱症が発症したらできる限り体温上昇を防ぐことが予後を決定する（表1）。

1 悪性高熱症発症時の治療

a. 急性期の治療[3]

　①ただちに揮発性吸入麻酔薬，脱分極性筋弛緩薬などの誘発薬（表2）の投与を中止し，高流量の純酸素で過換気（通常の2～3倍）にする（麻酔器の交換や回路の交換は人手が多くあるときのみに行い，治療を優先させる）。

　②麻酔科専門医その他人手を集める：記録，検査，体温冷却，必要な薬物の手配と調合など非常に多くの人手が必要である。また，指示系統を明確にし，統制のとれた治療を実施することが必要である。

　③ダントロレン投与：初回量1～2mg/kgを10～15分かけて静注する（急速な投与は低血圧，心停止を来す危険性があるので注意が必要である）。以後心拍数低下，筋緊張が低下し，体温が低下するまで随時追加投与が必要である。総投与量は日本では7mg/kgとされているが，それにこだわることなく症状改善まで投与してよい。

　もし症状が再発し，悪化傾向が見られたら症状改善まで追加投与を開始する。最大29mg/kgの報告がある[6]。

　ダントロレン[3)7)]：1バイアル（ダントロレン20mg）を溶解するためには蒸留水60mlが必要である。pHが9～10と強アルカリでマンニトールを加え低張から等張に変えて蒸留水に溶けるようにしている。非常に溶けにくく，蒸留水（蒸留水以外では溶けない）をバイアルに注入した後，よく振り，時にバイアルを暖めると良い[6]。ダントロレンを数バイアル溶かすためだけにも人手が何人かいる。初期投与量として大人で最低でも6バイアルは必要である。ダントロレンの半減期は成人でも子供でも短くとも10時間以上である[8)9)]。ダントロレン投与により，筋力低下が起こり，咳や呼吸がしづらくなることもあ

表1　悪性高熱症発症例の予後を決める因子

1. アシドーシス
2. 高カリウム血症
3. 高熱による臓器不全
4. DIC
5. ミオグロビン尿による腎不全

表2　悪性高熱症患者の禁忌薬品，慎重投与薬品，安全とされる薬品，発症時の治療薬品の一覧

1. 禁忌薬品（誘発薬品）
   1) すべての揮発性吸入麻酔薬（ハロタン，エンフルラン，イソフルラン，セボフルランなど）
   2) 脱分極性筋弛緩薬（サクシニルコリン）

2. 慎重投与薬品
   アミノフィリン

3. 安全とされる薬品
   1) 静脈麻酔薬
      バルビツレート，プロポフォールなど：ただし，ケタミンで発症したとの報告がある。しかし，それはケタミンにより交感神経刺激による頻脈，高血圧であると考えられている。ケタミンが骨格筋からのカルシウム放出を抑制するという報告もある[4)5)]。
   2) 鎮静薬（ベンゾジアゼパム，ミダゾラムなど）
   3) 非脱分極性筋弛緩薬（ベクロニウム，パンクロニウムなど）
   4) 麻薬性鎮痛薬（フェンタニル，モルヒネなど）
   5) 非麻薬性鎮痛薬（ペンタゾシン，ブプレノルフィン，ブトルファノールなど）
   6) 亜酸化窒素
   7) ベラドンナ（アトロピン筋注後，悪性高熱症様症状発症の報告あり。スコポラミンの方が望ましい）
   8) 局所麻酔薬（アミド型・エステル型：アミド型局所麻酔薬は従来は誘発すると言われていたが，現在は臨床濃度では問題ないとされている）

4. 悪性高熱症が発症したときに使用する薬品
   ダントロレン，蒸留水，冷却した輸液，$NaHCO_3$（炭酸水素ナトリウム），その他緊急薬品

る。筋弛緩薬投与時のような筋弛緩は生じないが，筋疾患患者では筋力低下は増強する。

　ダントロレンが悪性高熱症で使用される以前はプロカインアミドが治療薬として用いられていたこともあった[10)]。プロカインアミドが悪性高熱症の治療効果を示すためには，中毒量以上の投与が必要となり，通常量の使用では悪性高熱症には効果がない[11)]。

　④ダントロレン投与によっても改善しないアシドーシスに対し血液ガス所見から$NaHCO_3$（炭酸水素ナトリウム，通称，重炭酸ナトリウム）を投与する。検査結果を待てない場合，取りあえず，2〜4mEq/kg投与し，以降データに従って補正を行う。高度なアシドーシスは骨格筋からの持続的な乳酸の流出が起こるためである[12)]。

　⑤強力な冷却を行い，中枢温をモニターする。氷冷した輸液剤，表意面冷却，滅菌氷冷輸液剤での体腔の冷却，可能であれば人工心肺装置なども使用する。中枢温が38℃以下になったら冷却を中止する（そのまま冷やし続けるとさらに低体温になり，シバリングによる，体温上昇を引き起こす）。

　⑥不整脈出現時はリドカインを静注する。カルシウム拮抗薬の投与はダントロレンとの併用により，心停止の報告があり，慎重投与が必要である[13)]。ほとんどの不整脈は高カリウム血症やアシドーシスにより起こるため，その治療も大切である。

　⑦十分な輸液と利尿薬（フロセミド）を投与し，十分な尿量（2ml/kg/hr以上）を得る。ミオグロビン尿が検出された場合，ショック腎や急性尿細管壊死に移行することもあるので尿量のモニターを行う。

⑧高カリウム血症が疑われる所見(心電図上テントT波または血清電解質異常)が認められたら、インスリン50単位、50％ブドウ糖液50mlで補正し、改善した時点で中止する。通常であれば、グルコール5gに対してインスリン1単位であるが、悪性高熱症発症時、骨格筋の急激な崩壊により血中のカリウム値は急激に上昇し、心停止を引き起こす。また血清カテコラミンが高度に上昇しており、インスリンの作用が抑制され、通常よりも高濃度のインスリンが必要となる。これはあくまでも心停止予防が主であり、血清のカリウム値を測定する必要があるが、むしろ急激な血清カリウム値の変動を心電図上のT波を観察することで対応しなければならない。したがって、T波の出現・消失を観察することで投与量を調節することが、ポイントとなる。もちろんこのまま投与継続すれば低血糖となる。一方、脳灌流量低下時に高濃度のグルコースを投与することで脳障害を引き起こすため、グルコース・インスリンによる高カリウム血症の治療は行われない傾向がある。しかし、人工心肺をも使用して、何ら後遺症もなく回復したとの報告もある[14]。

最近の傾向として高カリウム血症の治療に、必要に応じて$NaHCO_3$を1～2mg/kg投与するとしている。ダントロレンの投与で悪性高熱症の症状の回復に伴い、効果的にカリウムが低下する。カルシウムの投与は不整脈あるいは心機能低下を認めた場合に有効とされている。高カリウム血症が持続し、治療に対して抵抗する場合は、人工心肺あるいは血液透析を行うべきである。

⑨血液ガス分析、電解質、血清CK値、ミオグロビン尿、肝機能酵素、BUN、凝固能の検査を適宜行う。

⑩以後、厳重な患者監視を続ける。ショック状態に移行している場合、これに通常のショックに対する治療を加えて行う。

2 回復期の治療

①術後最低24時間はモニターなどで監視する。

②スタッフ全員が悪性高熱症再発の可能性を熟知する(悪性高熱症発症症例の25％が術後再発する。体温モニターは欠かせない)。

③横紋筋融解が進行している間は、カリウムを含有する輸液製剤の投与を避ける。また、急性期の治療中、低カリウム血症となってしまった場合、血清カリウム値を注意深くモニタリングする。

④不穏、興奮のないよう十分に鎮痛、鎮静を行う。

⑤異常頻脈、体温上昇(38℃以上)が再度みられる(再燃)時はダントロレン1mg/kgの追加投与を反復して行う。ダントロレンの半減期は10～15時間であるため、数回の投与が必要になる場合がある[8)9)]。わが国では再燃は少ないが、一般には再燃は約50％とされ、通常6.5時間以内である[15]。

⑥DICが発症する可能性があるため凝固機能に注意する。

⑦血清CK値が低下傾向になるまで、6時間おきに測定する。重症な場合、血清CK値は2週間高値をとり続けるかもしれない。血清CK値が安定化あるいは低下傾向になっても、正常化するまではフォローする必要がある。もし正常化しない場合は、基礎に筋疾

図 2003年に悪性高熱症友の会が中心となり作成した悪性高熱症治療法のポスター
これを日本麻酔科学会，日本救急医学会，日本歯科麻酔学会を通し無償で会員全員に配布した．

患が存在することも考えられる．

⑧術後落ち着いた段階で，早期に本人を含め家族に対して，悪性高熱症について，以後麻酔を受ける際の注意を説明し，悪性高熱症友の会などのような患者の会に入会することを奨める．

以上の内容の要旨を2003年度悪性高熱症友の会より日本麻酔科学会，日本救急医学会，日本歯科麻酔学会を通して学会員全員にポスターにて配付した（図）．

3 その他

マグネシウムはカルシウム放出を阻害するが，*in vitro*での効果しかない．治療としての効果は疑問である．

ショック時のβ作動薬の使用で悪性高熱症を誘発することはないとされている[16)17)]．

表3 ASA提唱悪性高熱症発症予防方法

1. 患者や家族から十分に既往歴，家族歴を聞く
2. 患者の家族歴から以下のことが判明した時は注意が必要
   ・悪性高熱症
   ・周術期高体温または心停止
   ・筋疾患
3. 患者から悪性高熱症が疑われた時は誘発因子を避けること！

（American Society of Anesthesiologists. Office-Based Anesthesia Manual, Malignant hyperthermia Section より引用）

表4 悪性高熱症が疑われる患者の麻酔を担当する際のASAガイドライン

1. 知りうる限りの悪性高熱症誘発薬を避ける
2. ダントロレンや必要物品を手元に置く
3. 低体温にするためのブランケット，冷却した生理食塩水，救急薬品を用意する
4. 麻酔ガスで汚染されていない麻酔器を準備する
5. 心電図，中枢温，Sp_{O_2}，Et_{CO_2}，血液ガスなどのモニターをする
6. 麻酔や手術に何の問題がなく終了しても，3～4時間は観察してから退院させる（日帰り手術の場合）

（American Society of Anesthesiologists. Office-Based Anesthesia Manual, Malignant hyperthermia Section より引用）

麻酔計画（素因保有者の麻酔）[3]

悪性高熱症素因患者（V. 診断 2.形態学を参照）：もっとも大切なことは術前診察時できるだけ詳しく既往歴，家族歴を聴取し評価することである（表3）。予定手術であれば以前の記録を調べ，患者の悪性高熱症感受性を評価する。また筋疾患，特に悪性高熱症合併の可能性のあるものは，特に悪性高熱症に準じた麻酔計画を立てるべきであろう（表4）。

1 術前準備

もっとも大切なことは，悪性高熱症素因者だからと言って医師が無駄に患者を不安がらせないことである。局部麻酔あるいは区域麻酔であれば，ほぼ安全に麻酔することは可能であるが，誘因と考えられる薬物さえ使用しなければ全身麻酔も可能である（表2）。

a. ダントロレンの予防投与[7)19)]

ダントロレンの予防投与はFDA（米国食品医薬品局）では認められているが，わが国の健康保険では認められていない。有効血中濃度に達していれば予防効果が期待できるが，副作用出現の可能性もある。安全な薬物を選択して麻酔を施行することが肝要である。

1) 経口投与

25〜150 mg/日の投与では悪性高熱症有効血中濃度に達しないと言われていた。しかし6時間おきに投与し，導入4時間前に最終投与すると，有効血中濃度に達するとの報告もある。しかし筋脱力感，悪心，嘔吐などの副作用の出現や，半減期が6時間と長いため，術後呼吸抑制が出現することもある[20]。

2) 静注投与

麻酔前に2.5 mg/kgを30分で静注する方法が推奨されている。消化器症状が出現することなく，確実に有効血中濃度が得られるという利点はあるが，副作用には十分注意する必要がある。安全な薬物を選択して麻酔を施行することが肝要である。

産科麻酔領域に関して，臍帯血中の本薬物の濃度は母体の約65％である[21]。したがって，フロッピーインファントを防ぐために臍帯結紮後本薬物を投与する。

2 麻酔管理

a. 術前患者管理

①十分な鎮静を行う。興奮などにより発症の報告がある。
②補液を十分に投与し，脱水のないようにする。

b. 麻酔薬剤の準備 (表5)

表2に悪性高熱症患者に対しての禁忌薬品，慎重投与薬品，安全とされる薬品，発症時の治療薬品を列挙した。これに基づき準備する。

局所麻酔は安全な麻酔方法である。かつてアミド型局所麻酔薬は悪性高熱症を誘発する薬剤と考えられていた。しかし，それは通常量の100万倍近く使用した際である[22]。

c. 機材の準備 (表5)

麻酔ガスで汚染されていない麻酔器や呼吸器の準備，炭酸ガス吸収剤の交換，10 l/分の酸素で約30分の麻酔器のガスフラッシュ[23]，未使用あるいは使い捨ての麻酔回路の準備，冷却マット，体温計，呼気炭酸ガス濃度測定器などを準備する。

日帰り手術の場合，術中何も問題がなくとも，術後少なくとも3〜4時間は観察した方がよいだろう。

最後に表6にASAの全身麻酔を行う施設のガイドラインを示した。少なくとも全身麻酔を行う場合は常に悪性高熱症の発症の可能性を予測し麻酔科医として備えておかなければならない。

■参考文献
1) 大澤恭浩, 向田圭子, 前原康宏ほか. わが国の悪性高熱の集計 (1994年). 麻酔と蘇生 1994; 31別冊: 25-9.
2) 前原康宏, 向田圭子, 久保田稔ほか. わが国の悪性高熱症の集計 (1991年). 麻酔と蘇生

表5 米国悪性高熱症協会が推奨する悪性高熱症用救急カート

緊急薬品
1. ダントロレン 36 バイアル *
2. 注射用蒸留水（60 ml × 36 本分以上）
3. 重炭酸ナトリウム
4. ブドウ糖液
5. マンニトール
6. フロセミド
7. 抗不整脈薬

必要物品
1. 体温測定用プローベ
2. 胃管チューブ
3. カテーテル類
4. 検査用スピッツ
5. 注射器
6. 注射用針
7. 生理食塩水

*治療総量の平均は2～3 mg/kgであるため，わが国では6V（120 mg）～9V（180 mg）は必要であろう．追加投与を考え，治療開始した時点で，20V追加注文を大至急行うべきであろう．

表6 ASAの全身麻酔を行う施設のガイドライン

1. 全身麻酔の下で手術を行う限りは，外科医も悪性高熱症について精通すべきである
2. 悪性高熱症発症時の治療法については，職場のスタッフ全員が知っていなければならない
3. 手術室から血液検査などの検査は，15～20分以内で出せるようにしなければならない
4. 体温測定はいつでもできなければならない
5. ダントロレンを含む緊急薬品，必要物品はいつでもすぐに使えるようにしなければならない

1991; 28別冊: 79-83.
3) Gronert GA, Pessah IN, Muldoon SM, et al. Malignant hyperthermia. In: Miller RD editor. Miller's anesthesia. Vol.1 Sixth edition. New York: Churchill Livingstone; 2005. p.1169-90.
4) Hopkins PM. Malignant hyperthermia: advances in clinical management and diagnosis. Br J Anaesth 2000; 85: 118-28.
5) Marwaha J. Some mechanisms underlying actions of ketamine on electromechanical coupling in skeletal muscle. J Neurosci Res 1980; 5: 43-50.
6) Mitchell LW, Leighton BL. Warmed diluent speeds dantrolene reconstitution. Can J Anaesth 2003; 50: 127.
7) Krause T, Gerbershagen MU, Fiege M, et al. Dantrolene — a review of its pharmacology, therapeutic use and new developments. Anaesthesia 2004; 59: 364-73.
8) Lerman J, McLeod ME, Strong HA. Pharmacokinetics of intravenous dantrolene in children. Anesthesiology 1989; 70: 625.
9) Flewellen EH, Nelson TE, Jones WP, et al. Dantrolene dose response in awake man: Implications for management of malignant hyperthermia. Anesthesiology 1983; 59: 275.

10) Harrison G. Anaesthetic-induced malignant hyperpyrexia: a suggested method of treatment. Br Med J 1971; 3: 454-6.
11) Hall GM, Lister D. Procaine and malignant hyperthermia. Lancet 1974; 1: 208.
12) Gronert GA, Ahern CP, Milde JH. Treatment of porcine malignant hyperthermia: Lactate gradient from muscle to blood. Can J Anaesth 1986; 33: 729.
13) Saltzman LS, Kates RA, Corke BC, et al. Hyperkalemia and cardiovascular collapse after verapamil and dantrolene administration in swine. Anesth Analg 1984; 63: 272.
14) Lee G, Antognini JF, Gronert GA. Complete recovery after prolonged resuscitation and cardiopulmonary bypass for hyperkalemic cardiac arrest. Anesth Analg 1994; 79: 172.
15) Brandom BW, Larach MG, North American MH Registry. Reassessment of the safety and efficacy of dantrolene. Anesthesiology 2002; 97: A1199.
16) Gronert GA, White DA. Failure of norepinephrine to initiate porcine malignant hyperthermia. Pflugers Arch 1988; 411: 226.
17) Maccani RM, Wedel DJ, Hofer RE. Norepinephrine does not potentiate porcine malignant hyperthermia. Anesth Analg 1996; 82: 790.
18) American Society of Anesthesiologists. Office-Based Anesthesia Manual, Malignant hyperthermia Section
19) Allen GC. Oral dantrolene. Anaesthesia 2004; 59: 1139.
20) Allen GC, Cattran CB, Peterson RG, et al. Plasma levels of dantorolene following oral administration in malignant hyperthermia-susceptible patients. Anesthesiology 1988; 69: 900-4.
21) Shime J, Gare D, Andrews J, et al. Dantrolene in pregnancy: lack of adverse effects on the fetus and newborn infant. Am J Obstet Gynecol 1988; 159: 831.
22) 藤岡泰博, 松井一幸, 向田圭子ほか. 局所麻酔薬のCa-induced Ca releaseに与える影響. 麻酔と蘇生 1988; 24(別冊19): 19-23.
23) Petroz GC, Lerman J. Preparation of the Siemens KION anesthetic machine for patients susceptible to malignant hyperthermia. Anesthesiology 2002; 96: 941-6.

（市原　靖子）

VII

悪性症候群

はじめに

悪性症候群（neuroleptic malignant syndrome）は抗精神病薬の導入から8年後の1960年にDelayら[1]によってはじめて報告され、抗精神病薬の副作用の中でもっとも重篤な疾患として、現在では一般科においても広く認知されている。その結果、当初20％前後と言われていた死亡率も最近では10％以下にまで低下しているが、依然として精神科領域では死亡率の高い疾患であり、今なお初期診断や治療導入を迅速かつ正確に施行しなければ生命を脅かす可能性がある。悪性症候群は急激に発症する骨格筋の硬直、頻脈、血圧の変動などの交感神経系の異常興奮症状、持続性の異常な高体温など臨床症状や検査所見の類似性から悪性高熱と対比して語られることも多い。本稿では悪性症候群の歴史、概念から診断、病態、治療にわたり現時点で明らかになっている点について紹介したい。

悪性症候群の歴史と概念

悪性症候群は抗精神病薬によって誘発される疾患であるため、その歴史は抗精神病薬の歴史と密接に関連する。クロルプロマジンやレセルピンなどの抗精神病薬が精神科治療に導入されたのは1952年のことであった。それから今日までの50年あまりの間に数多くの新薬が開発され、統合失調症や躁うつ病などの治療に大きく貢献してきた。しかしこれらの抗精神病薬には多くの副作用が認められ、無視できない問題となっている。副作用の中でももっとも重篤で致死的なものが悪性症候群である。

悪性症候群はフランスのDelayら[1]によって最初に報告されたとされているが、抗精神病薬が導入されてわずか数年後にAyd[2]がクロルプロマジンを大量投与（2,500 mg/day）したときに急激な虚脱と高熱で死亡した患者を経験し、"fatal hyperpyrexia"と呼んで報告したのが事実上の最初の記載と思われる。その後、Delayら[3]はhandbook of clinical neurologyの中でこの疾患を"neuroleptic malignant syndrome"として紹介した。1970年代までは比較的まれな疾患として症例報告がなされていたが、1980年代に入ると報告が急増し、特にDelacourら[4]、Coonsら[5]によってダントロレンの有効性が報告されて以降、欧米では悪性症候群に対する関心が高まってきた。本邦においても1986年に厚生省悪性症候群研究班が組織され、その研究結果が報告されて以降は徐々に関心が払われるようになり、現在では抗精神病薬のもっとも重篤な副作用として精神科医の間では十分に注意が払われるようになってきている。

Delayら[3]が報告した悪性症候群の概念はneuroleptic malignant syndromeとの英語名にも示されている通り、抗精神病薬によって惹起される一連の症候群であり、それ以外の薬物によるものは含まれていなかった。しかしその後、パーキンソン病患者において治療中の抗パーキンソン病薬を中断したときに悪性症候群と類似の症状が出現することが報告され[6]、さらに抗うつ薬など抗精神病薬以外の薬物[7]による悪性症候群も報告されるようになり、悪性症候群の概念は抗精神病薬により発症したという狭義の概念からよ

表1　悪性症候群の有病率

著者（発行年）	方法	対象（人）	観察期間	有病率
Delay et al.（1960）	後方視的	62	不明	3.2%
Delay and Deniker（1968）	後方視的	数千	6年	0.5〜1%
Pope et al.（1986）	後方視的	483	1年	1.4%
Shalev and Munitz（1986）	後方視的	1,250	14年	0.4%
Addonizio et al.（1986）	後方視的	82	不明	2.4%
Gelenberg et al.（1988）	前方視的	1,470	1年	0.07%
Keck et al.（1989）	後方視的	551	18カ月	0.9%
Deng et al.（1990）	前方視的	9,792	7年	0.12%
Keck et al.（1991）	前方視的	2,695	47カ月	0.15%

り広範な概念として捉えられるようになってきている。

疫学，危険因子，原因薬剤

1 疫　学

a．発症頻度

　悪性症候群の発症頻度に関する報告（表1）はいくつかあるが，その数字にはかなりのばらつきがある。もっとも初期のDelayら[1]の報告では抗精神病薬を服薬中の患者の3.2％に認められたとされているが，近年の報告ではDengら[8]の0.12％，Keckら[9]の0.15％と発症頻度は低下してきている。各報告による発症頻度のばらつきの原因としては各報告で使用している診断基準の違い，観察方法が前方視的か後方視的かの違い，さらには悪性症候群の概念の浸透によって発症頻度そのものが減少してきている可能性などが考えられる。これまでの文献をまとめると，悪性症候群の発症頻度は抗精神病薬使用患者の0.2％程度であると考えられる。

b．発症年齢・性別

　悪性症候群のこれまでの報告をみると，Caroff[10]の報告では患者の年齢は3〜61歳であるが，症例の80％以上は40歳以下であったと報告している。Kurlanら[11]の報告では発症年齢は平均34歳であったとしており，欧米では発症年齢の中心は30歳代となっている。しかし，497症例の症例について検討したわが国の報告[12]では10歳代から65歳以上にわたって幅広い年齢層で発症が認められており，抗精神病薬の投与されている年齢分布や投与量を考えると好発年齢は特になく，どのような年齢でも悪性症候群が起こると考える必要がある。男女差は欧米の報告では男性に多いとされ，わが国の報告では女性が多かったが，好発年齢と同様に悪性症候群の発症には性別はあまり関係しないと考えられる。

表2 悪性症候群の原因薬物

抗精神病薬	使用頻度（%）	
	Addonizio et al.（1987）	Yamawaki et al.（1990）
Haloperidol	57	81
Chlorpromazine	24	32
Fluphenazine decanoate	16	7
Levomepromazine	9	40
Sulpride		15
Propericiazine		13
Thiothixene	7	
Trifluoperazine	6	
Fluphenazine HCl	5	1
Zotepine		8
Thioridazine	5	3
Loxapine	2	
Perphenazine	1	7
Bromperidol	1	4

2 危険因子

　危険因子についても現在までに多数の検討がなされているが，外的環境や，精神科診断にはあまり関係がないようである。しかしながら緊張病症候群[13]や，脳器質性疾患など脳の脆弱性を有する状態[14]は危険因子であるという報告がある。興奮（焦燥）や脱水などが危険因子との報告[15]もある。また，本症候群の発症機序として中枢ドパミン系の機能不全が想定されていることから，パーキンソン病患者や遅発性ジスキネジアや遅発性ジストニアのみられる患者への抗精神病薬の投与の際には注意すべきであろう。他には投与前の血清クレアチンキナーゼ（CK）高値なども報告[16]されている。

3 原因薬剤

　原因薬剤は，中枢神経におけるドパミン D_2 受容体阻害作用を有するすべての薬剤が挙げられるが，もっとも多いものはやはり抗精神病薬である。

a. 抗精神病薬

　患者側の発症要因や素因についてはまだ漠然としているのに対して，原因薬物については比較的一致した見解が得られている。それは抗精神病薬の中でもドパミン D_2 受容体阻害作用が強い薬物ほど悪性症候群を惹起しやすいといわれている[17]。表2は悪性症候群発症時に投与されていた抗精神病薬を調べた結果である。Addonizioら[18]，Yamawakiら[12]の報告とも原因薬剤としてもっとも多かったものはハロペリドールであった。次いで多かったのがAddonizioらの報告ではクロルプロマジン，フルフェナジン，レボメプロマジ

ンと続いていた。山脇らもほぼ同様の結果を報告している。これらの順位と先に述べたドパミンD_2受容体阻害作用の順位は必ずしも一致しないが，これは臨床現場での抗精神病薬の使用頻度が大きく影響しているものと思われる。また，悪性症候群は抗精神病薬の中毒症ではないため，治療域以下の使用量でも発症するが，悪性症候群を発症した患者群では対照群と比較して高用量で急速増量，注射など非経口投与の割合が高いとされている。

b. 非定型抗精神病薬

非定型抗精神病薬とはドパミンD_2受容体阻害作用に比較してセロトニン（5HT）2A受容体阻害作用が比較的強いために，従来の抗精神病薬で問題となっていた錐体外路症状が少なく使いやすい薬剤である。悪性症候群の発症も比較的弱いドパミンD_2受容体阻害作用のために少ないことが期待されているが，定型薬との比較は十分なされていない。欧米ではSachdevら[19]が，1995年にクロザピンによる報告例をまとめ，特徴として運動障害や血清CK値上昇が軽度であったとしている。その後risperidoneやolanzapine，quetiapineでも報告例は散見される。薬理学的あるいは経験的に，非定型薬では定型薬に比較して悪性症候群の発症率が低く，発症しても軽症例，不全型が多数の印象であるが，定型薬との発症率の比較や特徴的な症状経過などは現在のところ統一した見解は得られていない。Caroffら[20]が最近の総説で非定型抗精神病薬による悪性症候群の報告例の診断を再検討し，さらに定型薬との比較をしているが，やはり非定型薬単独投与でも悪性症候群症例は存在しており，症状比較において高熱の出現が定型薬で有意に高かった他は特徴的な差はなく，再発率においても差はなかったとしている。しかし非定型薬は症例数が少なく，背景に偏りも見られるため，今後症例を蓄積し，再度解析する必要があると締めくくっている。そうすれば，おそらく非定型薬の方が発症率が低く，軽症例が多くなると推測される。

c. 抗うつ薬

抗うつ薬による悪性症候群の報告は住吉ら[7]によってなされたアミトリプチリンおよびノルトリプチリンによる悪性症候群類似の病像を呈した2症例の報告が最初である。その後も抗うつ薬による悪性症候群は報告されているが[21,22]，いずれも症例報告の域を出ない。抗うつ薬の中ではアモキサピンによるものの報告がもっとも多いが[23,24]，アモキサピンは弱いながらもドパミンD_2受容体阻害作用を持つためであると考えられる。

d. その他のドパミンD_2受容体阻害作用をもつ薬剤

ドパミンD_2受容体阻害作用をもつ制吐剤のプロクロルペラジン[25]，消化管運動促進剤のメトクロプラミド[26]，麻酔薬のドロペリドール[27]，鎮静薬のプロメタジン[28]などでも悪性症候群を引き起こしたとの報告がある。

e. リチウム製剤

悪性症候群がリチウム単独で引き起こされるとは考えづらいが，抗精神病薬とリチウ

ムの併用が悪性症候群の発症リスクを高めることはSpringら[29]によって1981年に報告されて以降いくつかの報告がある。Springらはリチウムによるドパミン機能の低下をリチウム併用が悪性症候群の発症リスクを高める機序として推測しているが，抗精神病薬単独群とリチウム併用群の間の悪性症候群発症率に差はないとの報告[30]もあり，リチウム併用と悪性症候群の発症リスクとの関連は現在のところ結論が得られていない。

f. 抗パーキンソン病薬の急激な減量

抗パーキンソン病薬の急激な減量あるいは中止に伴い悪性症候群が発現することがある。典型的な例としては，レボドパなどのドパミン受容体作動作用を有する抗パーキンソン薬の投与により発現した幻覚，妄想などの副作用の軽減を目的に投与量を減量あるいは中止した後に生じる悪性症候群が挙げられる[31)32]。抗コリン薬の減量でも同様の報告[33]があるが，抗コリン薬の減量については現在のところ統一した見解は得られていない。

症状と診断

1 前駆症状

悪性症候群の予防と早期発見のためには前駆症状を知ることが大切である。前駆症状としては急激な精神症状の悪化や緊張病症状の出現，さらに頻脈，頻呼吸，血圧上昇，構音障害，嚥下障害，多量の発汗，運動失調，軽度の体温上昇，抗パーキンソン病薬に反応しない筋強剛，振戦，ミオクローヌスや原因不明の血清CKの上昇などが挙げられる。しかしこれらの前駆症状はいずれも非特異的なものであり，これらの症状が見られたからといってすべての症例が悪性症候群に移行するわけではない。

2 臨床症状

悪性症候群は，持続的な高熱，筋強剛，精神症状の変化，自律神経症状などが主症状であるが，80％以上が筋強剛と意識変化で発症しているという報告[34]がある。発熱は普通，発汗過多を伴った解熱剤に反応しにくい高熱である。高熱は脳障害を含む重篤な合併症の素因であり，早急な対応が必要である。筋強剛は骨格筋の壊死に起因するとされており，いわゆる「鉛管様」の一様な抵抗の強剛が多い。一方でパーキンソニズムとしての「歯車様」の筋強剛や振戦なども生じうる。精神症状は昏睡などの意識障害と昏迷などの意志発動性の障害が多い。自律神経症状は頻脈，血圧の不安定性，頻呼吸などが観察される。表3にAddonizioら[18]によって報告された臨床症状の出現頻度とYamawakiら[12]によって報告された本邦での臨床症状の出現頻度を示す。

しかし，これらの症状はすべてそろって出現しないことも多く，どの症状が重要かは研究者によって微妙に異なる。さらに不全型の悪性症候群は薬原性の錐体外路症状との

表3 臨床症状の出現頻度

臨床症状	出現頻度（%）	
	Addonizio et al.（1987）	Yamawaki et al.（1990）
発熱	100	99
筋強剛	92	94
振戦	56	76
アキネジア	38	89
ジストニア	33	20
ミオクローヌス		20
流涎	31	60
頻脈	79	88
発汗	60	91
血圧変動	54	61
呼吸不全	25	47
尿閉		57
意識障害	27	60
昏迷	27	29
嚥下困難		72
腎不全		26
心不全		23
DIC		1

違いが曖昧である。1980年代の後半にはこれまでに報告された臨床症状や検査所見の集計結果を基に悪性症候群の診断基準がいくつか作成されている。代表的なものはLevenson[35]の診断基準（表4）とCaroffら[36]の基準（表5）である。Levensonの診断基準では大症状（発熱，筋強剛，CKの上昇）のうち2つと小症状（頻脈，血圧異常，呼吸促迫，意識障害，発汗，白血球増加）のうち4つが見られた場合に悪性症候群と診断するが，これは筋強剛あるいは発熱を欠く病態，さらには抗精神病薬を含めたドパミンD_2受容体阻害作用に関連しない病態をも悪性症候群に含まれてしまう場合もあるため不適当であるとして，その後，Popeら[37]やCaroffら[36]によってより厳格な診断基準が提唱された。

Levensonの診断基準は特異性が低いため確定診断に用いることはできないが，疑陽性を含めて広く悪性症候群を疑うことができるため，疑い例も含めて早期発見・早期治療を行うためには有用である。これに対してCaroffらの基準は悪性症候群の確定診断を行うために広く引用されている。

3 臨床経過

発症までの期間は，一般には抗精神病薬投与開始後1週間前後とされており，16%が投与後24時間以内に発症し，そして66%が1週間以内に発症しているとの報告[38]がある。1ヵ月以上経過しての発症はまれとされている。一方でひとたび抗精神病薬を中止すれば，悪性症候群は合併症のない限りself-limitingな疾患であり，一般的には抗精神病薬の経口

表4　悪性症候群の診断基準の診断基準

大症状	発熱，筋強剛，CPKの上昇
小症状	頻脈，血圧異常，呼吸促迫，意識障害，発汗，白血球増加

大症状3つまたは大症状2つと小症状4つで診断
(Levenson JL. Neuroleptic malignant syndrome. Am J Psychiatry 1985; 142: 1137-45 より引用)

表5　悪性症候群の診断基準

①発症前7日以内の抗精神病薬の使用の既往
　（デポ剤では発症の2〜4週前の使用の既往）
②8℃以上の高熱
③筋強剛
④以下のうち5項目
　意識障害
　頻脈
　頻呼吸，あるいは低酸素症
　発汗，あるいは流延
　振戦
　尿失禁
　CK値の上昇，あるいはミオグロビン尿
　白血球増加
　代謝性アシドーシス
⑤他の薬物性，全身性，または精神神経疾患の除外

(Caroff SN, Mann SC. Neuroleptic malignant syndrome. Med Clin North Am 1993; 77: 185-202 より引用)

投与中止から平均7〜10日で症状改善する。しかし経過が延長する症例も若干存在し，デポ剤を投与されている場合は経過が2倍に延びるとの報告[17]がある。加えて，まれに長期に継続するresidual catatonic stateを生じるという報告[38]もあり，この残遺状態には薬剤よりECT（electroconvulsive therapy）がより効果的とされている。

4 予　後

対症療法しか治療法のなかった1980年代前半までは20〜30％の例で死亡の転帰を取っていた[12)39)]が，ダントロレンやブロモクリプチンなどの悪性症候群に有効な治療薬が明らかになったことなどにより，死亡率は10％以下にまで減少している。また，悪性症候群の概念や早期診断の重要性が精神科医の間に浸透してきたことから，今後は重篤な症例が減少し死亡率もさらに減少していくものと考えられる。

5 合併症

特徴的な合併症として，まず横紋筋融解症があり，高度になると流出したミオグロビ

ン（Mb）による急性腎不全を生じ，血液透析が必要な場合もある[40]。また錐体外路症状や気道分泌亢進に基づく嚥下障害から誤嚥性肺炎，喀痰による窒息なども認める。その他，突然の心不全や肺塞栓，播種性血管内凝固症候群の合併も存在する。悪性症候群では中核症状である発熱や筋強剛，自律神経症状が直接の死亡原因となることは少なく，むしろ上に示したような二次的に生じた合併症が死亡原因となることが多いため[41]，合併症の発生には十分な注意を払って治療を行う必要がある。急性期を脱した患者に後遺症が生じるのはまれであるが，健忘症候群や錐体外路障害，小脳障害，末梢神経障害，関節拘縮などが報告されている[42]。

検査所見

悪性症候群の診断を確定するほどの特異的な検査所見は見いだされていないが，以下に示すような特徴的な検査所見の異常を認めることが多い。

1 クレアチンキナーゼ（CK）

Levensonの診断基準，CaroffとMannの診断基準ともにCKの上昇が含まれており，悪性症候群に特徴的な所見である。悪性症候群におけるCKの上昇はアイソザイムの分析結果からMM型の上昇であることが明らかにされており[36]，錐体外路症状としての筋強剛とそれに基づく筋組織の崩壊によるものと思われる。しかし上昇の程度としては数百程度から数万単位の著しい上昇までさまざまであるため，診断の特異的な指標であるとは言い難い。しかし，CKのモニターは続発する腎不全を予防するためには重要な指標であり，その臨床的意義は大きい。CKの上昇程度と悪性症候群の重症度とは相関しないという報告が多い[43]。

2 白血球数

白血球数の上昇も悪性症候群の特徴とされている。白血球数の上昇は70％以上の症例で認められ[12)18)]，10,000/mm^{3}以上，ときに40,000/mm^{3}以上にもなることがある。白血球数の上昇の原因は骨格筋の崩壊によるものと考えられている。悪性症候群の発熱の原因は不明であり，感染症の存在が否定されることが診断に重要であるとされているが，一方で悪性症候群には誤嚥による呼吸器感染症の合併も高率に認められるため，白血球数の上昇を認めた際には感染症の合併を疑って胸部X線その他の各種検査を行っていく必要がある。

3 高ミオグロビン血症，ミオグロビン尿

筋肉の崩壊によりミオグロビンが血中に放出され，急性腎不全を起こすことがある。こ

のためにBUNやクレアチニンも上昇する。急性腎不全により致死的となる場合があるので，血中・尿中ミオグロビン，BUN，クレアチニンなどの腎機能のモニターが必須である。

4 代謝性アシドーシス

悪性症候群では代謝性アシドーシスが75％の症例で認められたと報告[17]されている。また，悪性症候群では咽喉頭筋の固縮などにより嚥下障害が認められることが多く，そのために誤嚥，気道内分泌貯留が生じて換気不全を呈して低酸素血症を示すことがある。

5 その他

脳波で意識障害を示唆する全般性の徐波化を約50％に認めるという報告[12) 18)]の他は，脳脊髄液検査，MRIやCTなどの脳の形態学的な検査でも特徴的な所見は報告されていない。

鑑別診断

悪性症候群の鑑別診断には発熱を呈する幅広い疾患があり，鑑別に苦心することも少なくないが，大きく分けて中枢神経疾患と全身性の疾患で二次的に中枢神経に影響を及ぼす疾患の2つがある。前者には中枢神経感染症，脳損傷，てんかん重積状態などが含まれる。もう1つ鑑別が重要になるのは，緊張病症候群，特に特発性致死性緊張病である。極度の昏迷状態や発熱を生じ，場合によっては死に至る疾患であり，発症した場合はしばしば鑑別は困難で，実際悪性症候群は致死性緊張病の薬剤起因モデルと見なすことができるという報告[44]もある。悪性症候群も致死性緊張病も抗精神病薬は中断すべきとされているが，対照的にECTは両疾患に有効である[45]。他には抗精神病薬性のパーキンソニズムを生じると感染や脱水による発熱を発生しやすく，鑑別が必要なことがある。一方，漸進性の疾患では，甲状腺中毒やクロム親和性細胞腫でも高熱を認める。SLE（systematic lupus erythematosus）や他の自己免疫性疾患では発熱と神経症状を呈するため，時に鑑別を要する。熱中症は高温環境下で発症し，抗精神病薬の先行服用がある場合には診断が困難になる可能性がある。セロトニン症候群は向精神薬によって引き起こされる副作用症候群であり臨床症状も重複する点が少なくないため臨床上鑑別を要する疾患の一つである。横紋筋融解症も血清CK上昇やミオグロビン尿など類似した症状を呈するため鑑別を要する。類似疾患とされている悪性高熱症は，もし術前に抗精神病薬が投与されていれば悪性症候群と鑑別を要する。

1 セロトニン症候群

悪性症候群とセロトニン症候群はともに向精神薬によって引き起こされる副作用症候

表6 悪性症候群とセロトニン症候群の比較

	悪性症候群	セロトニン症候群
原因薬物	ドパミン拮抗薬 ドパミン作動薬の中断	セロトニン作動薬 ドパミン作動薬（？）
症状の発現	数日から数週間	数分から数時間以内
症状の改善	平均9日	24時間以内
発熱（38℃以上）	90％以上	45％
意識状態の変化	90％以上	50％
自律神経症状	90％以上	50〜90％
筋強剛	90％以上	50％
白血球増加	90％以上	11％
CK値上昇	90％以上	15％
GOT/GPT値上昇	75％以上	8％
代謝性アシドーシス	多い	9％
腱反射亢進	まれ	非常に多い
ミオクローヌス	まれ	非常に多い
治療効果		
ドパミン作動薬	症状改善	症状悪化
セロトニン拮抗薬	効果なし（？）	症状改善

(Mills KC. Serotonin syndrome: a clinical update. Crit Care Clin 1997; 13: 763-83 より引用)

群であり，特にセロトニン作動薬と抗精神病薬が併用されている場合は鑑別が困難な場合も少なくない。1995年にMills[46]が悪性症候群とセロトニン症候群の鑑別点をわかりやすくまとめている。表6にMillsがアップデートしたものを引用したので，これに沿って解説すると，まず原因薬剤がセロトニン症候群の場合はSSRIをはじめとした抗うつ薬が多いが，悪性症候群ではドパミン拮抗作用を有する抗精神病薬が多い。臨床経過ではセロトニン症候群はだいたい発症も改善も24時間以内であるのに対して，悪性症候群は1週間前後と期間が長い。臨床症状においては発熱，自律神経症状では共通するものの，神経筋症状として錐体外路症状はどちらでも発現するが，悪性症候群ではほぼ必発である。セロトニン症候群でミオクローヌスや腱反射の亢進が特徴的である。また，精神症状の違いも重要であり，セロトニン症候群では不安，焦燥感，錯乱，軽躁状態など独特の"落ちつかなさ"であるのに対して，悪性症候群では意識障害もしくは緊張病症候群が中心である。白血球数の増加や血清CK値の上昇などは明らかに悪性症候群の方が頻度，程度ともに高いと考えられる。しかし，重症例になるとなかなか鑑別が難しく，佐々木ら[47]が自験例を通して報告しているので参考にしていただきたい。

2 横紋筋融解症

横紋筋融解症は筋痛，筋力低下，ミオグロビン尿症を主徴とする。その原因は多様であるが，精神科領域の状態像としてはアルコール中毒や急性の精神病状態などの長期の臥床を来す可能性のある精神科疾患は横紋筋融解症の危険因子と考えられている。このほか，水中毒による低ナトリウム血症でも二次的な低カリウム血症を招くことによって

筋肉細胞組織の崩壊を来す[48]と考えられている。また，悪性症候群の症状として筋強剛とそれに基づく筋組織の崩壊が認められるため，横紋筋融解症は悪性症候群の合併症としても注意する必要がある。横紋筋融解症単独では発熱や発汗などの自律神経症状，意識障害，筋固縮は少ないと言われている[49]が，抗精神病薬を服薬中の統合失調症患者では薬剤性の錐体外路症状を呈している場合もあり，この限りではない。このため，悪性症候群の診断基準に達していなくても，特に水中毒の後や全身状態が低下している際には，血液中のCKやミオグロビン尿などの追跡検査などをして横紋筋融解症を考慮することが必要になる。

3 悪性高熱症

悪性高熱はジエチルエーテル，ハロタンなどの揮発性麻酔薬により急激に発症する予後不良の症候群である。代謝の異常亢進，筋肉症状および交感神経系の異常興奮症状，持続性の異常な高体温を特徴とする家族性の疾患である。悪性症候群との症候学的な類似性が注目され，両者の間に共通した病態生理があることが想定されてはいるものの，両者の原因薬剤には大きな違いがあり，鑑別が問題になることは少ない。両疾患の相違点を表7[50]に示す。

病　態

悪性症候群の病態は完全に解明されたわけではないが，一般に黒質線条体-中脳辺縁系-視床下部のドパミン作動性ニューロンにおけるドパミン受容体の遮断が発症のトリガーとして重要と考えられている。しかし，抗うつ剤などによる発症例もあり，ドパミン受容体遮断作用のみでは説明は困難で，ドパミン・セロトニン不均衡説，カテコラミン異常説，骨格筋異常説などが提唱されている。

1 ドパミン受容体遮断仮説

原因薬物の項で述べたように，悪性症候群を誘発する薬物はほとんどが抗精神病薬であること，パーキンソン病患者がドパミン作動薬を服用中の中断を契機に本症候群を発症する場合があること，さらに本症候群の治療薬としてブロモクリプチンなどのドパミンアゴニストが奏功することから，悪性症候群の発症機序に中枢神経系のドパミンD_2受容体の急激な遮断が関与していると考えられている。また，悪性症候群病相期の髄液中モノアミン代謝産物を測定したNishijimaら[51]の報告では，ドパミン代謝産物であるHVAは有意に低下しており，その低下は悪性症候群回復後も持続していたことから，中枢のドパミン神経系の機能不全が悪性症候群発症の準備因子となっているのではないかと考察している。

また，悪性症候群の各症状とドパミン神経系との関係では，視床下部の体温中枢のド

表7 悪性症候群と悪性高熱の比較

	悪性症候群	悪性高熱症
素因	?	家族性
原因薬物	ドパミン拮抗薬 ドパミン作動薬の中断	揮発性麻酔薬 脱分極性筋弛緩薬
症状の発現	数日から数週間	1〜2時間
体温上昇速度	数時間〜数日で38〜40℃	0.5℃/15分, 40℃以上
筋強剛	90％以上	約半数
その他の臨床症状		
頻脈・不整脈	＋	＋
血圧変動	＋	＋
発汗	＋	＋
チアノーゼ	＋	＋
赤褐色尿	±	＋
検査所見		
CK	↑	↑
LDH	↑	↑
GOT	↑	↑
WBC	↑	?
血液ガス		
P_{CO_2}	↑	↑
P_{O_2}	↓	↓
BE	↓	↓
呼気炭酸ガス分圧	↑	↑
摘出筋収縮テスト カルシウム誘発性 カルシウム遊離速度		陽性 亢進
治療		
対症療法	必須	必須
ダントロレン	有効	有効
ブロモクリプチン	有効	無効

（菊地博達. 悪性高熱症と悪性症候群—類似性と相違点. 医学のあゆみ 1987; 142: 914-6 より引用）

パミンD_2受容体の遮断によって体温上昇が，線条体のドパミンD_2受容体の遮断によって筋強剛が，皮質のドパミンD_2受容体の遮断によって意識障害が引き起こされるのではないかとの仮説[52]が提唱されているが，悪性症候群の剖検脳を調べた報告[53]では神経病理学的な明らかな異常は報告されていない。

2 ドパミン・セロトニン不均衡説

　山脇[54]はセロトニンの代謝産物である5-HIAAが悪性症候群患者の髄液中では高値であり，ダントロレンによる治療によって症状の改善とともに5-HIAAが正常化したこと，体温調節中枢においてドパミンは体温下降に，セロトニンは体温上昇に関与していること，脳内におけるセロトニンとドパミンの拮抗的な関係などから悪性症候群の発症にはドパミン系の機能低下に加えてセロトニン系の機能亢進が加わることで引き起こされるのではないかとの仮説を提唱している。しかしNishijimaら[51]は，逆に悪性症候群患者の髄液中の5-HIAAは低下していたと報告しており，悪性症候群の病態へのセロトニンの関与についての結論は出ていない。

3 カテコラミン異常説

　悪性症候群の多彩な自律神経症状をドパミン神経系の機能不全のみに求めるのは困難であるとして提出された仮説である。悪性症候群におけるカテコラミンの異常について最初に報告したFeibelら[55]は，尿中および血清中のアドレナリン，ノルアドレナリンが増加していたことから，ノルアドレナリン/ドパミン比の過剰が悪性症候群の病態に重要であるとした。Nishijimaら[51]も髄液中のノルアドレナリンとその代謝産物であるMHPGの上昇を報告している。

4 骨格筋異常説

　悪性症候群と悪性高熱症との臨床症状の類似性から，両者の間に病態生理学的な共通性があるのではないかとして提示された仮説である。悪性高熱症患者では骨格筋が低濃度の麻酔薬に対して過度の筋収縮を来すことが知られている。Caroffら[56]は，この検査を悪性症候群患者にも実施したところ悪性高熱症患者と同様に骨格筋の過収縮が生じたと報告しているが，悪性症候群患者の骨格筋収縮反応には異常が見られないとの報告も数多く存在する[57]。

治　療

1 治療の基本

　悪性症候群の治療は，危険因子の減少，早期診断，抗精神病薬の中止，集中治療が基本となる。多くの症例では脱水があるため症状や合併症の進展をモニターしながら大量輸液など対症療法で経過観察することで，かなりの症例は改善する。発熱に対しては一

表8 モニターすべき臨床検査

- 筋崩壊の指標となる血清CPK
- 肝機能モニターのための肝逸脱酵素
- 腎不全予防のための血清クレアチニンおよびBUN
- 脱水の程度を把握するための水分摂取量と尿量，血清ナトリウム，クロール
- 筋崩壊から生じる高カリウム血症予防のための血清カリウム
- 二次感染予防のための末梢血液検査，尿検査，胸部X線検査

表9 悪性症候群の治療

1. 早期診断と原因薬物の中止

2. 全身管理（適切な治療が可能な施設への転送も含めて）
   1) クーリング
   2) 補液・電解質バランスの是正
   3) 心血管，呼吸状態の管理
   4) 合併症の治療・予防
   5) 精神症状にはベンゾジアゼピンで対応

3. ダントロレンの投与
   1) 初回投与量ダントロレン注射用40mg（2バイアル）を点滴静注
   2) 効果が不十分の場合，20mgずつ増量（最高200mg）
   3) 最大投与期間は7日間まで
   4) 点滴終了後は，内服で1日3～6カプセル（75～150mg）を2～3週間投与

4. ブロモクリプチンの投与（ダントロレンが無効ないし効果不十分の場合）
   1) 経口あるいは経鼻胃チューブより初回7.5mg投与
   2) 効果が不十分の場合，1日ごとに2.5～5mgを増量
   3) 1日最高30mgまでを分3投与
   4) 嘔吐，幻覚・妄想の悪化に注意する

5. ECT（電気痙攣療法）
   1) 致死性緊張病との鑑別が困難な場合や上記の薬物が無効な場合
   2) 非脱分極性の筋弛緩剤を使用する

6. 症状改善後の抗精神病薬の再投与
   非定型抗精神病薬，低力価の抗精神病薬を可能な限り低用量で開始する。

般に解熱剤は無効である。予後を左右するのは上述したように肺炎などの感染症や横紋筋融解症，腎不全，心不全，多臓器不全などの合併症であるため，表8に挙げたような臨床検査のモニターを行いながら治療する必要がある。悪性症候群にもっとも遭遇する機会が多いのは精神科医であるが，悪性症候群が重篤となった場合は精神科病棟で治療を行うことは困難であり，悪性症候群が疑われた場合には初期の段階から本症候群の治療に経験のある同僚や内科医などに相談しながら治療を行うことが望ましい。また，ある時期を越えた重症の患者や適切な治療を行っても改善しない患者の場合は，内科ないしはICUに転科することを考慮する必要がある。標準的な悪性症候群の治療手順について表9に示す。

2 悪性症候群の予防

　身体状態が不調（脱水，栄養不良など）のときは，特に注意して抗精神病薬を投与する。悪性症候群の患者の80％以上は，発症時に身体状態や精神状態の悪化，つまり精神運動興奮による身体衰弱，拒食などによる脱水や低栄養状態などの身体的疲弊状態が認められている。このようなときには，可能な限り身体状態が回復してから薬物を投与し，抗精神病薬の急激な増量，抗パーキンソン病薬の急激な減量を避けるように注意しなければいけない。抗精神病薬の種類，投与量を急激に変更したり，併用投与している抗パーキンソン病薬を急激に中断してはいけない。薬物初回投与で発症する場合もあるが，多くは上記の身体状態不調に加え，抗精神病薬の種類や投与量の変更が契機となって発症しているため，急激な変更は避けるべきである。

3 原因薬物の中止

　抗精神病薬などを服薬中に悪性症候群が出現した場合には，原因となる薬物の投与を中止するべきである。しかし悪性症候群と診断するための情報を得るためには時間を要する場合も多く，現実的には薬物投与中に原因不明の発熱が生じた場合には事情が許す限りの薬物を一時中止し，発熱の原因が明らかになるまでは投与再開を見合わせる方が無難と思われる。併用している抗パーキンソン病薬の投与は継続し，急激に中止しない方がよい。抗パーキンソン病薬の中止による発症の場合は，中止前の投与量で再投与する。

4 補液，気道確保などの対症療法

a. 体温管理

　発熱に対しては，解熱剤は無効なので，クーリングブランケットやクーリングマットなどによる体冷却を行う。また，輸液により水分を補給する。

b. 電解質バランスの是正

　多くの症例の場合に脱水を呈しており，電解質バランス異常が基盤にあるため，適切な補液（1,000〜2,000ml程度）が絶対に必要である。

c. 心血管，呼吸状態の管理

　心電図，血液酸素分圧をモニターする。自律神経症状として血圧の変動が起きるため，血圧のモニターも必要である。また，唾液や気道内分泌の亢進による換気不全や誤嚥性肺炎などを防止するとともに，呼吸不全の症例では喀痰の吸引や酸素吸入・気道の確保などを行う。

d. 合併症の治療・予防

誤嚥性肺炎に対して，抗生物質の予防投与を行う．その他に，合併感染症の治療や，急性腎不全を発症した場合には透析療法が必要である．

5 薬物療法

a. ダントロレン

ダントロレンは，骨格筋自体に作用する末梢性の筋弛緩剤であり，筋小胞体からのカルシウム遊離を抑制して筋弛緩を起こし，筋原性の発熱を改善すると考えられている．1970年代から悪性高熱症の治療薬として使用されていたが，1981年に悪性症候群への有用性が初めて報告された[4]．特に筋強剛や高熱が強い患者に有用であり，著しい高体温の解熱に即効性があるとされている．ダントロレンによる治療は悪性症候群による死亡率を低下させることが報告されている[58]．初期治療として注射剤を40mg/日から開始し，効果判定しながら最大200mg/日までの増量が可能である．投与期間は1週間が目安とされており，2〜3日程度で反応しないと効果発現は期待できないという報告[59]もある．

b. ドパミン作動薬

次に使用頻度が高いのはブロモクリプチンやアマンタジンなどのドパミン作動薬である．両剤とも注射剤がないが，ブロモクリプチンは7.5mg/日程度から開始し，30mg/日前後を限度に増量する．アマンタジンは200〜400mg/日程度が投与されている．ブロモクリプチンの有効率は80〜90％であると報告されている[12)60]．その他，L-ドーパや，抗コリン薬の使用も考慮される．

c. ベンゾジアゼピン系薬剤

欧米ではベンゾジアゼピン系薬剤の使用が頻繁で，実際緊張病の緩和に有効であり，投与しやすく，軽症のケースでまず最初に使用されるようである[59]．本邦では注射製剤としてジアゼパムとフルニトラゼパムがある．投与に際しては呼吸抑制に注意する必要があるが，確かに有用であると考えられる．

d. 電気痙攣療法（electroconvulsive therapy：ECT）

薬物療法で反応が乏しい場合，最近はECTを施行する症例が増加しており，Nishijimaら[61]をはじめ，有効性を報告する文献は多い．Mannら[45]は悪性症候群患者27例中23例がECTに反応したと報告しており，他の文献を平均してもだいたい70〜80％の患者に有効であると考えられる．ECTは経過が長い症例でも効果的である．著明な緊張病症候群や，悪性症候群は回復したが精神病症状がなお活発な患者など，精神症状のコントロールが不十分な場合や，特発性致死性緊張病が除外できない場合にはむしろ積極的にECTを施行すべきであろう．注意点としては，サクシニルコリンが横紋筋融解症を合併した患者で高カリウム血症や不整脈を引き起こす可能性があり，それがECTでの重篤な

心合併症を発生させる危険性があるため，ベクロニウムなどの非脱分極性の筋弛緩剤の使用を考慮する。

6 抗精神病薬の再投与

悪性症候群回復後の抗精神病薬の再投与については，現在のところ，まず再投与の必要性や，身体状況を十分検討し，回復2週間以上経過後から非定型抗精神病薬もしくは低力価の抗精神病薬を少量より投与するのがスタンダードのよう[62]である。抗精神病薬再投与後の悪性症候群の再発率は30％程度とされている。薬物投与再開がやむを得ないケースは多く，再発には十分な観察が必要であろう。

■参考文献

1) Delay J, Pichot P, Lemperiere T, et al. Un neuroleptique majeur non-phenothiazine et non reserpineque, l'haloperidol, dans le traitement des psychoses. Annales Medico-Psychologique 1960; 118: 145-52.
2) Ayd FJ Jr. Fatal hyperpyrexia during chlorpromazine therapy. J Clin Exp Psychopathol 1956; 17: 189-92.
3) Delay J, Deniker P. Drug-induced extrapyramidal symptoms, in handbook of clinical neurology. Disease of the basal ganglia 1968; 6: 248-66.
4) Delacour JL, Daoudal P, Chapoutot JL, et al. Therapy of neuroleptic malignant syndrome with dantrolene. Nouv Presse Med 1981; 10: 3572-3.
5) Coons DJ, Hillman FJ, Marshall RW. Treatment of neuroleptic malignant syndrome with dantrolene sodium: a case report. Am J Psychiatry 1982; 139: 944-5.
6) Toru M, Matsuda O, Makiguchi K, et al. Neuroleptic malignant syndrome-like state following a withdrawal of antiparkinsonian drugs. J Nerv Ment Dis 1981; 169: 324-7.
7) 住吉秋次, 小口 徹, 高橋明比古. 抗うつ薬で惹起される悪性症候群について. 麻酔と蘇生別冊 1983; 9: 15-9.
8) Deng MZ, Chen GQ, Phillips MR. Neuroleptic malignant syndrome in 12 of 9,792 Chinese inpatients exposed to neuroleptics: a prospective study. Am J Psychiatry 1990; 147: 1149-55.
9) Keck PE Jr, Pope HG Jr, McElroy SL. Declining frequency of neuroleptic malignant syndrome in a hospital population. Am J Psychiatry 1991; 148: 880-2.
10) Caroff SN. The neuroleptic malignant syndrome. J Clin Psychiatry 1980; 41: 79-83.
11) Kurlan R, Hamill R, Shoulson I. Neuroleptic malignant syndrome. Clin Neuropharmacol 1984; 7: 109-20.
12) Yamawaki S, Yano E, Uchitomi Y. Analysis of 497 cases of neuroleptic malignant syndrome in Japan. Hiroshima Journal of Anesthesia 1990; 26: 35-44.
13) White DA, Robins AH. Catatonia: harbinger of the neuroleptic malignant syndrome. Br J Psychiatry 1991; 158: 419-21.
15) Caroff SN, Mann SC, Campbell EC. Neuroleptic malignant syndrome. Adverse Drug Reaction Bulletin 2001; 209: 799-802.
16) Hermesh H, Manor I, Shilon R, et al. High serum creatinine kinase level: Possible risk factor for neuroleptic malignant syndrome. J Clin Psychopharmacol 2002; 22: 252-6.
17) Caroff SN, Mann SC. Neuroleptic malignant syndrome. Psychopharmacology Bulletin 1988; 24: 25-9.
18) Addonizio G, Susman VL, Roth SD. Neuroleptic malignant syndrome: review and analysis of

115 cases. Biol Psychiatry 1987; 22: 1004-20.
19) Sachdev P, Kruk J, Kneebone M, et al. Clozapine-induced neuroleptic malignant syndrome: review and report of new case. J Clin Psychopharmacol 1995; 15: 365-71.
20) Caroff SN, Mann SC, Campbell EC. Atypical antipsychotics and neuroleptic malignant syndrome. Psychiatric Annals 2000; 30: 314-21.
21) Baca L, Martinelli L. Neuroleptic malignant syndrome: a unique association with a tricyclic antidepressant. Neurology 1990; 40: 1797-8.
22) Hund E, Wildemann B. Neuroleptic malignant syndrome following tricyclic antidepressant overdose. Intensive Care Med 1997; 23: 480-1.
23) Lesaca T. Amoxapine and neuroleptic malignant syndrome. Am J Psychiatry 1987; 144: 1514.
24) Taylor NE, Schwartz HI. Neuroleptic malignant syndrome following amoxapine overdose. J Nerv Ment Dis 1988; 176: 249-51.
25) Bernstein WB, Scherokman B. Neuroleptic malignant syndrome in a patient with acquired immunodeficiency syndrome. Acta Neurol Scand 1986; 73: 636-7.
26) Robinson MB, Kennett RP, Harding AE, et al. Neuroleptic malignant syndrome associated with metoclopramide. J Neurol Neurosurg Psychiatry 1985; 48: 1304.
27) Ratan DA, Smith AH. Neuroleptic malignant syndrome secondary to droperidol. Biol Psychiatry 1993; 34: 421-2.
28) Heinemann F, Assion HJ, Hermes G, et al. Paroxetine-induced neuroleptic malignant syndrome. Nervenarzt 1997; 68: 664-6.
29) Spring G, Frankel M. New data on lithium and haloperidol incompatibility. Am J Psychiatry 1981; 138: 818-21.
30) Keck PE Jr, Pope HG Jr, Cohen BM, et al. Risk factors for neuroleptic malignant syndrome: a case-control study. Arch Gen Psychiatry 1989a; 46: 914-8.
31) Sechi GP, Tanda F, Mutani R. Fatal hyperpyrexia after withdrawal of levodopa. Neurology 1984; 34: 249-51.
32) Gibb WR. Neuroleptic malignant syndrome in striatonigral degeneration. Br J Psychiatry 1988; 153: 254-5.
33) Spivak B, Gonen N, Mester R, et al. Neuroleptic malignant syndrome associated with abrupt withdrawal of anticholinergic agents. Int Clin Psychopharmacol 1996; 11: 207-9.
34) Velamoor VR, Norman RM, Caroff SN, et al. Progression of symptoms in neuroleptic malignant syndrome. Journal of Nervous and Mental Disea 1994; 182: 168-73.
35) Levenson JL. Neuroleptic malignant syndrome. Am J Psychiatry 1985; 142: 1137-45.
36) Caroff SN, Mann SC. Neuroleptic malignant syndrome. Med Clin North Am 1993; 77: 185-202.
37) Pope HG Jr, Keck PE Jr, McElroy SL. Frequency and presentation of neuroleptic malignant syndrome in a large psychiatric hospital. Am J Psychiatry 1986; 143: 1227-33.
38) Caroff SN, Mann SC, McCarthy M, et al. Acute infection encephalitis complicated by neuroleptic malignant syndrome. J Clin Psychopharmacol 1998; 18: 349-51.
39) Shalev A, Hermesh H, Munitz H. Mortality from neuroleptic malignant syndrome. J Clin Psychiatry 1989; 50: 18-25.
40) Downey GP, Rosenberg M, Caroff S, et al. Neuroleptic malignant syndrome. Patient with unique clinical and physiologic features. Am J Med 1984; 77: 338-40.
41) Mueller PS. Neuroleptic malignant syndrome. Psychosomatics 1985; 26: 654-62.
42) 岩淵　潔, 天野直二, 柳下三郎ほか. 小脳障害を残遺した向精神薬による悪性症候群の4例: リチウム中毒の問題点に関連して. 精神医学 1990; 32: 81-9.
43) Manero Marcen E, Malo Ocejo P, Uriarte Uriarte JJ, et al. Creatine phosphokinase in a hospitalized psychiatric population. Arch Neurobiol (Madr) 1992; 55: 235-40.
44) Gillman PK. Serotonin syndrome treated with chlorpromazine. J Clin Psychopharmacol 1997;

17: 128-9.
45) Mann SC, Caroff SN, Bleier HR, et al. Electroconvulsive therapy of the lethal catatonia syndrome: a case report and review. Convulsive Therapy 1990; 6: 239-47.
46) Mills KC: Serotonin syndrome: a clinical update. Crit Care Clin 1997; 13: 763-83.
47) 佐々木一郎, 穐吉條太郎, 土山幸之助ほか. Clomipramine 単一投与中のセロトニン症候群. 精神医学 1996; 38: 727-31.
48) Meltzer HY, Moline R. Muscle abnormalities in acute psychoses. Arch Gen Psychiatry 1970; 23: 481-91.
49) 宮岡 剛, 糸賀 基, 妹尾春夫ほか. Rhabdomyolysis を来した精神分裂病の3例. 精神医学 1999; 41: 177-80.
50) 菊地博達. 悪性高熱症と悪性症候群—類似性と相違点. 医学のあゆみ 1987; 142: 914-6.
51) Nishijima K, Ishiguro T. Clinical course and CSF monoamine metabolism in neuroleptic malignant syndrome — a study of nine typical cases and five mild cases. Seishin Shinkeigaku Zasshi 1989; 91: 429-56.
52) Mann SC, Caroff SN, Fricchione G, et al. Central dopamine hypoactivity and the pathogenesis of neuroleptic malignant syndrome. Psychiatric Annals 2000; 30: 363-74.
53) Jones EM, Dawson A. Neuroleptic malignant syndrome: a case report with post-mortem brain and muscle pathology. J Neurol Neurosurg Psychiatry 1989; 52: 1006-9.
54) 山脇成人. 悪性症候群の病態に関する考察 dantrolene が有効であった3症例から. 精神科治療学 1986; 1: 413-22.
55) Feibel JH, Schiffer RB. Sympathoadrenomedullary hyperactivity in the neuroleptic malignant syndrome: a case report. Am J Psychiatry 1981; 138: 1115-6.
56) Caroff SN, Rosenberg H, Fletcher JE, et al. Malignant hyperthermia susceptibility in neuroleptic malignant syndrome. Anesthesiology 1987; 67: 20-5.
57) Tollefson G. A case of neuroleptic malignant syndrome: in vitro muscle comparison with malignant hyperthermia. J Clin Psychopharmacol 1982; 2: 266-70.
58) Shalev A, Munitz H. The neuroleptic malignant syndrome: agent and host interaction. Acta Psychiatr Scand 1986; 73: 337-47.
59) Davis JM, Caroff SN, Mann SC. Treatment of neuroleptic malignant syndrome. Psychiatric Annals 2000; 30: 325-31.
60) Sakkas P, Davis JM, Hua J, et al. Pharmacotherapy of neuroleptic malignant syndrome. Psychiatric Annals 1991; 21: 157-64.
61) Nishijima K, Ishiguro T. Electroconvulsive therapy for the treatment of neuroleptic malignant syndrome with psychotic symptoms: a report of five case. Journal of ECT 1999; 15: 158-63.
62) 堀口 淳, 山脇成人. 中枢神経作用薬による悪性症候群—セロトニン症候群を含めて—. 老年精神医学雑誌 1997; 8: 1156-61.

（山下 英尚, 岩本 泰行, 山脇 成人）

VIII

悪性高熱症友の会

悪性高熱症友の会（患者の会）を設立するきっかけとなったのは，海外での悪性高熱症患者の会の存在を友の会の世話人代表である菊地が知ってからである．それは1982年，カナダのバンフで行われた第3回国際悪性高熱症ワークショップに参加した時であった．医師と患者の交流会があり，話をする機会を得た．悪性高熱症患者の登録制度があれば，患者自身にとっても医師にとっても非常に有益であると考え，患者自身あるいは遺族が中心となり，英国や米国では患者の会を設立させたことを知った．悪性高熱症患者から患者の会の設立時の話を聞き感銘を受けた．それ以降，さまざまな国際学会などで展示しているMHAUS（Malignant Hyperthermia Association of the United States：米国悪性高熱症協会）のブースなどで会の活動などを知り，日本での患者の会の設立の必要性を感じた．当時，日本では患者の会という組織はあまり一般的なものではなかった．

MHAUS（Malignant Hyperthermia Association of the United State：アメリカ悪性高熱症協会）

1 設立経緯

　1981年10月，Gallamore氏（悪性高熱症の啓発活動のため医師，患者，家族と連絡をとっていた1人），Davison氏（悪性高熱症で息子が死亡），Massik氏（悪性高熱症で息子が死亡），Luckritz氏（娘が悪性高熱症を発症），Rosenberg医師（麻酔科医）が集まり悪性高熱症患者の会"MHAUS"を設立した．最初の事務所はGallamore氏の自宅に設置した．

2 活　動

　当初はNorwich Eaton Pharmaceuticals社（ダントロレン製造販売会社），メディックアラート財団，筋ジストロフィー協会などと連絡をとり，協力体制を構築することであった．同時にDavison氏は世界保健機構（World Health Organization：WHO）に悪性高熱症を認定疾患に追記するように要望した．

　1982年10月，ラスベガスで行われたアメリカ麻酔学会（American Society of Anesthesiologists：ASA）総会で，Norwich Eaton Pharmaceuticals社は自社の展示ブースの一部をMHAUSに提供し，広報活動の支援を行った．なお，現在はMHAUS独自で展示ブースを設け広報活動している（図1）．その後も，Norwich Eaton Pharmaceuticals社はMHAUSの機関誌（The communicator）の発刊，学会などでの広報活動に対して資金援助を行っていた．その甲斐ありMHAUSは，アメリカ国内はもとより世界的に広く知られるようになった．

　一方，悪性高熱症による死亡率を低下させるためには，悪性高熱症発症時，医療機関が専門医から治療方法などの情報提供を24時間受けられる"hot line"が必要と考え，麻酔科医の協力で設置した．無用な電話を避けること，そしてより治療方法を麻酔科医に

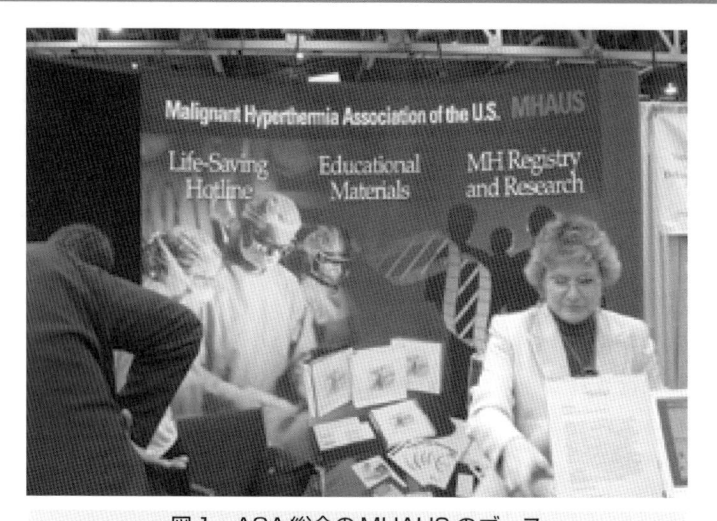

図1 ASA総会のMHAUSのブース
ここでは悪性高熱症の広報活動はもとより，MHAUSで作成している悪性高熱症の教育用スライド，CD，ビデオなどを販売している。

浸透させることなどの理由もあり，治療法を記したポスターを配布し，手術室内に貼ってもらうようにした。2003年，悪性高熱症友の会が中心となり，悪性高熱症の治療法を記したポスターは，MHAUSのポスターを参考に作成したものである。

その他に，MHAUSの活動は会員に悪性高熱症と刻印したメダルの販売，教育用ビデオ，スライド，パンフレットなどの販売，悪性高熱症研究に対しての資金援助，the North American Malignant Hyperthermia Registry（北米悪性高熱症患者登録機構）設立の援助，北米での筋生検の支援，発展途上国の医療機関に対して静注用ダントロレンの提供など活動範囲を多岐にわたり拡大している。現在，専従の事務員が10人近くおり，活発な活動をしている。

BMHA（British Malignant Hyperthermia Association：英国悪性高熱症協会）

1 設立経緯

BMHAは，1983年に息子を悪性高熱症で亡くしたWinks女史によって設立された。彼女には2人の子供がおり，両者とも口唇口蓋裂があった。亡くなった息子は悪性高熱症を発症する前に6回，娘は3回すでに麻酔を受けていたが，いずれも無事終了していた。息子の死をきっかけに家族が悪性高熱症の検査を受けることを決心し，それにより夫と娘が悪性高熱症素因者であることが判明した。その時，彼女は悪性高熱症について，より多くの人に知ってもらい，悪性高熱症素因者を守り，救う必要があると感じた。Leeds悪性高熱症研究所（1971年，Ellis教授によりSt James大学病院麻酔科内に設立）の支援を

受け，悪性高熱症素因者と連絡をとり合い，BMHAを設立した。

2 活　動

　当初，ニュースレターの発刊と会員ミーティングを開催した。以後，テレビ番組の特集が組まれ，さらに麻酔や看護の雑誌に掲載され，悪性高熱症が広く知られて行くことになった。

　1989年，BMHAに理事会が組織され，協会が確立した。現在，会員情報はデータベース化され保存されている。BMHAは10人のスタッフで活動しているが，すべてボランティアで，活動資金は会員の会費と募金でまかなわれている。会員に対しての救急支援は，24時間対応の"hot line"，海外旅行にも持参できる数ヵ国語に訳された悪性高熱症に関する解説書，"hot line"情報が刻まれている救急医療メダル（ID tag）などの発行である。

日本悪性高熱症友の会（Japan Malignant Hyperthermia Association：JMHA）

1 設立の経緯

　日本での悪性高熱症友の会（患者の会）の発足は，諸外国に遅れ1995年であった。日本では悪性高熱症患者の数，あるいはその素因者の数が少ないため，彼ら自身で設立することは困難であると考え，悪性高熱研究会の世話人会（主に医師）が中心となって開設することにした。患者の会は，医療関係者とは別の第三者機関に設置するのが原則と考え，財団法人日本メディック・アラート国際協会にお願いした。

　その後諸事情により，1997年，ボーダレスヒューマンセンター社の谷口社長の好意で，同社事務所内のデスクをお借りし，さらに同社員1名を兼務して頂けた。さらに諸事情により，2002年，事務局を東邦大学医学部麻酔科学第一講座に移転。そして2004年1月より日本私立学校振興・共済事業団　東京臨海病院麻酔科（〒134-0086　東京都江戸川区臨海町1-4-2，事務局長：市原靖子，電話・FAX直通03-3761-2829）に置いた。

　医療機関に患者の会の本部を置くことは，種々の相談などに支障が生じる可能性があるため，2002年より友の会入会・相談窓口を，市民中心のグループ"NPO法人ささえあい医療人権センターCOML（コムル）"内に移転設置した。移転にあたり，COMLの理事長・辻本好子さん，事務理事の山口育子さんには本会の趣旨に賛同していただき，相談窓口業務を快諾して頂いた。COMLの職員が患者，家族，あるいは医師からの多岐にわたる質問を受け付け，医療相談，状況に応じて専門医へ紹介などして頂いている。

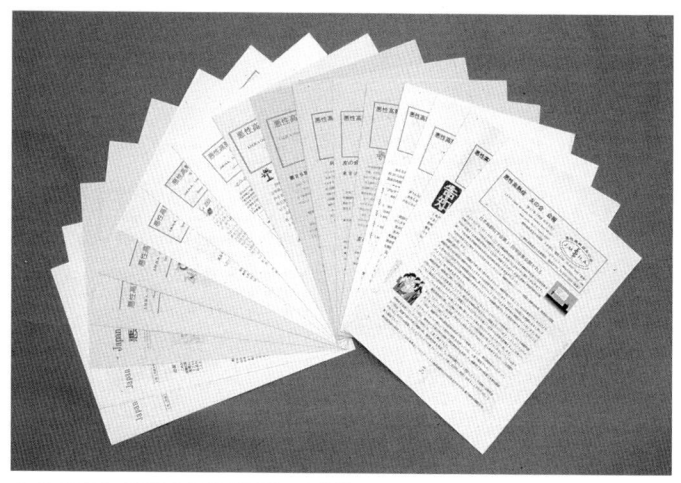

図2　会報誌一覧
会報誌は経費節減のためボランティアの手作りである。なお会報誌入手希望者には有料で配布している。

2 悪性高熱症友の会の活動

a. 会員に向けて

1995年設立当初より，会報誌の発行，会員からの相談，会員番号・悪性高熱症を刻印したペンダントヘッド（ID tag）の交付を行っている。また，2004年より会員に対し，24時間対応緊急連絡も行っている。

1）会報誌の発行

業務委託していた関係で，会報誌の発行は当初年1〜2号だったが，ここ数年は年4〜5号に増やし，会員とのコンタクトを密接にしている。友の会に入会した動機は，情報収集である。会員対象アンケートでも約80％の会員が悪性高熱症の知識は会報誌から得ていると答えている。会員の悪性高熱症についての知識は，会報誌が担っている部分が大きく，重要なものである。（図2，表1）

2）会員証

当初は日本語のみで若草色の旧運転免許証サイズであった。しかし，その大きさでは財布などに入らず，色も目立たなかった。そのため目立つよう深紅色で名刺サイズに変更した。さらに旅行，留学，出張と会員が海外に行く機会が増えてきたため，日本語と英語の2枚を発行するようにした。それにより国外に行った場合でも，緊急時の連絡先がわかるようにした（図3，4）。

3）ID tagの交付

会員証には悪性高熱症の素因者であることや緊急連絡先など重要事項が記載されてい

表1 会報誌目次（一部抜粋）

1号（平成7年7月）
　患者の会結成／悪性高熱症とは？／その他

2号（平成8年3月）
　悪性高熱症体験記録（米国）／MHAUSの歴史／その他

3号（平成9年8月）
　第1回交流会開催／MHAUS患者の会に出席して／その他

4号（平成10年11月）
　友の会設立4周年にあたり／悪性高熱症体験記録（英国）／BMHAの歴史／その他

5号（平成12年1月）
　年頭の挨拶／悪性高熱症国際ワークショップ／筋生検レポート／「友の会」の現況／その他

6号（平成12年7月）
　第2回交流会開催／日本麻酔学会市民講座／その他

7号（平成13年1月）
　年頭の挨拶／MH最新情報／その他

8号（平成13年12月）
　第24回悪性高熱研究会　山形で開催／特別講演／悪性高熱症を発症したプロスポーツ選手／その他

9号（平成14年8月）
　友の会　相談・入会窓口開設／悪性高熱症友の会再出発にあたり／セントラルコア病と悪性高熱症／その他

10号（平成14年11月）
　第25回悪性高熱研究会　甲府市／アメリカ麻酔学会に参加して／その他

11号（平成15年1月）
　年頭の挨拶／悪性高熱症体験記録（日本）／その他

12号（平成15年3月）
　東京消防庁より／雑誌"プレホスピタル"掲載／骨髄移植推進財団の回答書／その他

13号（平成15年5月）
　体験談—セントラルコア病と診断されて／悪性高熱症の集計／その他

14号（平成15年9月）
　第3回交流会開催／—救急救命士から／—歯科医師から／—会員アンケート集計／悪性高熱症の集計／麻酔とは？　その1／その他

15号（平成15年12月）
　第3回交流会開催／—友の会の活動／悪性高熱症の検査／麻酔とは？　その2／その他

16号（平成16年4月）
　Hot line設置／事務局移転／悪性高熱症の研究・進歩／悪性高熱症に関連する病気／麻酔とは？　その3／その他

17号（平成16年8月）
　日本麻酔科学会総会／悪性高熱症の研究・進歩／麻酔とは？　その4／その他

18号（平成16年11月）
　悪性高熱症治療体験記／学会報告／その他

19号（平成16年12月）
　アメリカ麻酔学会／アメリカ悪性高熱症協会／麻酔科医の仕事　その1／その他

バックナンバーは希望者に有償にて配付している。

表1	(つづき)

20号（平成17年3月）
　第4回悪性高熱症友の会交流会開催　その1【悪性高熱症の現状／麻酔科医の手術前の診察／友の会交流会に参加して／参加者アンケート】／麻酔科医の仕事　その2／その他

21号（平成17年5月）
　第4回悪性高熱症友の会交流会開催　その2【賢い患者になるために／手術室看護師"悪性高熱症認識度調査"／悪性高熱症友の会の現状と活動報告】／会員から／その他

22号（平成17年7月）
　最近の話題　麻酔科医が足りない／日本麻酔科学会第52回学術集会／日本麻酔科学会とは／その他

23号（平成17年8月）
　第5回悪性高熱症友の会交流会　その1【"遺伝"ってなあに？／悪性高熱症友の会の現状と活動報告】／JAMA patient page／会員から／その他

24号（平成17年10月）
　第5回悪性高熱症友の会交流会　その2【より良い麻酔科医を見抜くには／悪性高熱症はどうして起きるのか？／交流会に参加して】／会員から／その他

25号（平成17年12月）
　アメリカ麻酔学会学術集会／APSF News Letter／書評「知らないと危ない麻酔の話」／その他

26号（平成18年2月）
　世話人からの年頭の挨拶／医学書の悪性高熱症の記載誤り／2006年度交流会開催予定／AED（自動体外式除細動器）について／書評「筋肉は不思議」／その他

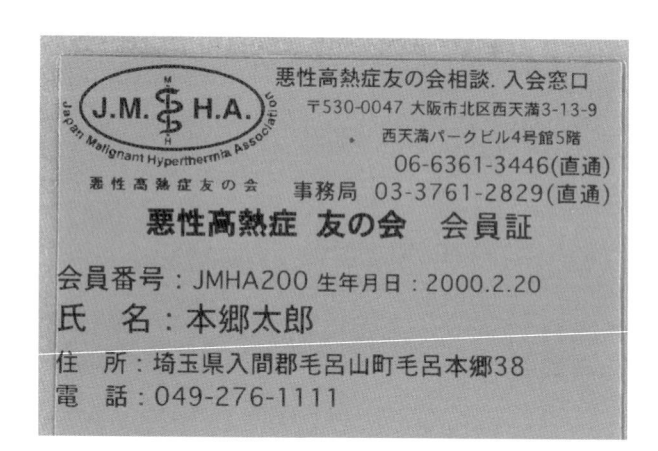

図3　日本語会員証の表面
　会員氏名，番号，住所，電話番号が記入されている。この裏面には「麻酔要注意，麻酔科医に相談，揮発性吸入麻酔薬（イソフルラン，セボフルランなど）・脱分極性筋弛緩薬（サクシニルコリンなど）は禁忌である」と麻酔時の注意を喚起している。その下に緊急連絡先として会員専用のホットラインの電話番号が書いてある。深紅の紙の上にラミネート加工を施してある（大きさ IDカードサイズ，57×82mm）。

る。会員証は会員が財布や定期入れに入れて持ち歩くものであり，身に付けるものではない。ID tagであれば，おのおのが工夫してネックレスやブレスレットにして身に付けることが可能となる。予期せぬ事故，突然の意識障害など身元を調べる時，救急隊員など

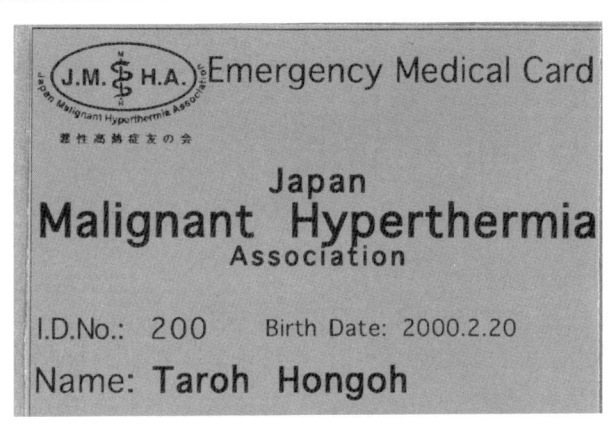

図4　英語会員証の表面
　会員氏名，番号が記入されている。この裏面には，英語で麻酔科医に相談すること，揮発性吸入麻酔薬（イソフルラン，セボフルランなど）・脱分極性筋弛緩薬（サクシニルコリンなど）は禁忌で麻酔時の注意を喚起している。その下に緊急連絡先としてMHAUSのhot lineの電話番号と悪性高熱症友の会会員専用のホットラインの電話番号が書いてある。カードの大きさは日本語会員証と同じである。

がこのID tagに気付く可能性が高い。このメダルを作成する際，子供を含めた会員に常時身に付けてもらうために，できるだけ丈夫で小さく，軽量で，目立ち，わかりやすいものであるべきと考えた。特に会員番号，悪性高熱症である旨は，見やすく目立ったものでなくてはならない。板金会社からアルファベットであれば小さな字で簡単に安価で刻印できると提案された。緊急時の救急に携わる者はアルファベットではなかなか目に入らない。単にアクセサリーと誤解されかねないと判断した。したがって，漢字で刻印してもらうこととした。初回配布の素材は，ロジウムメッキした真鍮製であったが，常時身に付けているとメッキがはげてしまうという苦情があった。最新のものはステンレス製とした。金属アレルギーになりにくく，メッキする必要がないため，表面がはげ落ちるという欠点もない。単価が真鍮製の物より約1.5倍と高価で，彫金することが大変難しく，特殊な製作所でしかできない（図5，6）。MHAUSでは有料で配布しているが，友の会では入会者全員に無料で配布している。

4）会員交流会

1996年，第1回会員交流会を開催したところ，多くの会員から好評であったため，現在まで年1回を目標に開催している（表2）。テーマは会員から提案されたもの，質問のあったもの，世話人が考えたものなどできるだけわかりやすく，日常生活に役立つものを選択している。悪性高熱症患者は共通の問題に悩んでいることが会員間で理解できたことも意義の一つである。主催者にとっては，医師あるいは医療機関に対しての問題提起・要望を知る機会となっている。さらに患者からの期待感を感じ，さらに医師が社会的に貢献しなければならない必要性を認識する機会ともなっている。

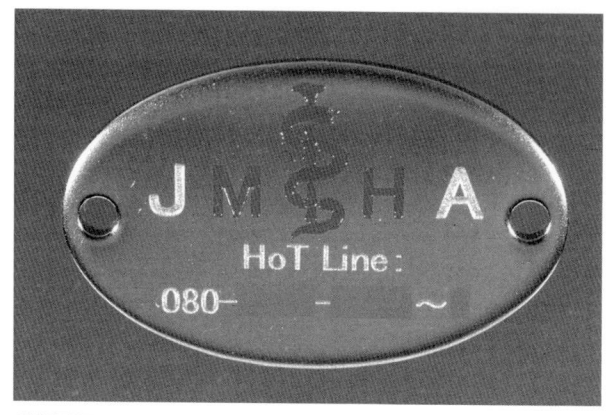

図5 会員に配布されているID tag（表）
会員専用のホットラインの電話番号が刻印されている。MHと蛇と杖の部分は赤く色付けした。大きさは21×15mm，重さ4gである。

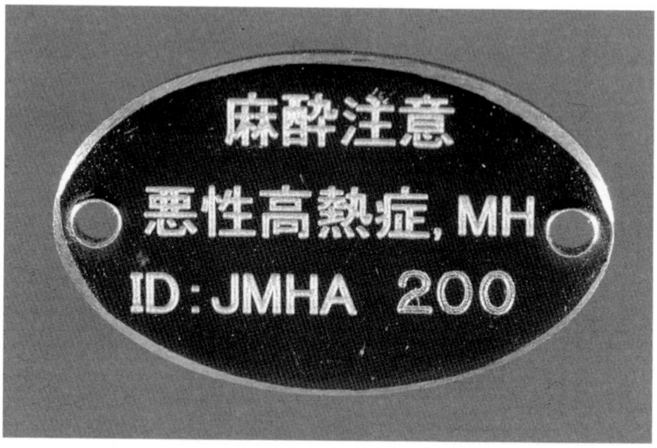

図6 会員に配布されているID tag（裏）
「麻酔注意　悪性高熱症」と漢字で刻印している。その下には会員番号を刻印している。

5）Hot lineの設置

2004年，事務局移転とともに会員専用の緊急時連絡用携帯電話を3台設置し，24時間専門医が対応するようにしている。MHAUSやBMHAで行われている"hot line"と同じである。しかしこのhot lineに対応している医師が3人のみであるため，現在のところ会員に限定し，緊急時のみの対応としている。

b. 医療従事者に向けて

1）学術集会での会員の講演

2001年，第24回悪性高熱研究会で友の会会員の1人が演題「悪性高熱症と診断されてから」で講演した。通常，医師は診断・治療に精力を注ぎ，診断された患者，治療を終えた患者の不安についてあまり関心を示さない。強い感銘を与えた講演を研究会会長であり，友の会世話人の加藤滉が「麻酔」誌に掲載した[3]。その後，第25回悪性高熱研

表2 交流会プログラム

第1回（平成8年11月9日）
悪性高熱症友の会について（事務局）／悪性高熱症とは（中国労災病院　盛生倫夫）／日本での悪性高熱症統計（広島大学医学部麻酔蘇生科　弓削孟文）／アメリカの悪性高熱症友の会の報告（東邦大学医学部麻酔科学第一講座　菊地博達）／質疑応答

第2回（平成12年4月1日）
悪性高熱症とは／（東邦大学医学部麻酔科学第一講座　菊地博達）日本における悪性高熱症統計（広島大学医学部麻酔蘇生科　向田圭子）／日常生活―特に食べ物・嗜好品について／（東邦大学医学部麻酔科学第一講座　佐々木順司）／質疑応答／会員動向・会計について（事務局　加藤丈代）

第3回（平成15年8月24日）
救急活動の現状（大森消防署，救急救命士　高買次男）／悪性高熱症の現状（広島県立リハビリテーション病院麻酔科　向田圭子）／歯科麻酔と悪性高熱症（吉田歯科医院理事長　吉田和正）／会員アンケートの集計結果（悪性高熱症友の会　鈴木克巳）／友の会活動について（悪性高熱症友の会事務局　市原靖子）

第4回（平成16年12月12日）
手術室看護師"悪性高熱症認識度調査"の結果報告（東京臨海病院麻酔科　市原靖子）／賢い患者になるためには（ささえあい医療人権センターCOML　辻本好子）／麻酔科医の手術前の診察―ここがポイント―（公立置賜病院麻酔科　加藤滉）／悪性高熱症の現状（広島県立リハビリテーション病院麻酔科　向田圭子）／悪性高熱症友の会事務局より（悪性高熱症友の会　市原靖子）

第5回（平成17年7月31日）
病気になってしまった時の病院選び〈より良い担当医や麻酔科医を見抜くには〉（埼玉医科大学麻酔科　水上智）／悪性高熱症と遺伝（埼玉医科大学麻酔科　菊地博達）／悪性高熱症の発症機序（広島リハビリテーション病院麻酔科　向田圭子）／筋肉の病気と悪性高熱症（国立精神神経センター　埜中征哉）／友の会事務局より（悪性高熱症友の会事務局　市原靖子）／質疑応答

第1回関西交流会（平成18年7月15日予定）
麻酔とは？（和歌山医科大学麻酔科　畑埜義雄）／悪性高熱症とは？（広島大学医学部麻酔蘇生科　弓削孟文）／悪性高熱症患者の日常生活の注意点（広島リハビリテーション病院麻酔科　向田圭子）／友の会事務局より（悪性高熱症友の会事務局　市原靖子）

第6回（平成18年7月30日予定）
横紋筋融解症について（国立精神神経センター　埜中征哉）／麻酔を受けるのにあたって（自治医科大学麻酔科　瀬尾憲正）／熱中症について（埼玉医科大学麻酔科　菊地博達）／悪性高熱症の最近の研究（広島リハビリテーション病院麻酔科　向田圭子）／友の会事務局より（悪性高熱症友の会事務局　市原靖子）

会においても友の会の会員による特別講演が行われた。

2）救急救命士への啓発活動

2003年，救急救命士を読者の対象とした「プレホスピタル・ケア」に悪性高熱症に関する記事を掲載した[4]。救急救命士からも友の会会報誌に救急活動などの記事を投稿してもらい，交流会で講演を要請した。

3）悪性高熱症治療法のポスター作成・配布

悪性高熱症啓発活動の一環として，友の会が中心となり悪性高熱症の治療法ポスターを製作した。これを日本麻酔科学会，日本救急医学会，日本歯科麻酔学会を通じて学会

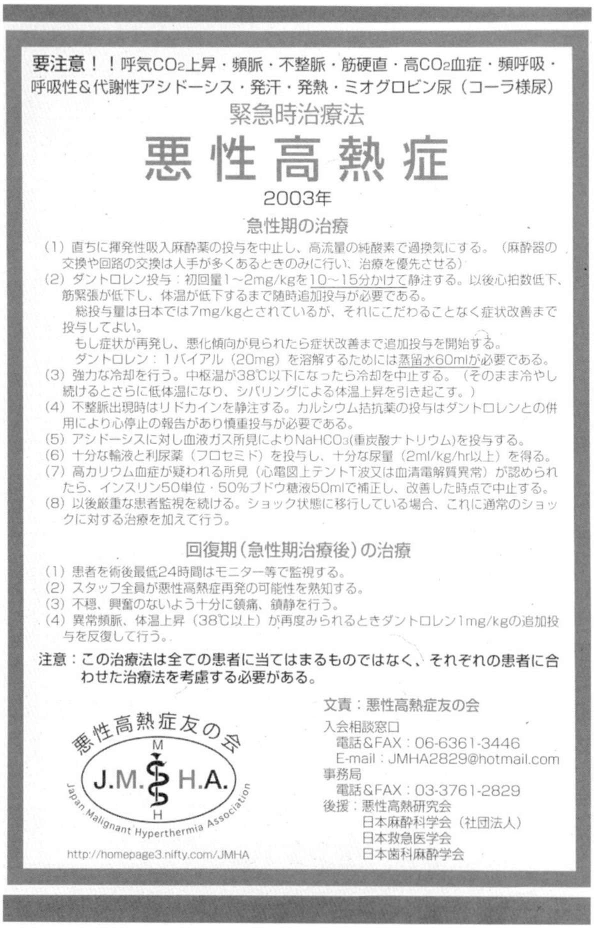

要注意！！呼気CO_2上昇・頻脈・不整脈・筋硬直・高CO_2血症・頻呼吸・呼吸性&代謝性アシドーシス・発汗・発熱・ミオグロビン尿（コーラ様尿）

緊急時治療法

悪性高熱症

2003年

急性期の治療

（1）直ちに揮発性吸入麻酔薬の投与を中止し、高流量の純酸素で過換気にする。（麻酔器の交換や回路の交換は人手が多くあるときのみに行い、治療を優先させる）

（2）ダントロレン投与：初回量1～2mg/kgを10～15分かけて静注する。以後心拍数低下、筋緊張が低下し、体温が低下するまで随時追加投与が必要である。

総投与量は日本では7mg/kgとされているが、それにこだわることなく症状改善まで投与してよい。

もし症状が再発し、悪化傾向が見られたら症状改善まで追加投与を開始する。

ダントロレン：1バイアル（20mg）を溶解するためには蒸留水60mlが必要である。

（3）強力な冷却を行う。中枢温が38℃以下になったら冷却を中止する。（そのまま冷やし続けるとさらに低体温になり、シバリングによる体温上昇を引き起こす。）

（4）不整脈出現時はリドカインを静注する。カルシウム拮抗薬の投与はダントロレンとの併用により心停止の報告があり慎重投与が必要である。

（5）アシドーシスに対し血液ガス所見により$NaHCO_3$(重炭酸ナトリウム)を投与する。

（6）十分な輸液と利尿薬（フロセミド）を投与し、十分な尿量（2ml/kg/hr以上）を得る。

（7）高カリウム血症が疑われる所見（心電図上テントT波又は血清電解質異常）が認められたら、インスリン50単位・50%ブドウ糖液50mlで補正し、改善した時点で中止する。

（8）以後厳重な患者監視を続ける。ショック状態に移行している場合、これに通常のショックに対する治療を加えて行う。

回復期（急性期治療後）の治療

（1）患者を術後最低24時間はモニター等で監視する。

（2）スタッフ全員が悪性高熱症再発の可能性を熟知する。

（3）不穏、興奮のないよう十分に鎮痛、鎮静を行う。

（4）異常頻脈、体温上昇（38℃以上）が再度みられるときダントロレン1mg/kgの追加投与を反復して行う。

注意：この治療法は全ての患者に当てはまるものではなく、それぞれの患者に合わせた治療法を考慮する必要がある。

文責：悪性高熱症友の会
入会相談窓口
電話&FAX：06-6361-3446
E-mail：JMHA2829@hotmail.com
事務局
電話&FAX：03-3761-2829
後援：悪性高熱研究会
日本麻酔科学会（社団法人）
日本救急医学会
日本歯科麻酔学会

図7　2003年に悪性高熱症友の会が中心となり作成した悪性高熱症治療法のポスター

これを日本麻酔科学会，日本救急医学会，日本歯科麻酔学会を通し無償で会員全員に配布した。

会員全員に無償で配布した（図7）。

4）骨髄移植推進財団に質問状

悪性高熱症患者は骨髄バンクドナーとなる資格がない理由について（財）骨髄移植推進財団に質問状を出し，回答を得た（図8）。

5）DVD，ビデオ“悪性高熱症とは”を頒布

医療従事者向けにMHAUSが作成したビデオを翻訳し，日本語字幕スーパー・日本語吹き替え版にしてDVD，ビデオを頒布した（図9）。日本語の字幕，吹き替え，一部日本用に改変することについてMHAUSの許可を得て，著者らが翻訳した。＜悪性高熱症の病態＞＜特効薬―ダントロレン―＞＜悪性高熱症の疫学＞＜身体的特徴＞＜予後＞＜臨床症状＞＜治療の要点＞＜悪性高熱症用救急カート＞＜患者の会＞＜治療の4本柱＞など

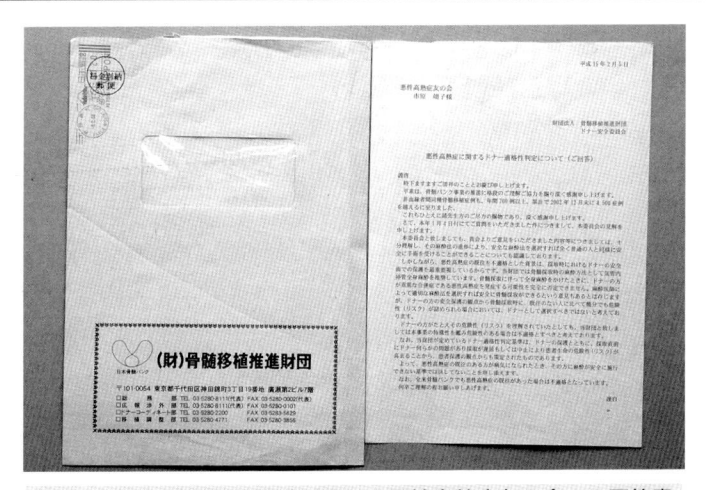

図8　(財)骨髄移植推進財団から悪性高熱症友の会への回答書

　友の会事務局より悪性高熱症患者が骨髄バンクのドナー登録ができない理由の質問状を(財)骨髄移植推進財団に出した。その回答書である。

　回答内容としては採取時におけるドナーの安全面での保護を最重要視し，骨髄移植推進財団では骨髄採取時の麻酔方法として気管内挿管全身麻酔を推奨している。骨髄採取に伴って全身麻酔をかけたときに，ドナーの方が重篤な合併症である悪性高熱症を発症する可能性を完全に否定できない。麻酔医師によって適切な麻酔法を選択すれば安全に骨髄採取ができるという意見もあるが，ドナーの方の安全保護の観点から骨髄採取時に，既往のない人に比べて幾分でも危険性（リスク）が認められる場合においては，ドナーとして選択すべきではないと考えている。ドナーの方がたとえその危険性（リスク）を理解されていたとしても，本事業の特殊性を鑑み危険性のある場合は不適格とすべきと考えている。なお，ドナー適格性判定基準は，ドナーの保護とともに，採取直前にドナーに何らかの問題があり採取が遅延もしくは中止により患者生命の危険性（リスク）が高まることから，患者保護の観点からも策定されたものである。なお，全米骨髄バンクでも悪性高熱症の既往があった場合は，不適格となっているとのことであった。

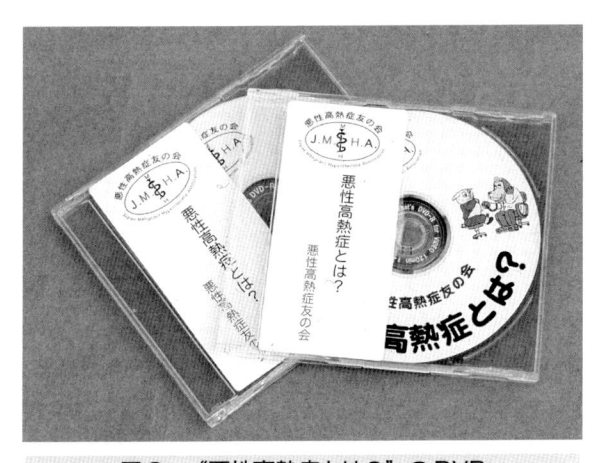

図9　"悪性高熱症とは？"のDVD

　2004年，悪性高熱症友の会はMHAUSが作成したビデオを翻訳し，日本語字幕，吹き替えを行った。

寸劇も交え，わかりやすく悪性高熱症を説明した内容である．郵送料を含め実費1,500円を友の会に寄付して頂いている．

3 今後の活動

諸外国に比べて活動はいまだ活発とは言えず，また会員が主体の会というよりは事務局が中心となり，活動方針を決めている．活動資金も会員からの会費だけでは難しく，各方面からの寄付をお願いしている．年4～5号の定期的な会報誌の発行，年1回の交流会の開催を中心に，麻酔科医が中心となり活動しているが，将来会員が中心となった患者の会への移行を模索している．

■参考文献

1) Gallamore S, Massik G. The history and accomplishments of the malignant hyperthermia association of the United States (MHAUS). In: Ohnishi ST, Ohnishi T, editors. Malignant hyperthermia. Boca Raton: CRC Press; 1994. p.10-3.
2) Winks A. History of the British malignant hyperthermia association. In: Ohnishi ST, Ohnishi T, editors. Malignant hyperthermia. Boca Raton: CRC Press; 1994. p.18-9.
3) 加藤　滉. ある悪性高熱症患者の体験「悪性高熱症と診断されて」. 麻酔 2002; 51: 1280-4.
4) 市原靖子, 菊地博達. 悪性高熱症について. Prehospital Care 2003; 16.

なお，1) 2) に関しては会報誌第2号，4号で日本語に翻訳したものを掲載している．

（市原　靖子，菊地　博達）

【悪性高熱症友の会】
●入会・相談窓口
〒530-0047
大阪市北区西天満3-13-9　西天満パークビル4号館5階
ささえあい医療人権センター内コムル内
電話，FAX：06-6361-3446
E-mail：JMHA2829@hotmail.com

ご質問・お問い合わせなどは上記に連絡下さい．ご意見・ご要望もお待ちしております．

索　引

和　文

あ

悪性高熱症 34, 36, 37, 40, 58, 175
　　——友の会 187
　　——の定義 9
　　——の臨床所見 64
悪性症候群 83, 114, 165
アクチン 24, 28
亜型 65
アダプター蛋白質 53
アデニン 33, 34, 35
　　——化合物 32, 51
アミド型局所麻酔薬 107, 160
アムリノン 107
アメリカ悪性高熱症協会 187
アルコール 86
アンカー蛋白質 53
安全とされる薬品 156
安全な麻酔 86
アントラキノン誘導体 56

い

意識障害 174
意識変化 169
異常 cholinesterase 13
イソフルラン 32, 55
1型リアノジン受容体 49, 145
遺伝子診断 109, 100
　　——ガイドライン 139
遺伝性疾患 3
イノシトール三リン酸 144
イノシトール1,4,5-三リン酸受容体 45
インターロイキン1β 148
インペラトキシン活性化因子 56

う

運動誘発性横紋筋融解症 114
運動誘発性高CK血症 82
運動誘発性心室頻脈 59

え

英国悪性高熱症協会 188
衛星細胞 111
エーテル 32, 55
　　——痙攣 3
エネルギー代謝 113
エバンスミオパチー 81
エンフルラン 32, 55

お

横管系 24
横行細管 47
横紋筋融解症 57, 78, 84, 171, 174

か

会員交流会 193
会員証 190, 192, 193
開口障害 74
回復期 157
会報誌 190, 191
過酸化水素 56
家族歴 80
カテコラミン異常説 175, 177
カテコラミン誘発性多型性心室頻脈 59
カフェイン 32, 33, 34, 35, 36, 40, 55, 148
カフェイン・ハロタン拘縮試験 7, 134
カフェインやハロタンに対する感受性試験 56
カルシウム 109, 143
　　——イオン 21, 51, 63
　　——拮抗薬 27, 76, 156
　　——によるカルシウム遊離 7
　　——濃度 111
　　——誘発性カルシウム遊離速度測定検査 134
カルセクエストリン 26, 53
カルモジュリン 52
眼瞼下垂 80
患者の会 187
環状アデノシン二リン酸-リボース 53

き

偽陰性 99
危険因子 167
キサンチン 55
　　——誘導体 55
揮発性吸入麻酔薬 72, 107
急性期の治療 155
急性腎不全 172
吸入麻酔薬 32, 40
偽陽性 99
局所麻酔後 85
局所麻酔薬 57
禁忌薬品 156
筋強剛 169
筋強直 75

索引

――症候群 129
――性ジストロフィー 114
筋緊張性異栄養症 129
筋緊張性ジストロフィー 129
筋原線維 24
筋拘縮テスト 95, 97
筋ジストロフィー 81
筋小胞体 22, 24, 45, 47
筋生検 96
筋線維径の大小不同 125
筋線維の肥大 124
筋肉細胞組織の崩壊 175
筋ファイバータイプ 106

く
クラスター分析 106
クレアチンキナーゼ 172
クレゾール 56
クロフィブリン酸 57
クロルプロマジン ... 107, 110, 167
クロロクレゾール 56
4-クロロ-m-クレゾール 145

け
劇症型 65
血清CK値 7
ケモカイン 147
原因不明の頻脈 76
原因薬剤 167
――の中止 178

こ
コア 124
高CK血症 77, 80, 83
抗うつ薬 168, 174
高カリウム血症 76, 157
咬筋強直 73, 74
亢進群 106
抗精神病薬 165
高体温 3, 165
高熱 169
抗パーキンソン病薬 169
好発年齢 166

交流会 195
誤嚥性肺炎 172
コカイン 86
呼気終末二酸化炭素濃度の上昇
 64
骨格筋異常説 175, 177
骨格筋型RyR 49
骨格筋検査の適応 114
骨格筋の硬直 165

さ
サイトカイン 147
細胞内Ca^{2+}シグナル 45
酸化剤および窒素酸化物 56
3型リアノジン受容体 50

し
肢体型筋ジストロフィー 129
シバリング 84, 85, 86
ジヒドロピリジン異常 9
ジヒドロピリジン系カルシウム
 拮抗薬 46
ジヒドロピリジン受容体 .. 26, 27,
 46
ジブカイン 57
死亡率 9
斜視 80
ジャンクチン 53
縦管系 24
重金属イオン 56
重炭酸ナトリウム 156
手術担当科 71
樹状細胞 147
術後悪性高熱症 84
術前準備 159
焦燥感 174
小胞体 26, 28, 29, 30, 40, 45
初期投与量 155
初発症状 77
心筋型RyR 49
進行性筋ジストロフィー症 .. 128
慎重投与薬品 156
心不全 59

す
スキンド・ファイバー .. 29, 30, 36,
 102, 103
ストレス 86
ストロンチウムイオン 51

せ
静止時カルシウム濃度 111
静的テスト 97
性別・年齢別分布 68
セカンド・メッセンジャー 21
セリバスタチン 57
セロトニン症候群 173
全身管理 178
先天性関節強直症 81
先天性筋強直症 114
先天性パラミオトニー 129
先天性非進行性ミオパチー .. 126
セントラルコア病 8, 58, 127,
 134

そ
側彎 80
組織学的検査 100

た
大王サソリ 56
体温上昇 76
代謝亢進 75
代謝性アシドーシス 173
タイプ1ファイバー 110
タイプ2ファイバー 110
タイプ2B線維の萎縮 125
タイプ2線維欠損 127
多臓器不全 78
脱リン酸化酵素 53
炭酸水素ナトリウム 156
ダントロレン 6, 32, 33, 34, 40,
 57, 73, 84, 155, 180
――の投与 178
――の予防投与 159

ち

致死性緊張病 ... 173
着色尿 ... 77
著明亢進群 ... 106

て

低カリウム性周期性四肢麻痺 ... 81
テオフィリン ... 55
テオブロミン ... 55
テトラカイン ... 57
電解質バランス異常 ... 179
電気痙攣療法 ... 180
点変異 ... 8

と

統合失調症 ... 165
等尺性張力 ... 104
動的テスト ... 97
ドキソルビシン ... 56
都道府県発生頻度 ... 69
ドパミン D_2 受容体阻害作用 ... 167
ドパミン作動薬 ... 180
ドパミン受容体遮断仮説 ... 175
ドパミン受容体の遮断 ... 175
ドパミン・セロトニン不均衡説 ... 175, 177
友の会の活動 ... 190
トライアジン ... 53
トロポニン ... 28
　── I ... 53
トロポミオシン ... 28

な

内在核 ... 124

に

2型リアノジン受容体 ... 50
ニコチン酸アデニンジヌクレオチドリン酸 ... 53
日本悪性高熱症友の会 ... 189

ね

熱中症 ... 3
ネマリンミオパチー ... 127

の

脳型RyR ... 49

は

白血球数 ... 172
発現率 ... 80
発症頻度 ... 166
バリウムイオン ... 51
ハロタン ... 32, 35, 36, 37, 39, 40, 55
　──－カフェイン・テスト ... 36
ハロペリドール ... 167

ひ

非経口投与 ... 168
非亢進群 ... 106
非定型抗精神病薬 ... 168
ヒト骨格筋培養細胞 ... 110
病理組織学的検査 ... 108

ふ

フェンタニル ... 85
不整脈源性右室異型性タイプⅡ ... 59
フット構造 ... 25, 30
ブピバカイン ... 107
　──のS体とR体 ... 110
プロカイン ... 32, 34, 40, 57
　──アミド ... 6, 156
プロトン放出 ... 112
プロポフォール ... 85
ブロモクリプチンの投与 ... 178
分化 ... 111

へ

ベンゾジアゼピン系薬剤 ... 180

ほ

ポートワイン尿 ... 77
ホスホランバン ... 53
膜電位依存性 Ca^{2+} チャネル ... 22, 45
マグネシウムイオン ... 51
麻酔覚醒時 ... 84
麻酔計画 ... 159
麻酔歴 ... 79
末端膨大部 ... 25
マルチコア ... 125
　──病 ... 127

み

ミオグロビン尿 ... 172
　──症 ... 77
ミオシン ... 24
3つ組み構造 ... 47
ミトコンドリア ... 23

む

虫食い像 ... 124

め

命名 ... 5
メトキシフルラン ... 32, 55

も

モデル動物 ... 5

ゆ

誘発薬品 ... 156
輸液 ... 179

よ

予後 ... 78

り

リアノジン ... 7, 47, 54, 101
　──遺伝子異常 ... 9

索引

──受容体 22, 23, 29, 30, 34, 45, 135, 143
　　──受容体遺伝子 134
臨床診断 108
　　──基準 64
リンパ球 143
　　──B細胞 8

る
ルテニウムレッド 57

れ
レドックスセンサー 56
レボメプロマジン 167

ろ
労作 86
　　──性熱射病 82
　　──性熱中症 80, 114

英文

A
abortive型 65
Ag^+ 56
a-MH 65
AMP 33
arrhysmogenic right ventricular dysplasia/cardiomyopathy II 59
ARVD II 59
ATP 32, 33, 34, 63

B
Bリンパ球 143
Ba^{2+} 51
Becker型筋ジストロフィー 114, 128
Beverley A Britt 12
BMHA 188
British Malignant Hyperthermia Association 188
Brody病 81, 110

C
Ca^{2+} 21, 51
　　──/カルモジュリン依存性蛋白質リン酸化酵素II 53
　　──ストア 22
　　──動員 22
　　──取り込み速度 38
　　──によるCa^{2+}放出機構 46
　　──放出速度 38
　　──放出チャネル 26, 29, 30, 38, 39
　　──ポンプ 23, 26, 28, 29, 38, 39, 40
　　── -induced Ca^{2+} release 30, 46, 134
CACNA1S 134
cADPR 53
caffeine 55
　　── -halothane contructure test 56
calmodulin 52, 135
calsequestrin 53
calstabin 1 52
calstabin 2 52
CaM kinase II 53
CaMKII 53
cAMP依存性蛋白質リン酸化酵素 53
Caroffらの基準 170
catcholaminergic polymorphic ventricular tachycardia 59
CCD 58, 80, 81, 137
CD38 54
central core病 (disease) 58, 80, 81
cerivastatin 57
CGS 65, 98
CHCT 56, 95, 134, 139
chlorocresol 56
4-chloro-m-cresol 56, 145
CICR 30, 31, 32, 33, 34, 36, 37, 38, 40, 46, 134, 138, 139
　　──機構の発見 11
　　──検査 115
　　──速度 102, 103
CK 172
　　──値 79
clinical grading scale 65
clofibric acid 57
4(-)CmC 102, 145
CPVT 59
CSC 98
cyclic ADP ribose 53

D
dantrolene 57
DCs 147
Denborough 3
dendritic cells 147
DHP異常 9
DHPR 46
DIC 78
dihydropyridine異常 9
dihidropyridine受容体 134, 135
Duchenne (型) 筋ジストロフィー 114, 128

E
EC50 111
E_{TCO_2}の上昇 64
exercise-induced ventricular tachycardia 59

F

FK506-binding protein 12..........52
FKBP12..........................52, 135
FKBP12.6..............................52
f-MH....................................65
foot 構造..............................47
fulminant 型..........................65
fura-2/AM...........................112

G

Gaisford Gerald Harrison..........12

H

H_2O_2................................56
heart failure..........................59
Hg^{2+}..............................56
hot spot..................100, 136, 137
hyper-responsive 変異............136

I

ID tag.............................190, 194
IL-1β.................................148
IL-6....................................148
imperatoxin activator..............56
in vitro 収縮試験..................133
in vitro contructure test............56
inositol 1,4,5-trisphosphate....144
—— receptor......................45
interleukin 1β....................148
intermyofibrillar network の乱れ 125
IP_3..................................144
——受容体....................22, 23
IpTxa...................................56
IVCT...............56, 96, 133, 138, 139

J

Japan Malignant Hyperthermia Association.........................189
JMHA..................................189
junctin..................................53

K

KDS.....................................81
King-Denborough 症候群（syndrome）............................81, 129

L

leaky 変異....................136, 137
Levenson の診断基準.............170
local anesthetics....................57

M

mAKAP................................53
malignant hyperthermia...........58
Malignant Hyperthermia Association of the United State......187
malignant hyperthermia（MH） myopathy........................124
Mg^{2+}........................32, 51
MH.....................................58
—— 素因..........................134
—— 素因者........................63
—— の再燃........................85
—— の男女比....................69
—— の発症頻度.................67
——/CCD Region 1............58
——/CCD Region 2............58
——/CCD Region 3............58
—— equivocal..................134
—— susceptibility.............134
MHAUS..............................187
MHE............................98, 134
MHN..................................98
MHS............................98, 134
Michael Denborough.............10
MmD..................................82
multiminicore 病..................82
myotubes....................111, 112

N

Na^+-Ca^{2+}交換機構....23, 29
NAADP...............................53
$NaHCO_3$..................156, 157
neuroleptic malignant syndrome 165
the North American Malignant Hyperthermia Registry.......188

P

Pandinus imperator................56
P_{CO_2}............................113
pharmacogenetics............10, 12
Phenytoin 系..........................6
phospholamban......................53
PKA....................................53
^{31}P-MRS........................113
PP1.....................................53
PP2A...................................53
PR130..................................53
protein kinase A....................53
PSE ブタ...............................5
PSS ブタ...............................5

R

redox sensor.........................56
rhabdmyolysis......................57
ruthenium red.......................57
Ryania speciosa....................14
Ryania speciosa Vahl.............54
ryanodine.............................54
—— receptor......................45
—— receptor type 1...........145
RYR..................................111
RyR1..............49, 134, 145, 146
—— 欠損-マウス................49
RyR2........................49, 50, 146
—— 欠損-マウス................50
RyR3....................................49, 146
—— 欠損-マウス................50

S

sarcoplasmic reticulum..........47
Schwartz-Jampel 症候群（syndrome）............................81, 129
SCh 使用率..........................72
SCh 投与.............................74

索引

sensitivity 98
SOC 144
specificity 98
Sr^{2+} 51
SSRI 174
store-operated channel 144

T

T管 25, 27, 47,
――系 24, 26
TNF-α 148
transvers tubule 47
triadin 53, 135
triad junction 47
troponin I 53

U

uncoupled 変異 136, 138

W

The Wausau（ウォーソウ）物語 4
Werner Kalow 12

X

xanthine derivatives 55

For Professional Anesthesiologists

悪性高熱症　　　　　　　　　　　　　　　　　　　　　＜検印省略＞

2006年5月20日　第1版第1刷発行

定価（本体6,000円＋税）

　　　　　　　　　　編集者　菊　地　博　達
　　　　　　　　　　発行者　今　井　　良
　　　　　　　　　　発行所　克誠堂出版株式会社
　　　　　　　　　〒113-0033　東京都文京区本郷3-23-5-202
　　　　　　　　　電話（03）3811-0995　振替00180-0-196804
　　　　　　　　　URL　http://www.kokuseido.co.jp

ISBN 4-7719-0308-5 C3047 ¥6000E　　　　印刷　三報社印刷株式会社
Printed in Japan ©Hirosato Kikuchi, 2006

・本書の複製権・翻訳権・上映権・譲渡権・公衆送信権（送信可能化権を含む）は克誠堂出版株式会社が保有します。

・ JCLS ＜（株）日本著作出版権管理システム委託出版物＞
本書の無断複写は著作権法上での例外を除き禁じられています。複写される場合は，そのつど事前に（株）日本著作出版権管理システム（電話03-3817-5670，FAX 03-3815-8199）の許諾を得て下さい。